Gesammelte Auszüge der Dissertationen

an der

medizinischen Fakultät Köln
1921

(Dekanatsjahr 1920/21)

Herausgegeben von

Prof. Dr. Paul Frangenheim

Dekan

Band II:

Zahnärztliche Dissertationen

Bonn 1922

A. Marcus & E. Webers Verlag (Dr. jur. Albert Ahn)

Gesammelte Auszüge der Dissertationen

an der

medizinischen Fakultät Köln 1921

(Dekanatsjahr 1920/21)

Herausgegeben von

Prof. Dr. Paul Frangenheim

Dekan

Band II:

Zahnärztliche Dissertationen

Bonn 1922

A. Marcus & E. Webers Verlag (Dr. jur. Albert Ahn)

Druck: Otto Wigand'sche Buchdruckerei G. m. b. H., Leipzig.

Verzeichnis der Promotionen.

Sach-Register.

Aus der Städtischen Zahnklinik Köln (Prof. Dr. Zilkens).

Idiotie, Kretinismus und Gebiß.

Von

Bernhard Ackermann.

Material für die Arbeit boten — abgesehen von der in dieser selbst angeführten Literatur — die vom Verfasser persönlich vorgenommenen Untersuchungen an Kranken in den Idioten- und Heilanstalten:

Provinzial-Heil- und Pflegeanstalt Andernach, Direktor Sanitätsrat Dr. med. Adams, und St. Josephshaus Waldbreitbach, Direktor Sanitätsrat Dr. med. Enck.

Die Arbeit gliedert sich nach dem Thema in folgende Abschnitte:

1. Charakterisierung der Idiotie und des Kretinismus in ihren typischen Erscheinungen und ihre Bedeutung für körperliche Mißbildungen und funktionelle Störungen.
2. Abweichungen des Gebisses und Kiefers von der normalen Gestaltung. Überblick über Kieferdeformitäten und Formfehler des Gebisses. Ihre Einteilung und Ätiologie nach neueren wissenschaftlichen Methoden.
3. Die bisherige wissenschaftliche Arbeit in der Erforschung der Beziehungen zwischen Kiefer- und Gebißanomalien und Idiotie bzw. Kretinismus. Spezielle Bedeutung der Schilddrüse und ihrer Funktionsstörungen für die in Frage kommenden Erscheinungen.
4. Eigene Untersuchungen der Mundverhältnisse an Idioten mit systematischer Zusammenstellung des Ergebnisses. Beschreibung besonders gearteter Fälle.
5. Zusammenfassung und wissenschaftliches Resultat.

Auf Grund der vorgenommenen Untersuchungen und des bei den wissenschaftlichen Autoren vorgefundenen Materials gelangt der Verfasser zu folgenden Sätzen als Gesamtergebnis seiner Arbeit:

1. Irgendwelche mit der Idiotie spezifisch verbundene bzw. spezifisch kretinische Gebißanomalien bestehen nicht, vielmehr kommen alle beschriebenen Anomalien ebenso auch bei normalen Individuen vor.
2. Daß Idioten oder Kretinen notwendig mit Gebißfehlern oder Kieferdeformitäten behaftet sein müßten, ist in keiner Weise erwiesen.

3. Besonders auffallend ist die Tatsache, die sich aus dem vorliegenden Untersuchungsmaterial klar ergibt, daß Idiotie und Kretinismus für die Karies keinen besonders günstigen Boden liefert. Man findet sogar bei dieser Kategorie Menschen im Verhältnis weniger kariöse Zähne vor, wie bei normalen, was vielleicht damit zu erklären sein mag, daß die geregelte Lebensweise in der Anstalt (einfache Kost, Nichtverabreichung von Süßigkeiten, weniger Kohlehydraten) die Zahnsubstanz weniger angreifenden Störungen aussetzt.
4. Anderseits ist die besondere Häufigkeit des Vorkommens von Gebißanomalien bei idiotisch-kretinischen Kranken nicht zu bestreiten, und ein gewisser innerer ursächlicher Zusammenhang dieser Erscheinung mit dem Leiden der Patienten muß zugegeben werden.
5. Wenn schon äußerlich, insbesondere beim Kretinismus, die körperliche Konstitution in mehr oder minder hohem Grade das Krankheitsbild der Idiotie mitbedingt, so läßt sich vermuten, daß in dieser allgemeinen Konstitution auch die Ursache für das häufigere Auftreten von Gebißanomalien gegeben ist.
6. Stark in die Augen fallend ist das Vorkommen des V-förmigen gebogenen Kiefers mit spitzbogenförmigem Gaumen (etwa bei einem Drittel der Leidenden). Man darf jedoch nicht übersehen, daß diese abweichende Bildung auch bei normalen Individuen keineswegs zu den Seltenheiten gehört, so daß aus diesem verhältnismäßig starken Vorkommen noch nicht auf eine typische Anomalie für Idiotie oder Kretinismus geschlossen werden kann.
7. Das Gleiche gilt für die übrigen Gebißfehler, die zum Teil bei Idioten eine besonders große Rolle zu spielen scheinen, wie Sattelkiefer, Prognathie, Preßgebiß, Zahnriffelung, Zahnverirrung, deren relative Häufigkeit in diesem Falle das entsprechende Vorkommen bei normalen Individuen doch nicht so stark überwiegt, daß man von einer besonderen Disposition der Idioten oder Kretinen für bestimmte Arten von Anomalien reden könnte.
8. Nur im allgemeinen, d. h. für das Auftreten von Anomalien überhaupt, kann eine größere Disposition bei Idioten bzw. Kretinen gegenüber den gesunden Menschen konstatiert werden, wobei auch die Häufung von verschiedenartigen Gebißfehlern bei ein und demselben Individuum, bei jenen offenbar mehr in die Erscheinung tritt.

Aus der Städtischen Zahnklinik Köln (Prof. Dr. Zilkens).

Lupus der Mundschleimhaut.

Von

Max Alfer.

Die tuberkulöse Infektion der Haut kann eine exogene und eine endogene sein. Die häufigste Form derselben ist der Lupus vulgaris. Wichtiger als die Erkrankungen der Haut sind für den Zahnarzt diejenigen der Mundhöhle. Der Lupus der Schleimhaut ist als sekundäre Erscheinung nicht so selten, primär jedoch ist das Auftreten desselben nicht so häufig.

Damit die seltenen und darum diagnostisch schwierigen Krankheitsbilder in der Mundhöhle bekannter werden, sei folgender Fall mitgeteilt:

P. B. vom Westerwald, von Beruf Eisenbahner, 37 Jahre alt, gibt an, immer gesund gewesen zu sein. Auch in der Familie keine Erkrankung phthisischer Art. Vor ungefähr einem halben Jahre verspürte er beim Essen Beschwerden am Zahnfleisch. Er sah im Spiegel ein kleines „Geschwür", das sich allmählich vergrößerte. Der Kassenarzt stellte Diagnose auf Syphilis. Die Blutprobe ergab negativen Wassermann und auch sonst ergab sich kein Anhaltspunkt, der auf abgelaufene Syphilis schließen ließ. Die einsetzende spezifische luetische Behandlung versagte und Patient wurde Herrn Dr. Salomon, Koblenz, überwiesen.

Status praesens: 37jähriger, mittelkräftiger Mann, Haut und sichtbare Schleimhaut gut durchblutet, keine Drüsenschwellung, auch keinerlei Residuen an der Haut, die auf Lues schließen lassen. Lunge überall normaler Klopfschall, die Auskultation ergibt reines vesikuläres Atemgeräusch ohne Nebengeräusche. Untere Lungengrenzen beiderseits gleich und gut verschieblich, Urin frei von Eiweiß und Zucker, sowie von Urobilin und Urobilinogen. Wassermann negativ, auch die Pirquetsche Impfung nur leicht positiv.

Rachenbefund: Auf der rechten Seite des weichen Gaumens, nahezu von der Medianlinie bis zu dem oberen ersten kleinen Backenzahn und bis zum Weisheitszahne reichendes, dreimarkstückgroßes, zirkumskriptes Ulcus. Der Rand ist nicht hart infiltriert, die Ränder ein wenig überhängend. Die umliegende Schleimhaut ist völlig gesund. Die Geschwürsfläche ist gleichmäßig und flach eingesunken und zeigt fast gleichmäßige Körnung mit apfelgeleeartigen transparenten Knötchen. Der Knochen ist am Krankheitsprozeß nicht beteiligt. Zahnbefund:

8	7	6	5	4	3	2	1	1	2	3	4	5	6	7	
8	7	6		4	3	2	1	1	2	3	4	5		7	8

Gesundes Gebiß, frei von Karies, gut gepflegt und von Zahnstein nur wenig bedeckt. Im Ausstrichpräparat keine Tuberkelbazillen. Nach Exzision finden sich im mikroskopischen Präparat Epitheloidzellen und Langhanssche Riesenzellen, der typische Bau des Lupus vulgaris.

Diagnose: Lupus vulgaris der Mundschleimhaut.

Therapie: Diathermiebehandlung, $^1/_4$ bis $^1/_2$ Proz. Pyrogallussalbe und Bestrahlung mit Mesothorium. Ulcus heilt ohne wesentliche Narbenbildung ab.

Sekundäre Infektion wäre möglich im Anschluß an eine Lungentuberkulose, durch Karies der Zähne (Hoppe und Odenthal, Berten, Zilz), Verletzungen des Zahnfleisches und des Ligamentum circulare oder von einem Lupus der Hautdecke aus. Diese Möglichkeiten sind ausgeschlossen, weil sie bei dem Patienten nicht nachzuweisen waren.

Wahrscheinlich ist die primäre Infektion entstanden durch den Genuß ungekochter Milch, die den Typus bovinus enthalten hat. Wie statistisch nachgewiesen ist, ist der Regierungsbezirk Koblenz derjenige, der am häufigsten von der Perlsucht, der Tuberkulose der Rinder, befallen ist. Durch die eigentümliche geographische Lage, die engen Täler und die große Zahl der Weinberge bleibt für Weidegründe kein Platz, das Vieh verbringt sein Leben im engen Stalle und ist viel leichter der Perlsucht verfallen. Hierdurch erklärt sich auch das so überaus häufige Auftreten von Lupus. Wahrscheinlich kommt dem Typus bovinus für die Entstehung des Lupus doch ein größerer Anteil zu, wie man bisher anzunehmen pflegt.

Die Therapie des Lupus vulgaris ist durch den außerordentlich charakteristischen Bau desselben nicht so schwer. Anlaß zu Verwechselungen können geben Lues, Ekzem, Impetigo, Psoriasis, die Tuberculosis ulcerosa miliaris, Lupus erythematosus, Lepra, Karzinom und Aktinomykose. Die Therapie besteht in der chirurgischen Behandlung, in Anwendung von Ätzmitteln, in der Brennmethode, Finsen- und Röntgenbehandlung, Diathermie, sowie in der Anwendung von Radium und Mesothorium.

Die Prognose ist bei frühzeitiger Erkennung und Behandlung meist gut. Dank der aufklärenden Tätigkeit der Lupuskommission, einer Unterabteilung des deutschen Zentralkomitees zur Bekämpfung der Tuberkulose, ist der Lupus mit seinen verheerenden Folgen dem Volke bekannter geworden.

Aus der Städtischen Zahnklinik Köln (Prof. Dr. Zilkens).

Der Bißwechsel beim Einsetzen der zweiten Dentition.

Von

Adolf Barthelmae.

Der Biß des Milchgebisses geht keineswegs unverändert auf das bleibende Gebiß über.

Es vollzieht sich vielmehr folgender Vorgang: Der Oberkiefer weitet sich, d. h. wir sehen als Zeichen normaler Entwicklung der Kiefer Lücken zwischen allen Frontzähnen des Milchgebisses auftreten, desgleichen zwischen den Milcheckzähnen und den ersten Milchmolaren, nicht aber zwischen den beiden Milchmolaren, da die Ersatzzähne der letzteren von geringerer mesiodistaler Breite sind.

Diese interdentalen Lücken sind im Unterkiefer von wesentlich geringerem Umfang wie im Oberkiefer, weil die Differenz zwischen der Breite der oberen und unteren Zahnkronen noch größer ist als im Milchgebiß.

Teilweises oder ganzes Fehlen dieser interdentalen Lücken im Milchgebiß lassen mit Bestimmtheit spätere Kieferdeformitäten erwarten.

Die ersten bleibenden Molaren kommen hinter dem normal abschließenden Milchgebiß — die distalen Kronenflächen der oberen und unteren zweiten Milchmolaren kommen fast in eine Senkrechte zu liegen — nicht ohne weiteres zur richtigen Okklusion. Sie treffen sich zunächst im „Höckerbiß". Der Höckerbiß ist ein vorübergehender Zustand, in dem sich in ganz kurzer Zeit entscheidet, ob normale oder distale Okklusion erfolgt; daher ist dieser Zeitpunkt für die Ätiologie von Kieferdeformitäten von größter Wichtigkeit. Wenn der erste untere Molar distal verschoben ist, so hat diese distale Verschiebung nicht in einer abnormalen Stellung des Zahnes, sondern in einer Distalverschiebung des ganzen Unterkiefers seine Ursache.

Bei normal fortschreitender Entwicklung ist der Höckerbiß das Vorstadium zur Normalokklusion, wodurch ein korrekter Bißwechsel etabliert wird. Letzterer kommt durch leichtes „Vorrücken" der mandibula zustande, ebenso die Aufrechterhaltung des korrekten Zusammenschlusses der Frontzähne. Dieses Vorrücken hängt mit der Umbildung des Gelenkes, genauer des Gelenkhöckers zusammen, der im Milchgebißstadium fast noch nicht vorhanden ist, und dessen Höhe dann den längeren Höckern der bleibenden Zähne angepaßt wird. Dieses Vorrücken entspricht mit anderen Worten der Ausbildung des tuberculum articulare in jener Zeit, an den sich — nach Wailisch — der Gelenkkopf des Unterkiefers im Ruhezustand anlehnt.

Aus der Städtischen Zahnklinik Köln (Prof. Dr. Zilkens).

Der Wert der Mutterbrust für die Entwicklung des Kiefers und Gebisses.

Von

Robert Baurmann.

Zu Beginn der Arbeit geht Verfasser auf die Bestrebungen ein, durch eine zweckmäßiger zusammengesetzte Nahrung die Zähne gegen Karies widerstandsfähiger zu machen. Es wird Röse angeführt, der den Salzgehalt von Wasser und Brot in Zusammenhang bringt mit der Häufigkeit der Karies. Verfasser ist aber der Ansicht, daß eine direkte Beeinflussung der Struktur der Zahngewebe des fertig entwickelten Gebisses durch eine entsprechende Nahrung unmöglich ist, daß vielmehr der Zeitpunkt einer solchen Beeinflussung vor dem Zahndurchbruch liegt, d. h. also vor allem in der Zeit der Laktationsperiode. Zur Bestätigung dieser Ansicht wird Walkhoff angeführt, der ebenfalls eine spätere Beeinflussung der Struktur des fertig entwickelten Schmelzes durch größere Kalkzufuhr in entsprechend zusammengestellter Nahrung für unmöglich hält, da jeder Stoffwechsel im Schmelzgewebe ausgeschlossen ist, sobald die Schmelzbildungszellen aufgehört haben zu funktionieren.

Um so größeren Wert legt Verf. darauf, durch eine naturgemäße Ernährung in den ersten Lebensjahren, also vor allem des Säuglingsalters, eine bessere Zahnentwicklung zu erreichen.

Es werden dann eine Anzahl Autoren angeführt — Röse, Kleinsorgen, Miller, Michel, H. Bünte und Moral — die den Beweis liefern sollen, daß es vor allem die Kalksalze sind, die die mehr oder weniger große Widerstandsfähigkeit der Zähne gegen alle schädigenden Einflüsse bedingen. Im folgenden versucht Verf. zu entscheiden, wie diese für den Aufbau der harten Zahngewebe notwendigen Kalksalze dem Körper am zweckmäßigsten zugeführt werden und kommt damit auf den Kernpunkt der Arbeit, nämlich welche Unterschiede zwischen der Ernährung mit Kuhmilch und der Ernährung mit Muttermilch bestehen. Als bekannt wird vorausgesetzt, daß die Kuhmilch absolut reicher an Kalksalzen ist, als die Frauenmilch. Es werden einige Autoren angeführt — Blauberger, Söldner, Meier, Rothberg, Schloßmann, Tangel — die alle im wesentlichen darin übereinstimmen, daß die Kalksalze der Frauenmilch zwar in bedeutend höheren Prozentzahlen resorbiert und retiniert werden als die Kalksalze der Kuhmilch, daß aber trotzdem bei Kuhmilchernährung sogar noch ein Plus an Ca-Salzen resultieren kann. Dagegen wird Neurath angeführt, der auf dem Wege der Blutkalkbestimmung einen höheren CaO-Gehalt des Blutes bei Brusternährung fand, als bei künstlicher Ernährung.

Ohne die Frage zu entscheiden, ob durch Kuhmilch oder durch Muttermilchernährung dem kindlichen Organismus mehr Kalksalze zum Aufbau gereicht werden, führt Verfasser noch andere Gründe an, die der natürlichen Ernährung den Vorzug geben. So das gehäufte Auftreten von Darmerkrankungen bei künstlich ernährten Kindern und den allgemeinen Erfahrungssatz, daß man bei unnatürlicher Ernährung viel häufiger eine mangelhafte und fehlerhafte Entwicklung des Organismus beobachtet.

Um nun festzustellen, welchen Einfluß die natürliche und die künstliche Ernährung auf die Entwicklung der Zähne hat, nahm Verfasser bei etwa 1000 Schulkindern Untersuchungen des Gebisses vor und ließ dann für diese Kinder durch die Eltern die Fragen beantworten, ob und wie lange das Kind gestillt wurde. Das Resultat dieser Untersuchungen hat Verf. in einer Tabelle festgelegt. Aus dieser Tabelle ist für die einzelnen Stillungszeiten zu ersehen:

1. die durchschnittliche Zahl der erkrankten Zähne, die auf ein Kind kommen;
2. der Prozentsatz der erkrankten Zähne;
3. die Anzahl der Kinder mit Schmelzhypoplasien;
4. die Anzahl der Kinder mit Stellungsanomalien;
5. die Kieferbreite.

Es ergab sich, daß bei Flaschenkindern all diese Werte am ungünstigsten waren und mit zunehmender Stillungsdauer die Durchschnittszahl und der Prozentsatz der erkrankten Zähne Schmelzhypoplasien und Stellungsanomalien ständig abnehmen und ebenso die Breitenentwicklung der Kiefer zunimmt.

Aus der Städtischen Zahnklinik Köln (Prof. Dr. Zilkens).

Verfärbung der Zähne und ihre Therapie.

Von

Richard Böhle.

Der normale gesunde Zahn hat eine weißlich gelbe Farbe. Die erste Art der Verfärbung sehen wir demnach bei unnormalen, in ihrer Entwicklung gestörten Zähnen. Es entstehen kleinere oder größere Hypoplasien der verschiedensten Formen, die entweder heller, innere Hypoplasien, meistens jedoch gelb bis braun gefärbt sind, äußere Hypoplasien. Als Ursache kommen Syphilis, Tuberkulose, Rachitis und Tetanie in Betracht. Therapie: Kleinere Hypoplasien werden abgeschliffen, größere werden gefüllt oder die ganzen Kronen durch Stiftzähne ersetzt.

Eine weitere Art der Verfärbung ist das Grau-blauwerden der Zähne infolge Pulpenzerfalles, den wir im Anschluß an eine Pulpitis oder unter einer Füllung, besonders unter einer Silikatfüllung, sehen. Es tritt Verjauchung und Gangrän ein. Die flüssigen gangränösen Massen werden durch Kapillarattraktion in die Dentinröhrchen aufgesogen und die aus zerfallenen Blutteilchen, Schwefeleisen und Schwefelammon gebildete schwarze Farbe scheint durch den Schmelz hindurch. Therapie: Eröffnung des Pulpenkanals, antiseptische Behandlung desselben und Bleichen des Zahnes.

Als weiteres ätiologisch wichtiges Moment für die Zahnverfärbung kommt die Hämorrhagie der Pulpa mit sekundärem Bluterguß ins Zahnbein in Betracht, ferner die Blutung bei Extraktion der Pulpa nach ungenügender Kauterisation. Die Zähne erscheinen erst rosa-rot gefärbt und gehen allmählich in dunkelgrau über. Therapie wie vorhin.

Nach Typhus, Cholera und Pocken nehmen die Zähne auch oft eine rosarote, nach Ikterus eine gelbe Farbe an, die jedoch nach einiger Zeit spontan verschwindet.

Der organische grüne Belag (Pristley'sche Masse) bildet sich hauptsächlich bei Milchzähnen, jedoch auch bei bleibenden. Die Frage nach seiner Natur hat bis jetzt noch keine bestimmte Lösung gefunden. Jedoch ist mit einiger Sicherheit anzunehmen, daß chromogene Bakterien und Schwefelhämoglobin den grünen Belag bilden. Von Neumann ist der festsitzende zirkuläre grüne Belag als ein Symptom der Tuberkulose angesehen worden. Neuere Untersuchungen von Feiler stellen jedoch fest, daß der zirkuläre grüne Belag nicht als Anfangsstadium der zirkulären Karies und beide zusammen eher als Symptom der Rachitis zu betrachten sind. Die nur selten vorkommenden Beläge organischer Natur von roter, brauner oder gelber Farbe bestehen aus Anhäufungen chromogener Bakterien und sitzen sehr lose auf dem Zahn. Sie verschwinden daher nach kurzer Zeit spontan unter der Einwirkung des Kauaktes. Die anorganischen grünen Beläge bestehen aus Kupfer- oder Nickelsalzen und werden demnach bei Kupfer- und Nickelarbeitern gefunden. Kupferamalgam färbt die Zähne schwarz durch Bildung von Kupferoxyd und Schwefelkupfer. Eisenarbeiter haben rostbraune bis braunschwarze Flecken und Beläge auf den Zähnen, bestehend aus Eisenoxydsalzen und Schwefeleisen. Pflanzenfresser haben braune Auflagerungen von Mangansuperoxyd.

Bei antiluetischen Quecksilberkuren bilden sich schwarze Ablagerungen von Schwefelquecksilber am Zahnhals. Sublimat als Wurzelfüllung färbt den ganzen Zahn schwarz. Bei Bleivergiftung ist charakteristisch ein Saum von schwarzem Schwefelblei am Zahnhals. Kaliumpermanganat als Mundwasser färbt die Zähne braun durch Bildung von Braunstein MnO_2, das durch verdünnte Oxalsäure wieder entfernt wird. Zimmtöl als Wurzelfüllung färbt den Zahn intensiv gelb, Resorzin-Formalin-Alkali nach Albrecht gelb bis gelbrot. Beide Mittel sind bei Frontzähnen möglichst zu vermeiden. Der Farbstoff kann nur durch Bleichen entfernt werden. Eine gewerbliche Art von Gelbfärbung der Zähne sehen wir in chemischen Fabriken, wo Stickoxyde in den Atmungsbereich der Arbeiter gelangen. Die dort beschäftigten Leute müssen vor diesen Gasen geschützt werden. Aus dem Tabakrauch bildet sich ein schwarzbrauner Teer auf den Zähnen.

Eine eigentümliche Erkrankung des Zahnschmelzes mit einer unter dem Schmelz liegenden starkbraunen Verfärbung, die sich nicht entfernen läßt, kommt endemisch in Arizona, Colorado, Texas, Virginia, California, Süd-Dakota, Nordkarolina und ferner in Neapel und Puzzuoli vor.

Anorganische Verfärbungen und Beläge der Zähne lassen sich meistens durch mechanische Reinigung entfernen. Zuerst ist an Prophylaxe zu denken. Organische Verfärbungen lassen sich durch die einzelnen Bleichverfahren entfernen. Die rein chemischen Methoden haben wenig günstige Erfolge gezeigt. Die meisten wirken durch Oxydation des Farbstoffmoleküls, andere durch Reduktion. Der Farbstoff wird dadurch zerstört und der Zahn gebleicht. Erst mit der Einführung des Perhydrols trat ein Umschwung ein. Im Perhydrol wird durch Einwirkung ultravioletter Strahlen Sauerstoff frei gemacht und zugleich Ozon gebildet. In 20—30 Minuten kann auf diese Weise ein starkverfärbter Zahn tadellos gebleicht werden.

Aus der Städtischen Zahnklinik Köln (Prof. Dr. Zilkens).

Beitrag zur Ätiologie der unregelmäßigen Zahnstellungen und Neuerungen zur Prophylaxe und Therapie.

Von

Otto Borgs.

Alle Lebensvorgänge, jeder Herzschlag, jeder Atemzug, die Ernährung der Gewebe, die Produktion von Zellen usw. stehen unter dem unmittelbaren Einfluß antagonistisch wirkender Kräfte, die im wesentlichen in dem Gegensatz zwischen Druckkraft und Saugkraft bestehen. Die Oxydation des Blutes mit Luftsauerstoff bei der Inspiration, die Vakuumbildung bei der Exspiration, die wieder eine Durchblutung der periphersten Teile der Lungenkapillaren ermöglicht, die durch die Kontraktion der Herzmuskeln produzierte Saug- und Druckkraft, sind im Normalen in ausbalanzierter, sich gleichsam die Wage haltender Form vorhanden und stehen unter der dominierenden Wirkung von Nerven, bei denen ebenfalls eine antagonistisch wirkende Tätigkeit deutlich erkennbar ist, die Auswirkung der mechanischen Kräfte gleichsam dosierend und regulierend. Die Grenze zwischen Druck- und Saugkraft liegt im Kapillarsystem, eine Verlagerung dieser Grenze nach der einen oder andern Seite durch Störungen innerhalb der sich die Wage haltenden Kräfte oder durch Versagen der dosierenden und regulierenden Nerventätigkeit führt naturgemäß zu mehr oder minder großen Störungen in der funktionellen Arbeit der Organe und pflanzt sich fort bis in die feinsten Lebensvorgänge hinein, der Produktion von Zellen und deren Ernährung durch den Saftstrom. Bei längerer Auswirkung dieser Störungen läßt sich denken, daß diese zur Bildung atypischer Zellen Anlaß geben können, die in dem betreffenden Gewebe als Fremdkörper wirken, sich der kontrollierenden Wirkung der Nerven entziehen, das normale Gewebe überwuchern und verdrängen. Von diesem Gesichtspunkt sind m. E. die Gewebsneubildungen zu betrachten, als Ausdruck von Störungen zwischen arteriellem und venösem System, durch Verlagerung der normalen Grenze zwischen Druck- und Saugkraft.

Auch unsere Zahn- und Kieferanomalien sind nichts weiter als der Ausdruck von Störungen antagonistisch wirkender Kräfte, die der normalen Entwicklung entgegenwirken. Die Mißbildungen sind um so größer, je länger die Störung bestanden hat und je größer das Mißverhältnis der sich im Normalen die Wage haltenden Kräfte ist. Solche Störungen können schon intrauterin vorhanden sein und kommen dann als Defekte (Hasenscharte, Gaumenspalte) zum Ausdruck oder treten postfötal auf durch Behinderung der so wichtigen Bildung der normalen Saugräume, hervorgerufen durch behinderte Nasenatmung bei adenoiden Vegetationen (Behinderung der Hypophysenwirkung), Daumenlutschen, Lippenbeißen usw. durch Aufstülpung des Zwischenkiefers. Infolge fehlerhafter Bildung der Saugräume oder gar Unmöglichkeit ihrer Bildung wird atypische Form der Kieferbögen, ungenügendes Herauswachsen der Zähne und Stabilisierung einer distalen Okklusion bereits im Milchgebiß hervorgerufen, deren Fortentwicklung im bleibenden Gebiß so interessant in Fig. 26 erkennbar ist. Oder aber es treten diese Störungen erst bei beginnendem Zahnwechsel, bei ganz normalen Beziehungen im Milchgebisse, auf, begünstigt durch vorzeitigen Verlust von Milchmahlzähnen oder deren abnormer Abnutzung, als Folge Verringerung des der Zunge zur Verfügung stehenden Raumes, beginnende fehlerhafte Bildung des Saugraumes, vorzeitiges Zusammentreffen der durchbrechenden 1. Molaren. Die abgekauten Milchmahlzähne können das labile Gleichgewicht während dieser kritischen Zeit nicht aufrecht erhalten, der Unterkiefer kommt ins Wanken, die 1. Molaren stellen sich distal ein und stabilisieren den Störungszustand, der aufsteigende Ast wird in seinem Wachstum gehemmt und nun kann sich bei ungehemmter Auswirkung der gestörten antagonistisch wirkenden Kräfte eine Deformität bilden, wie dies aus den Figuren 27, 29, 31 und 33, 35, 37 ersichtlich ist. In beiden Fällen ist bis zum 4. Lebensjahre ein vollkommen normales Milchgebiß vorhanden gewesen, die distale Okklusion setzte mit dem Zahnwechsel um das 6. Lebensjahr ein, und die gestörte Harmonie konnte ungehemmt bis zu 12 und $12^3/_4$ Jahren sich auswirken. Die fehlerhafte Bildung der normalen Saugräume wird bei Betrachtung der Figuren 27 und 33 klar erkennbar, ebenso die auffällige Unterentwicklung des Unterkiefers, der, wie Sicher und Krasa erwähnen, den Anschein erweckt, „also habe sich der Unterkiefer eine gewisse Selbständigkeit im Wachstum gegenüber dem übrigen Schädelskelett bewahrt"; nach meiner Auffassung sind die von Hauptmeier, Sicher, Krasa u. a. festgestellten Tatsachen lediglich Folgeerscheinungen gestörter antagonistisch wirkender Kräfte, die, je nachdem die eine oder die andere Kräftegruppe die Überhand hat, die Merkmale der Klasse II oder III produzieren. Nach meinen Untersuchungen läßt sich bei allen Fällen von distaler Okklusion eine Verringerung des der Zunge zur Verfügung stehenden Raumes, eine Behinderung des Herauswachsens der Mahl- und Backenzähne aus dem Kiefer feststellen, hervorgerufen durch die Unmöglichkeit der Bildung eines Saugraumes oder dessen fehlerhafter Bildung. Hierdurch wird auch eine Behinderung der Auswirkung auf das Herauswachsen der Zähne aus dem Kiefer vermittelst des Vakuumraumes hervorgerufen, der sich im Normalen zwischen den Okklusionsflächen der Zähne in der Ruhestellung bildet, indem Wange und Zunge das Lager abgeben, zwischen denen dieses Herauswachsen erfolgen kann. Messungen bei distaler Okklusion ergaben zwischen unterem Kieferrand und mittlerer Furche des 1. unteren Molaren einen Abstand von 28 bis höchstens 32 mm, während bei normalen Fällen der Abstand immer oberhalb 32 mm liegt.

Zur Prophylaxe empfehle ich die möglichst frühzeitige Behebung einer fehlenden oder fehlerhaften Bildung des Saugraumes durch Bißerhöhung im Milchgebiß mit Höckerbildung zur Festhaltung des labilen Gleichgewichtszustandes; in vorgeschrittenen Fällen Erhöhung der ersten Mahlzähne und Zwangsstellung des Unterkiefers zu normaler Beziehung zum Oberkiefer. Der Erfolg ist die Schaffung einer Grundlage, die der Natur, in ihrem Willen Gutes zu schaffen und Normales zu entwickeln, behilflich ist und die dauernde Behebung der Unregelmäßigkeit sicherstellt.

Aus der Städtischen Zahnklinik Köln (Prof. Dr. Zilkens).

Über Zahnausfall als Symptom von Allgemeinerkrankungen.

Von

Hermann Bosch.

Zahnausfall beruht auf physiologischer und pathologischer Grundlage.

Eine physiologische Erscheinung bildet der Zahnausfall der Milchzähne; diese wird durch die Resorption der Milchzahnwurzeln hervorgerufen. Mit dem Nachrücken des bleibenden Zahnes geht gleichzeitig die Resorption einher, wodurch der Milchzahn seinen Halt in der Alveole verliert und zum Ausfall kommt. Weiterhin müssen wir vom physiologischen Zahnausfall bei Greisen sprechen. Die Ursache ist noch nicht vollständig geklärt. Man nimmt an, daß mit zunehmendem Alter die Resorption des Alveolarfortsatzes gleichen Schritt hält, wodurch die Zähne von ihrem Halt mehr und mehr einbüßen, locker werden und schließlich ausfallen.

Zahnausfall auf pathologischer Basis ist lokaler und allgemeiner Natur. Der lokale Zahnausfall kann von einer Periodontitis apicalis und Periodontitis marginalis seinen Ursprung genommen haben. Die Periodontitis apicalis nimmt ihren Anfang von einer Pulpitis, während die Periodontitis marginalis ihren Anfang vom Zahnhalse nimmt. Ihre Ursachen sind traumatischer, chemischer und parasitärer Natur.

Aufgabe dieser Arbeit war, Zahnausfall als Symptom von Allgemeinerkrankungen zu beschreiben und auf Grund anderer und eigener Beobachtung auf den Zusammenhang mit Allgemeinleiden aufmerksam zu machen. Dabei wurde unterschieden, ob Zahnausfall ein fast regelmäßiges oder häufiges Symptom der Allgemeinerkrankungen bildet. Ferner wurde auf die Ursachen des Zahnausfalles eingegangen. Diese sind im allgemeinen Ernährungsstörungen im Bereiche des Zahnfleisches, Periodontiums, des Alveolarfortsatzes sowie des Kieferknochens überhaupt zuzuschreiben. Die Ernährungsstörungen machen nicht allein die den Zahn umgebenden Weichteile einer Infektion zugänglicher, sondern erzeugen auch Weichheit und Atrophie des Knochens. Die Zähne verlieren dadurch an Halt, werden locker und können schließlich zum Ausfall kommen. Auf diese Ursachen ist der Zahnausfall bei folgenden Allgemeinerkrankungen zurückzuführen:

1. Stoffwechselkrankheiten: Unter ihnen sind vorzugsweise Gicht und Diabetes mellitus vom Zahnausfall be-

gleitet. Xerostomie geht nicht selten mit Lockerung und Ausfall der Zähne einher; bei der Urämie ist auch in schweren Fällen Zahnausfall beobachtet worden.

2. Infektionskrankheiten: Bei diesen treffen wir Zahnausfall zahlreich an. So bei Gelenkrheumatismus und Influenza, letztere ist besonders von Lockerung resp. Ausfall der Zähne begleitet. Dabei kann die Influenza, wie Fischer hervorhebt, zunächst Pulpentod mit nachfolgender Periodontitis hervorrufen oder es kommt zu paradentalen Abszessen und Zahnlockerung bei lebender Pulpa.

3. Tuberkulose des Zahnfleisches führt in chronischen Fällen zum Zahnausfall. Fast regelmäßig sind Skorbut und schwere Stomatitis ulcerosa von Zahnlockerung und in schwersten Fällen von Zahnausfall begleitet. Ein von mir beschriebener Fall von Malaria mit Zahnausfall läßt ebenfalls diesen Ausfall der Zähne auf Malaria zurückführen. Die Osteomyelitis des Unterkiefers ruft fast regelmäßig Zahnlockerung und Ausfall hervor; diese Erkrankung hat sowohl dentalen als auch nicht dentalen Ursprung. Die dentalen gehen von einer Pulpitis oder auch, wie z. B. beim Durchbruch des Weisheitszahnes, vom Zahnhalse aus. Die nicht dentalen nehmen, wie zwei Fälle von Moral beweisen, häufig von einem Furunkel der äußeren Haut ihren Ursprung. Die nicht dentale Osteomyelitis ist in ihren Symptomen stürmischer und führt nicht selten zum Tode.

4. Zirkulationskrankheiten: Unter ihnen verdienen Herzklappenerkrankungen und die Arteriosklerose hervorgehoben zu werden, die ab und zu mit Zahnlockerung begleitet sind.

5. Nervenerkrankungen: Von den lokalen Nervenerkrankungen kommt die Trigeminuslähmung in Betracht; von den allgemeinen muß besonders Tabes dorsalis und progressive Paralyse hervorgehoben werden. Gerade bei Tabes dorsalis finden wir fast regelmäßig Zahnlockerung resp. Zahnausfall. Der Zeitpunkt des Zahnausfalles, ebenso sein Verlauf sind verschieden.

6. Haut- und Geschlechtskrankheiten: Bei Hauterkrankungen sind in einigen Fällen Lockerung und Zahnausfall beobachtet worden, so bei Lepra, Lupus vulgaris und Sklerodermie. Auch bei Syphilis ist selten Zahnausfall gesehen worden. Nelles beschreibt einen Fall. Dagegen ist Periodontitis fast regelmäßig bei Syphilis festgestellt worden.

7. Vergiftungen: Die Gifte werden entweder durch den Mund, den Verdauungstraktus oder auch durch die äußere Haut (Quecksilberkuren) einverleibt. Die Arsenvergiftung zeigt häufig Symptome der Zahnlockerung und des Zahnausfalles; gleiche Erscheinungen treten bei chronischer Morphiumvergiftung

auf. Phosphorvergiftung resp. Phosphornekrose der Kiefer kann nur dann auftreten, wenn kariöse Zähne oder lädierte Mundschleimhaut vorhanden sind. Der Knochen verfällt der Nekrose, was zur Folge hat, daß die Zähne locker werden und ausfallen.

Endlich beobachten wir Zahnausfall bei Quecksilbervergiftung. Es stellt sich die Stomatitis mercurialis ein, die Zähne lockern sich, es kann schließlich zur Kiefernekrose und zum Zahnausfall kommen; Erkes hat hierüber ausführlich einen Fall beschrieben.

Stellen wir bei einer Untersuchung der Mundhöhle Zahnlockerung oder Zahnausfall fest, so soll es das Bestreben des Zahnarztes sein, nach Ursache dieses Symptomes zu forschen, vor allem ob es mit einem Allgemeinleiden in Zusammenhang steht. Jedoch ist Zahnausfall kein pathognomisches Symptom, d. h. kein solches, das mit Sicherheit auf einen bestimmten Krankheitszustand hinweist.

Aus der Städtischen Zahnklinik Köln (Prof. Dr. Zilkens).

Zahnkaries und Tuberkulose,

zugleich ein Beitrag zur Statistik derselben.

Von

Eugen Bertram.

Nach einem statistischen Überblick über die große Verbreitung der Zahnkaries und der Tuberkulose als Volkskrankheiten, sowie einer kurzen Definition derselben, werden die Erscheinungen der Tuberkulose im Munde, soweit sie für diese Arbeit von Interesse sind, bezüglich ihrer Wirkung auf die Zähne besprochen. Während Zahn- und Mundbeläge als Folgeerscheinungen der Tuberkulose Entzündungen der Schleimhäute verursachen und daher der Tuberkuloseinfektion Vorschub leisten, sollen diese Beläge auch eine Zahnkrankheit, die sogenannte einfache und zirkuläre Zahnhalskaries bewirken.

Die Meinungen und statistischen Angaben einzelner Forscher, wie Möller, Neumann, O. Meyer, Hentze, Feiler, hierüber werden verglichen und besprochen, woraus das Ergebnis hervorgeht, daß die Zahnhalskaries wohl bei Tuberkulose auftritt, daß aber eine direkte Einwirkung der Tuberkulose auf die Halskaries zweifelhaft erscheint und ihr Auftreten eher mit der Rachitis im Zusammenhang steht. Dennoch soll man aber beim Vorkommen dieser Kariesform stets nach Tuberkulose fahnden.

Im weiteren Verlaufe der Arbeit bespreche ich an Hand der Literatur, inwieweit die Zähne Wirkungen auf die Tuberkulose ausüben können.

Schlechte Zahn- und Mundverhältnisse können bei Tuberkulösen Verdauungsstörungen bewirken und damit die bei der Phthisiotherapie wichtige Überernährung hemmen und bei Gesunden durch Unterernährung der Disposition für Tuberkulose Vorschub leisten.

Der Nachweis, daß Tuberkelbazillen sich in hohlen Zähnen einnisten, ist von einer großen Zahl von Forschern, wie Odenthal, Möller, Stark, Partsch, Zilz, erbracht und die Wirkungen der Tuberkuloseinfektion durch Einwandern der Tuberkelbazillen durch die Wurzelkanäle beschrieben worden.

Trotz solcher eigner Beobachtungen reden Partsch und Möller mehr der Infektionsmöglichkeit auf dem Wege durch die Schleimhäute und Weichteile des Mundes das Wort. Es können auch scharfe Zahnränder Läsionen der Schleimhäute bewirken und z. B. eine Zungentuberkulose hervorrufen, obschon die primäre Tuberkulose sehr selten ist.

Tuberkulöse Zahnfleischerkrankungen, die von kariösen Zähnen ihren Ausgang nahmen, haben Odenthal und Rühle beobachtet.

Einige statistische Zusammenstellungen verschiedener Forscher werden untereinander und mit meinen eigenen Untersuchungsergebnissen verglichen mit dem Resultat, daß die von mir gefundenen Zahlen im Gegensatz zu denen anderer Autoren weniger Karieshäufigkeit bei Tuberkulose ergeben.

Um einen Überblick über die Zahn- und Mundverhältnisse Tuberkulosekranker in Köln zu erhalten und um der verhältnismäßig kärglichen statistischen Literatur einen Beitrag zu liefern, untersuchte ich im Jahre 1913 in Köln auf Veranlassung meines Chefs, Prof. Dr. Zilkens-Köln, 407 bestimmt Lungenkranke beiderlei Geschlechts im Durchschnittsalter von 8—35 Jahren und 413 Tuberkuloseverdächtige.

Ganz besonderen Wert legte ich darauf, die Untersuchten nach dem Grade der Tuberkuloseerkrankung (Stad. I—III) zu rubrizieren, um festzustellen, welche Kariesfrequenz zu Beginn und im Verlaufe der Tuberkulose besteht. Außer der Berücksichtigung der gesunden und schlechten Zähne werden Angaben aus den Allgemeinkrankengeschichten dieser Patienten herangezogen.

Das Ergebnis meiner statistischen Untersuchungen, die ich in zwei in der Arbeit befindlichen Tabellen niedergelegt habe, ist, daß die Zahnverhältnisse meiner untersuchten Tuberkulosekranken und Tuberkuloseverdächtigen nicht ungünstiger sind als bei relativ Gesunden.

Entsprechend dem Fortschreiten der Tuberkulose aber wird eine Zunahme der Kariesfrequenz, insbesondere auch der Halskaries, während der drei Tuberkulosestadien festgestellt. Welcher Wirkung diese Karieszunahme zuzuschreiben ist, geht aus unserer Statistik nicht hervor, und ebenfalls erlangen wir aus meinen Berechnungen keinen Aufschluß, ob ein schlechtes Gebiß durch Verursachung von Verdauungsstörungen usw. der Tuberkulose Vorschub leistet, da z. B. die Zahl der Magen-Darmstörungen ganz verschwindend klein ist.

Bei späteren statistischen Untersuchungen und Vergleichen müßten Gruppeneinteilungen der Tuberkulosepatienten mit guten und schlechten Gebissen und eventuell vorliegenden Magen-Darmstörungen ausgeführt werden und die daraus hervorgehenden Resultate mit dem Grad der Tuberkuloseerkrankungen des betreffenden Patienten verglichen werden. Es wäre dabei auch der Verteilung der Zähne im Munde bezüglich ihres Kauwertes zu gedenken.

Meine statistischen Aufzeichnungen sollen den Zweck haben, eine Vorarbeit zu leisten für weitere Feststellungen auf dem bearbeiteten Gebiete, damit sie mit den Untersuchungsbefunden anderer an bestimmt Lungengesunden verglichen werden. Dazu sind auch die in den Tabellen infolge Mangels an Vergleichsmaterial in der Arbeit nicht besprochenen übrigen Daten gedacht.

Aus der Städtischen Zahnklinik Köln (Prof. Dr. Zilkens).

Kritische Betrachtungen über die Anfertigung künstlicher Gebisse aus Kautschuk.

Von

Edmund Bodenstein.

Wie sich die Gesamtheilkunde im Laufe der Zeit in viele Einzelfächer zerlegt hat, so beginnt auch die Zahnheilkunde, sich in verschiedene Unterabteilungen auszubauen. Ein solches umfangreiches Untergebiet ist die zahnärztliche Technik, die Lehre von der Anwendung und Ausführung künstlichen Ersatzes. Meine Abhandlung befaßt sich nun wiederum mit einem Abschnitte der Technik, mit der Anfertigung künstlicher Gebisse aus Kautschuk.

In dem von mir geleiteten Laboratorium des „Wirtschaftlichen Verbandes deutscher Zahnärzte" habe ich oft Gelegenheit, Fehler zu beobachten, die seitens jüngerer Zahnärzte oder von den ausführenden Technikern gemacht werden. Meine kritischen Betrachtungen über Kautschukgebisse sollen nun auf derartige Fehler hinweisen oder aber sie dadurch kennzeichnen, daß ich gleich die bessere Herstellungsart anführe.

Zunächst mache ich einige Ausführungen über die Gewinnung des Rohkautschuks, über seine Verarbeitung zu ausgewalzten Platten, wie wir sie in unserem Berufe benötigen. Sodann beschreibe ich die verschiedenen Eigenschaften der im Handel befindlichen Kautschukarten und stelle fest, daß der Kautschuk in einigen Fällen sogar dem Golde vorzuziehen ist. Den Werdegang zur Herstellung eines künstlichen Ersatzstückes aus Kautschuk benutze ich nur insofern, als ich in der gegebenen Reihenfolge die am häufigsten beobachteten Fehler anführe.

Fast bei jeder Einzelarbeit vom Abdrucknehmen bis zum endgültigen Einsetzen des fertiggestellten künstlichen Gebisses war es mir möglich, aus der Erfahrung heraus einige Hinweise zu geben. Das an sich wichtige Gebiet der Artikulation übergehe ich in meiner Arbeit, da sie ja nicht eigens für Kautschukarbeiten in Betracht kommt. Dagegen schildere ich eingehend die Anfertigung gleichmäßig starker Platten, die unbedingt nötig sind, um einem Kautschukstück die gewünschte Elastizität zu verschaffen.

Zum Festhalten des Ersatzstückes erwähne ich die Kautschukzungen, den Gummisauger und die Gebißfedern. Während ich die letzteren als unhygienisches und für den Patienten lästiges Hilfsmittel ausgeschaltet sehen möchte, weise ich als Ersatz hierfür auf die guten Eigenschaften des in Vergessenheit geratenen Luftsaugers hin. Ich führe aus, daß der Luftsauger in dem von mir geübten Verfahren als Napfsauger in Verbindung mit weichbleibendem Kautschuk auch den Gummisauger zu ersetzen vermag.

Großen Wert lege ich auf die Wiedergabe der im harten Gaumen befindlichen Schleimhauterhöhungen, da sie für Sprache und Kauakt wichtig sind. Hierzu beschreibe ich mehrere Herstellungsarten.

Nach einigen kritischen Betrachtungen über die Verwendung von Kautschuk zu Brückenarbeiten, über das Anbringen von Klammern und Herstellung von Kautschukspinnen als Ersatzstücke schildere ich ausführlich die bei der Vulkanisation zu beachtenden Vorschriften und erwähne zum Schluß die Kochkiste, ihren Wert und ihre Anfertigung.

Durch meine Abhandlung will ich nachweisen, daß der Kautschuk bei sachgemäßer Verarbeitung ein wertvolles Hilfsmittel bleibt, die verlorene Kaufähigkeit eines Patienten zu ersetzen. — Die Vorzüge des Goldes sollen durchaus nicht verkleinert werden. Der Kautschuk wird aber wegen seiner Billigkeit auch in Zukunft der verbreitetste Grundstoff für die Anfertigung künstlicher Gebisse bleiben. Seine schablonenhafte Verarbeitung ist zu bekämpfen. Man muß sich in jedem einzelnen Falle bemühen, die guten Eigenschaften des Kautschuks zu verwerten und jedes — auch das kleinste Ersatzstück — zu einem Kunstwerk zu gestalten.

Aus der Städtischen Zahnklinik Köln (Prof. Dr. Zilkens).

Beiträge zu den gutartigen Neubildungen der Mundhöhle
mit besonderer Berücksichtigung der Epuliden.

Von

Heinrich Bohnerth.

Die Schleimhautzysten der Mundhöhle werden als Retentionsgeschwülste azinöser Drüsen aufgefaßt. Sie entstehen im Anschluß an entzündliche Prozesse der Drüsenausführungsgänge. Anschließende Krankengeschichte beschreibt eine solche Zyste an der Unterlippe bei einem 49jährigen Manne: erbsengroßes, derbes, ins bläuliche schimmernde Geschwülstchen. Entfernung durch Ausschälung mit folgender Naht.

Die Ranula ist meistens eine Retentionsgeschwulst der Sublingualspeicheldrüse (v. Hippel). Sie entsteht ähnlich wie die Schleimzyste durch Verwachsung der Drüsenausführungsgänge. Krankengeschichte bringt eine typische Ranula am Frenulum linguae neben der Mittellinie: kleinnußgroßer, kugeliger, bläulich schimmernder Tumor mit deutlicher Fluktuation. Entfernung durch Ausschälung.

Fibrome der Mundschleimhaut zeigen klinisch ein vielgestaltiges Bild. Gemeinsam ist allen die scharfe Abgrenzbarkeit. Die Konsistenz ist je nach dem Bau hart oder weich. Krankengeschichte: In der Mitte vom harten zum weichen Gaumen zieht sich ein 2 cm breiter harter Tumor mit intakter Oberfläche hin. Differentialdiagnostisch ist auf den Torus palatinus hingewiesen. Exstirpation und Kauterisierung.

Papillome werden als das Produkt chronischer Reizzustände aufgefaßt. Krankengeschichte: Bei einem 23jährigen jungen Manne sitzt an der rechten Oberlippe ein pendelndes, derbes, erbsengroßes Geschwülstchen von blumenkohlartigem Aussehen. Entfernung durch Keilinzision. Pathologischer Befund zeigt fibro-epitheliale Wucherung.

Die Epulis, eine Geschwulst am Alveolarfortsatz, wird eingeteilt in die fibröse und sarkomatöse Form. Ausgangspunkt ist das alveolärdentäre Ligament (Hesse). Wachstum erfolgt aus einem Spalt zwischen zwei Zähnen, unter einer Wurzel hervor oder aus der leeren Alveole nach einer Zahnextraktion. Klinisch tritt für gewöhnlich die Epulis als ein kugeliger, breitaufsitzender oder gestielter Tumor von glatter Oberfläche in Erscheinung. Farbe ist blaßrosa

(Ep. fibr.) und rot bis tiefblau (Ep. sarc.). Die Konsistenz ist hart (Ep. fibr.) und weich (Ep. sarc.).

Die Ep. fibrosa besteht in der Hauptmasse aus faserigem Bindegewebe. Kalk- bzw. Knocheneinlagerungen sind regelmäßige Erscheinungen.

Die Ep. sarcomatosa ist charakterisiert durch ihr Sarkomgewebe mit zahlreichen Riesen- und Spindelzellen. Die Riesenzellen sind vielgestaltig, die gleichgroßen Kerne liegen im Zentrum im Gegensatz zu den Fremdkörperriesenzellen. Häufig vorkommendes Pigment in der Ep. sarc. wird auf interstitielle Blutungen zurückgeführt. Auch hier Knocheneinlagerungen.

Die Ätiologie der Epulis ist unbekannt. Prädisponierend sind traumatische Einwirkungen.

Am meisten wird von der Epulis das 20. bis 40. Lebensjahr bevorzugt, besonders das weibliche Geschlecht. Lieblingssitz ist der vordere Abschnitt des Oberkiefers.

Differentialdiagnostisch kommen die papilläre Form des Karzinoms, die Parulis, die Zysten und Exostosen der Kiefer in Betracht.

Die Prognose ist günstig, da bis jetzt noch keine Metastase einwandfrei nachgewiesen ist und bei geeigneter Therapie kein Rezidiv entsteht.

Die Behandlung besteht in der chirurgischen Entfernung im Gesunden. Neuestens sind Heilerfolge mit Radium berichtet worden.

Erste Krankengeschichte: 56jährige Frau; rechts unten zwischen Eckzahn und 2. Prämolar walnußgroßer Tumor von glatter Oberfläche. Entfernung und Kauterisierung. Mikroskopischer Befund zeigt Rundzelleninfiltration und Bindegewebswucherung. Diagnose: Chronisch entzündlicher Prozeß mit Übergang in Fibrom.

Zweite Krankengeschichte: 14jähriges Mädchen; zwischen 1. und 2. Schneidezahn rechts oben erbsengroße, derbe, rötliche Geschwulst mit glatter Oberfläche. Exstirpation. Diagnose: Fibröse Epulis durch pathologischen Befund bestätigt.

Dritte Krankengeschichte: 40jährige Frau; rechts unten an der Wurzel des 1. Prämolar haselnußgroßer Tumor von bläulicher Farbe und derber Konsistenz. Entfernung und Kauterisierung. Mikroskopischer Befund: In der Hauptmasse Spindel- und Riesenzellen. Diagnose: Ep. sarcomatosa.

Vierte Krankengeschichte: 30jährige Frau; palatinal links oben vor dem 1. und 2. Molaren breitaufsitzende derbe, nicht verschiebliche Geschwulst. Entfernung und Kauterisierung. Mikroskopischer Befund zeigt Bindegewebswucherung. Diagnose: Epulis fibrosa.

Fünfte Krankengeschichte: 30jährige Frau; lingualwärts rechts unten vor den Prämolaren derbe haselnußgroße Geschwulst. Entfernung mitsamt den Prämolaren. Mikroskopischer Befund zeigt Bindegewebswucherung mit Knochenneubildungen. Diagnose: Osteofibrom.

Sechste Krankengeschichte: 49jährige Frau; rechts oben zwischen 2. Schneidezahn und 1. Molaren rötlich glänzende walnußgroße Geschwulst von weicher Konsistenz. Chirurgische Entfernung. Mikroskopischer Befund: Spindelzelliges Bindegewebe mit zahlreichen Riesenzellen. Diagnose: Epulis sarcomatosa.

Aus der Städtischen Zahnklinik Köln (Prof. Dr. Zilkens).

Ersatz einzelner Zähne bei vorhandenen Wurzeln.

Von

Wilhelm Brandes.

Die moderne Zahlheilkunde strebt danach, gesunde Verhältnisse in der Mundhöhle zu schaffen, das Verwertbare möglichst wiederherzustellen, das Unbrauchbare zu beseitigen und zahnlose Teile der Kiefer durch möglichst vollkommenen Ersatz wieder kaufähig zu machen. Die vorliegende Arbeit soll über die Verwendung einzelner Wurzeln zur Wiederherstellung von funktionsfähigen Kronen berichten. — Bei den einwurzeligen Zähnen mit weitem Wurzelkanal wird die Befestigung mit kräftigem Stift möglich sein. In diesen Fällen ist der Stiftzahn angebracht. Bei den übrigen Zähnen muß die Wurzel in ihrem Umfange zur Befestigung herangezogen werden, d. h. man umspannt sie mit einem genau anliegenden Bande. So entstand die goldene Bandkrone und eine Vereinigung von Stift und Ring. Adolph Witzel stellte als Erster Kronen aus plastischem Material, aus Amalgam, her. Die Wurzeln müssen sorgfältig behandelt werden und einwandfrei gesunde Verhältnisse zeigen. Bei Pulpitis und teilweisem Pulpenzerfall ist die Pulpa nach Abätzung mit Acid. arsenicos. oder unter lokaler Anästhesie zu entfernen, der Kanal mit Alkohol und H_2O_2 auszuwaschen, in die Kanäle Walkhoffsche Thymol-Zinkoxyd-Chlorphenol-Paste mit Trikresol-Formalin-Zusatz einzupumpen und das Foramen apicale durch in Chloropercha getauchte Guttaperchaspitzen oder durch hinaufgepumptes Plerodont von Dr. Robisch zu verschließen. Auch die Albrechtsche Wurzelfüllung und die Thymol-Paraffinspitzen von Rumpel sind angebracht. Bei trockener und feuchter Gangrän wird man nach Ausräumung des Kanals die Behandlung mit 50proz. Schwefelsäure oder Aqua regia mit nachfolgender Neutralisation durch Natr. bic. bzw. Natriumsuperoxyd vornehmen müssen. Nachfolgend ist für etwa 8 Tage eine mit Fletscher verschlossene Einlage von Trik. Form. oder Chlorphenol angebracht. Bei Periodontitis ist Öffnung des Pulpenkavums, Sondierung der Kanäle und nach Abflauen der entzündlichen Erscheinungen die beschriebene Behandlung mit nachfolgender Einlage nötig. Bei Abszeßbildung Eröffnung und Behandlung der Abszeßhöhle. Bei bestehender Fistel ist nach Behandlung ein Durchspritzen des Fistelkanals mit antiseptischen Lösungen zu versuchen. Wenn nötig, Resektion der Wurzelspitze. Beim einfachen Stiftzahn sorgfältige Erweiterung des Kanals, der Form des

Stiftes entsprechend. Rechteckige Stifte, die sich nach der Wurzelspitze zu verjüngen, sind vorzuziehen. Die Oberfläche der Wurzel wird nach Möglichkeit dachfömig gestaltet, bei tieferer Zerstörung muldenförmig ausgehölt. Es folgt Abdrucknehmen über dem in der Wurzel steckenden Stift, Stanzen der Wurzelplatte und Verlötung mit dem Stift. Nach Abschleifen des Zahns wird die Schutzplatte aus Goldblech oder nach dem Gußverfahren hergestellt. Es folgt Verlötung von Wurzelplatte und Zahn, Ausarbeitung und Einzementierung in die Wurzel. Außer Gold kann man auch Zinn oder Kautschuk zur Herstellung des Rückens benutzen. Auch Porzellan kann aufgebrannt werden, wobei Wurzelplatte und Stift aus Platin bestehen müssen. Durch die Bonwil- und Logankrone ist diese Herstellungsart selten geworden. Die Logankrone besteht aus einem starken Porzellanzahn mit eingebranntem Platinstift in Form einer römischen I. Die Basis ist konkav. Die Krone wird unter Verwendung von Blaupapier sorgfältig aufgeschliffen und einzementiert. Die Bonwilkrone wird mit Amalgam aufgesetzt. Bei der Daviskrone sind Krone und Stift getrennt, sie werden einzeln einzementiert. Die Anwendung des einfachen Stiftzahnes ist möglichst zu beschränken. Die Vereinigung von Stift- und Ringbefestigung ist angebracht in Form der Kapselstiftkrone (Richmond-Krone). Nach Zurechtschleifen der Wurzel Feststellung des Wurzelumfanges mit der Drahtschlinge, Herstellung des Ringes und Auflöten der Deckplatte. Durchdrängen des Stiftes durch die Deckplatte, Abdruck mit Remmlerlack, Verlötung von Stift und Kappe. Über beiden nochmaliger Abdruck, Anbringen des Zahns, wenn möglich durch das Kästchensystem. In anderen Fällen Vernietung oder Verlötung. Die Logankrone kann ebenfalls mit Wurzelkappe verwendet werden. Häufig ist die Krone mit Halbring angebracht. Hier wird der palatinale Teil der Wurzel mit einem halben Ring umgeben. Herstellungsgang derselbe wie bei der Richmond-Krone. Eugen Müller befestigt den Stiftzahn mit kleinen Federn, die an der Seite des Stiftes angenietet sind. Die Stifte passen in dazugehörige Röhrchen, in die sie sich mit leichter Reibung einschieben lassen. Er stellt einen Napf-Federstiftzahn in der Weise her, daß er mit der Größe der Näpfchen entsprechenden Bohrern am Eingang des Wurzelkanals eine napfförmige Vertiefung anbringt. Die Hülse wird in den Kanal eingepaßt, ein passendes Näpfchen aufgeschoben und verlötet. Weitere Herstellung wie beim einfachen Stiftzahn. Beim Kapsel-Federstiftzahn wird die Kapsel mit der Stiftröhre verlötet und dann ein Stiftzahn mit Federstift angefertigt und in die aufzementierte Kapsel und Röhre gedrückt. Für Prämolaren eignet sich die Tubezahnkrone von Eugen Müller. Für diesen Zahn stellt er eine Doppelkappe her, die die Wurzel und den Tubezahn umfaßt. Durch die Kappe wird ein Stift gedrückt und verlötet. Der Zahn wird auf die

Doppelkappe aufgeschwefelt. Bei der goldenen Bandkrone wird ein genau passender Ring angefertigt, nach der Artikulation die Kaufläche aufmodelliert, gegossen oder gestanzt und mit dem Ring verlötet. Eugen Müller stellt einen Ring her, aus dem er bei Molaren 4, bei Prämolaren 2 Läppchen ausschneidet und diese fest auf die Wurzel drückt. Auf diesen Ring lötet er die Krone. Tiefzerstörte Wurzeln kann man im Wege des Gußverfahrens oder durch Aufbau in Amalgam noch brauchbar machen. Für Molaren und Prämolaren ist die Amalgamkrone nach Witzel ein sehr brauchbarer Ersatz. Die Befestigung erfolgt bei umfangreichem Pulpenkavum durch kräftige Unterschnitte im Kavum. Bei höheren Kronen Befestigung durch Stift. Verfasser benutzt mit Erfolg genau passende Nickelinschrauben. Die Ränder des Stiftes sind scharf zuzuschleifen. Sorgfältiger Aufbau der Krone nach der Artikulation. Zervikale Überschüsse müssen unbedingt vermieden werden.

Aus der Städtischen Zahnklinik Köln (Prof. Dr. Zilkens).

Die Elektrizität in der Zahnheilkunde.

Von

Fritz Buchholz.

Wir können von einer rationellen Ausnutzung der Elektrizität für die zahnärztliche Tätigkeit wohl sprechen. Dabei liegt keineswegs nur eine einseitige und für einen Spezialfall vorgesehene Verwendung vor. Denn für diagnostische und chirurgische Zwecke, für konservierende und kosmetische Behandlungen kann die Elektrizität mit ihren anpassungsfähigen Eigenschaften dem Zahnarzte wertvolle Dienste leisten.

Die elektrische Bohr- und Schleifmaschine bedeutet nicht nur eine Arbeitserleichterung, sie gibt auch der Hand größere Ruhe und Sicherheit, weil Mitbewegungen des Körpers, wie sie bei der Betätigung eines Fußbetriebes nicht ausbleiben können, vermieden werden.

Auf die Elektro-Sterilisation von Wurzelkanälen und die Benutzung des Induktionsstromes zur diagnostischen Prüfung der Zahnpulpa muß ohne Elektrizität naturgemäß überhaupt verzichtet werden.

Der elektrische Kauter ist in der Einfachheit seiner Handhabung und Bequemlichkeit seiner Wirkung durch keine andere intensive Wärmequelle zu ersetzen.

Die Aufgabe der Mundbeleuchtung löst keine andere Lichtquelle zu gleicher Zufriedenheit wie die elektrische Stativlampe, sei sie mit hochkerziger Metallfadenglühbirne, mit Bogenlicht, mit Nernstlampe oder mit hochkerziger Halbwatt-Nitralampe ausgerüstet. Neben der besten Mundbeleuchtung sei hierbei auch die Möglichkeit des Zahnbleichens erwähnt. Die Stirnlampen und Mundlampen sind in ihrer Leuchtwirkung dem engbegrenzten Operationsfeld angepaßt.

Der Warmluftbläser zur Antrocknung der Kavitäten, der elektrische Warmwasser-Apparat (als Kocher sowohl wie als Heißquell im direkten Anschluß an die Wasserleitung), die elektrischen Sterilisatoren und Ventilatoren für das Operationszimmer können natürlich entbehrt bzw. durch andere Einrichtungen ersetzt werden. Die Bequemlichkeit jedoch, die Sauberkeit und zeitsparende Handlichkeit der elektrischen Hilfsmittel dieser Art dürfen jedem beschäftigten Praktiker von größtem Werte sein.

Abgesehen von den vorstehend aufgeführten elektrischen Arbeitsmitteln, ist die Elektrizität ein so außerordentlich mächtiges und vielseitiges Heilmittel, daß derselben speziell bei den mannigfaltigsten Erkrankungen des Nervensystems so eminente und zweifellose Resultate zugeschrieben werden dürfen, wie kaum einem anderen Mittel. Die Erfahrungen der letzten 30 Jahre lassen darüber nicht den mindesten Zweifel, daß die Elektrizität sowohl bei Neuralgien wie bei Anästhesien, bei Krämpfen und Lähmungen, bei Erkrankungen der peripheren Nerven, ebenso wie bei solchen des zentralen Nervensystems sich hilfreich erweisen kann, und daß ihrer Einführung in die Therapie eine wesentlich günstigere Prognose mancher Erkrankungsformen zu verdanken ist.

Das Licht ist seit langer Zeit als eines der bedeutendsten Heilmittel erkannt worden. Die idealste Lichtquelle, die Sonne, gestattet nur an einzelnen bevorzugten Plätzen oder nur zu ganz bestimmten Jahreszeiten die Durchführung einer regelmäßigen Licht-Behandlungsmethode. Man hat daher im künstlichen Licht einen Ersatz gesucht und auch speziell im elektrischen Licht gefunden.

Allerdings ist das Spektrum des künstlichen Lichtes dem Sonnenspektrum quantitativ oder qualitativ nicht gleichwertig. Man verfügt aber über so zahlreiche Beleuchtungsarten — Glühlicht, Bogenlicht, Quecksilberdampflicht usw. —, ferner durch Verwendung verschiedenartiger Glassorten über so viele Variationen, daß sich auch bei künstlicher Bestrahlung stets ein zweckmäßiges Strahlengemisch auch in genügender Quantität für die einzelnen Indikationsgebiete applizieren läßt. Für uns Zahnärzte kommt hauptsächlich die Quarzlampe von Prof. Kromayer in Betracht. Ihre Indikation bei Alveolarpyorrhöe, Skorbut und beim Bleichen der Zähne zeigte glänzende Erfolge.

Ein hervorragender Hilfsfaktor in der zahnärztlichen Tätigkeit ist die Röntgographie.

Das schnelle Aufblühen der zahnärztlichen Chirurgie ist erst durch die Röntgographie möglich geworden. Die Diagnose, wo die konservierende Methode aufhört und der chirurgische Eingriff indiziert ist, ist ohne Röntgenbild nicht exakt zu stellen. Uns Zahnärzten zeigt das Röntgogramm Störungen in der Dentition, bei Verlagerungen und Retentionen von Zähnen, es bringt den Nachweis von Wurzelresten, von abgebrochenen Nadeln usw., läßt eine Kontrolle zu bei Wurzelfüllungen, gibt Aufschluß bei Wurzelabszessen, Zahnzysten, Tumoren, Periostitis, Alveolarpyorrhöe und Karies.

Vorstehende kurze Ausführung über die Elektrizität und ihre Anwendung im Dienste des Zahnarztes gibt ein Bild, in wie hohem Maße die Elektrizität ein erleichterndes und förderndes Hilfsmittel für Zahnarzt und Patient ist.

Aus der Städtischen Zahnklinik Köln (Prof. Dr. Zilkens).

Über Röntgendiagnostik in der Zahnheilkunde.

Von

Ferdinand Bußmann.

Nach einem kurzen historischen Rückblick über die Einführung der Röntgenphotographie in die Zahnheilkunde (Walkhoff, Port und Dieck), ferner nach einem Hinweis, daß die klinischen Untersuchungsmethoden nicht immer ausreichen, wird auf den Wert der Röntgendiagnose in der zahnärztlichen Praxis ausführlich hingewiesen. Zur besseren Orientierung ist eine Einteilung nach den einzelnen Gebieten der Zahnheilkunde vorgenommen worden.

Zuerst werden die Dentitionsanomalien und Retentionen, erläutert durch Fälle aus der Literatur, besprochen.

Ausführlicher wird das Kapitel über die Bedeutung des Röntgenbildes in der zahnärztlichen Chirurgie behandelt, wie Aufklärung über eventuelle Extraktionshindernisse und das Vorhandensein von versteckt liegenden Wurzelresten, ferner Zahnlückenschmerz, Sequestern in Extraktionswunden, Fremdkörper und abgebrochene Injektionsnadeln. Ein besonderer Abschnitt ist dem Antrum und dessen Erkrankungen gewidmet; hier werden die Ansichten verschiedener Autoren, u. a. Becker, Dietz und Proell, kritisch besprochen. Auf den Unterschied zwischen Oberkieferhöhlenempyem und Oberkieferzyste wird besonders hingewiesen.

Es folgen: chronische Wurzelhautentzündung, Granulom und Zysten.

Bei dem Kapitel: „Konservierende Zahnheilkunde" wird auf den Wert des Röntgenbildes hingewiesen bei Karies, Wurzelbehandlung und Dentikel.

Von den Neuralgien sind die den Zahnarzt interessierenden Trigeminusneuralgien besprochen worden und Forscher wie Partsch, Becker und Bauer genannt.

Den Kronen- und Brückenarbeiten ist insofern Aufmerksamkeit geschenkt worden, als das Röntgenogramm über den Zustand der Brückenpfeiler orientiert, ferner als Kontrollmittel dient.

Es folgt die Radiologie in der Orthodontie.

Bei der Alveolarpyorrhöe sind die Ansichten von Römer und besonders Neumann mit Rücksicht auf den Wert des Röntgenbildes, wie über die Ausdehnung des Alveolarschwundes ausführlich besprochen.

Das Kapitel Kieferschuß-Verletzung ist von dem der Kieferfrakturen durch Unfall und Trauma gesondert erwähnt. Auch wird auf den Wert des Röntgenbildes bei Kiefergelenks-Erkrankungen besonders hingewiesen, da in den bisher erschienenen Atlanten dieses Kapitel fehlt. Nicht vergessen wurden die diagnostischen Irrtümer durch Röntgenaufnahmen.

Den Schluß bilden 10 Fälle mit Krankengeschichte und Röntgenaufnahme aus der Praxis.

Das Literaturverzeichnis enthält 50 Nummern.

Aus der Städtischen Zahnklinik Köln (Prof. Dr. Zilkens).

Kariöse Zähne als Eingangspforte für Erkrankungen der Kiefer und der Mundhöhle.

Von

Karl Cordier.

Die Mundhöhle bietet als das Eingangstor zum Verdauungs- und Respirationstraktus einer Anzahl von Krankheiten die Möglichkeit, auf diesem Wege in den Körper zu gelangen. Ihre feuchte Wärme gibt den pathogenen Bakterien einen äußerst günstigen Nährboden, so daß die Vorbedingungen für eine Infektionsmöglichkeit vom Cavum oris aus in den Organismus bei schlecht gepflegtem Munde besonders günstige sind. Daß auch die Zähne direkt als Eingangspforten dienen, soll im folgenden auseinandergesetzt werden. Zunächst mögen hier die durch die Zahnkaries und ihre Folgezustände hervorgerufenen akuten und chronischen Prozesse erwähnt werden.

Die weitaus häufigste Folge der Karies ist die Gangrän. Dieselbe tritt partiell und total auf. Partiell insoweit, als sich das Zahnmark von der Krone her in nekrotischem Zustande befindet, die Wurzelspitze dagegen noch lebt. Totale Gangrän erstreckt sich auf den ganzen Teil des Zahninneren. Die Folgen der Gangrän können akute wie auch chronische Periodontitiden sein. Greve und v. Wunschheim bezeichnen als paradentale Entzündungen die krankhaften Prozesse des Periodontiums, die sich entlang des Zahnes, von der Gingiva ausgehend, nach der Tiefe fortpflanzen sollen. Greve jedoch spricht auch noch dem präsenilen Alveolarschwunde die Entstehung der Wurzelhautentzündung zu. Mit der Periodontitis ist gewöhnlich auch eine Periostitis verbunden. Es kommt dann zu den Abszessen des Gaumens, der Wange u. a. m., die man, solange die Geschwulst in submukösem Gewebe sitzt, als Parulis bezeichnet. Abszesse seltener Art sind wohl die der Flügelgaumengrube und der Nasenscheidewand. Eine weitere Folgeerscheinung zerfallener Pulpen ist das Antrumempyem. Beim Zustandekommen dieses Prozesses spielen die Wurzeln des zweiten Prämolaren, des ersten und zweiten Molaren im Oberkiefer eine Hauptrolle; mitunter ragen sie, nur von einer dünnen Kieferhöhlenschleimhaut bedeckt, in das Antrum hinein, so daß entzündliche Erkrankungen des Apex und seiner Umgebung die Infektion nach der Highmorshöhle vermitteln können. Durch Weitergreifen des entzündlichen Prozesses vom Kieferperiost in das Knochenmark kann sich eine Osteomyelitis einstellen. Williger räumt kariösen Zähnen mit konsekutivem Pulpenzerfall die Hauptrolle ein; auch Dependorf sagt, daß für die in der Literatur hierüber vorliegenden Fälle gewöhnlich ein Zahnleiden die Ursache bildete. Durch die großen Venen, die sich in der Nähe der Kieferknochen befinden, kann es zu Thrombophlebitiden und Orbitalphlegmonen, mitunter tödlichen Ausganges, kommen; auch Fälle von Sepsis sind in der Literatur im Anschluß an Zahnleiden verzeichnet. Durch das sich durch die chronische Periodontitis herausbildende Granulom ist die Genese der Zahnwurzelzysten bedingt; letztere sind bekanntlich mit der Anwesenheit der von Malassez entdeckten Débris épithéliaux paradentaires eng verknüpft; durch ständigen Reiz des Granuloms wird die Zyste gebildet. Eine seltenere Erkrankung ist die Phosphornekrose, die auch wieder durch Vorhandensein kariöser Zähne einen günstigen Nährboden bekommt; sie spielt sich hauptsächlich im Unterkiefer ab. Zilz erwähnt einen Fall von Phosphorperiostitis, wo kein kariöser Zahn vorhanden war, wohl aber eine ungepflegte Mundhöhle. Auch die Arsennekrose gehört hierher; sie stellt sich gelegentlich nach ungeschickten Arsenapplikationen ein. Während ich im Vorhergehenden mein Augenmerk auf Mundbakterien allgemeiner Art als die direkten Urheber der Periodontitis mit ihren Folgezuständen richtete, kommen jetzt zwei spezifische Infektionskrankheiten in Betracht, die Tuberkulose und Aktinomykose. Kariöse Zähne können auf direktem und indirektem Wege die Infektion der Tuberkulose in den Körper vermitteln; als indirekter Infektionsmodus ist der durch Zahnextraktionen, Läsionen der Mundschleimhaut, der Gingiva und gelegentlich der durch die Dentition hervorgerufene anzusehen. Partsch berichtet von einem Fall, wo sich durch den Zahn hindurch Tuberkelbazillen in das Periodontium Eingang verschafft hatten. Euler führt uns ein mikroskopisches Präparat eines Granuloms vor, in dessen Innerem sich Kochsche Stäbchen vorfanden. Zilz stellt in dem Wurzelkanal gangränös zerfallener Pulpen Tuberkelbazillen fest; er findet jedoch jenseits des Apex nur die granuläre Form Muchs vor. Diese soll sich nach Passieren der Tuberkelbazillen durch das Foramen apikale erst aus den Kochschen Stäbchen umgebildet haben. Meyer gibt Zilz Recht und bringt auch zum ersten Male den einwandfreien Beweis, daß in der Wurzel, nahe dem Apex, tuberkulöses Virus sich ansammeln kann. Der augenblickliche Stand der Forschung läßt somit eine Invasionsmöglichkeit durch kariöse Zähne mit zerfallenen Pulpen in den Organismus als sehr wahrscheinlich gelten. Obgleich nun das Zahnsystem beim Eingang des tuberkulösen Virus diese verhängnisvolle Rolle spielen kann, hat es dennoch nicht die allgemeine Beachtung gefunden, wie es in der gleichen Weise für den Aktinomyzespilz geschehen ist. Die Einwanderung dieses botanischen Trägers durch den Zahn hindurch ist einwandfrei festgestellt. Die Untersuchungen von Partsch und Zilz bestätigen diese Annahme zur Genüge. Das Bild der Erkrankung gleicht im Anfange dem einer chronischen Periodontitis. Der Aktinomyzes kann, wie Fälle von Euler und Kantorowicz zeigen, sich jahrelang latent verhalten, selbst unter Füllungen.

Somit glaube ich durch meine Ausführungen den Beweis erbracht zu haben, wie kariöse Zähne mit nekrotischen Pulpen eine Infektionsquelle für Erkrankungen der Kiefer und der Mundhöhle abgeben können. Um daher vorbeugende Maßnahmen zu treffen, wäre es indiziert, zur Behandlung bzw. zur Extraktion des schuldigen Zahnes zu schreiten.

Aus der Städtischen Zahnklinik Köln (Prof. Dr. Zilkens).

Geschichtliche Entwicklung der konservierenden Zahnheilkunde.

Von

Berthold Deimling.

Die Karies war in den ältesten Zeiten schon eine weit verbreitete Krankheit und die Heilkundigen befaßten sich schon frühzeitig mit ihrer Bekämpfung. Jahrhundertelang lebte man falschen Vorstellungen über das Wesen und den Ursprung der Karies, und wilder Aberglaube stand einer Therapie hinderlich im Wege. Erst Hippokrates 456 v. Chr. erklärte sich das Entstehen der Karies durch schädliche Mundsäfte. Bei Celsus und Archigenes, welche um Christi Geburt lebten, machte sich eine konservierende Richtung in der Zahnbehandlung bemerkbar. Etwa 100 Jahre später unterscheidet Galenos die Pulpaentzündung von der Wurzelhautentzündung. Um das Jahr 1000 sind es arabische Zahnärzte, welche einen Fortschritt bringen; sie brennen den schmerzenden Zahn aus und gebrauchen arsenige Säure zur Zahnbehandlung, eine Methode, welche durch Peter de la Cerlata (1380) und Johannes Arculanus (gestorben 1484) eine Verbesserung erfuhr durch Freilegung der zu brennenden Pulpa. Die Füllungen bestanden bis dahin aus Kompositionen von Harzen, Blei, während Arculanus Gold als Füllungsmaterial hinzufügt.

Die permanente Separation führt Ambroise Paré (1582) und die Schwefelsäure zur Reinigung tiefer Höhlen Fabrizius ab Aquapendente um 1620 ein, beides sind Mittel, welche sich bis in die neuere Zeit erhalten haben. Allmählich tauchen Autoren (Holerius 1600) auf, welche die Würmertheorie verneinen, ohne aber mit dieser Ansicht durchdringen zu können. Dionis (1718) führt Einlagefüllungen mit Gold-, Silber- und Bleistückchen aus.

1728 gilt als das Geburtsjahr der wissenschaftlichen Zahnheilkunde. Der Franzose Fauchard übergibt hier sein Werk mit mustergültigen Beschreibungen über den damaligen Stand der Zahnheilkunde und versucht, seine Therapie wissenschaftlich zu begründen. Die Karies erklärt er als einen chemischen Prozeß und tritt für die anorganische Restauration der Defekte ein. Die von Fauchard geschaffene wissenschaftliche Basis findet in der Folgezeit eine schnelle Erweiterung. Fauchard versucht durch temporäre Arzneieinlagen die Pulpa an den Druck einer Füllung allmählich zu gewöhnen, während Pfaff auf den sichtbaren Nerv schon Goldkäppchen legt.

Hunter geht noch weiter und spricht der Nervexstirpation das Wort auf Grund seiner umfangreichen Studien. De la Barre beschreibt die Exstirpation mit einer Wildschweinborste oder Sonde. Als Füllungsmittel wird das Amalgam, eine französische Erfindung, in die Praxis eingeführt, welches sich schnell einzuführen verstand. Bald aber traten Verteidiger der alten Goldfüllung, besonders in Amerika, wieder auf. Dort wurde die minutiöse Technik des Goldfüllens, wie wir sie heute noch üben, gegründet, wie sich auch in der Folgezeit die Amerikaner erfolgreich an dem praktischen und wissenschaftlichen Ausbau unserer Disziplin beteiligen; so füllte Hudson als erster 1805 die Wurzelkanäle mit Gold. Der Mikroskopiker Bell gibt eine klassische Beschreibung der Pulpa- und Periosterkrankung. Der Deutsche Purkynje (1787—1869) bringt eine richtige Beschreibung der mikroskopischen Struktur der Zahnbestandteile. Raschkow beschreibt den Bau des Schmelzorgans und der Zahnpulpa. Gleichzeitig mehren sich auch die Füllungsarten, Linderer führt das Fournieren ein, Robert Arthur beschreibt die kohäsive Füllungsmethode, während Watt und Barling Kristallgoldpräparate in die Praxis einführen. Zur besseren Verarbeitung dieser Präparate leistet die Einführung des Cofferdams durch Barnum (1864) und die Erfindung der Bohrmaschine durch Morrison (1870) gute Dienste.

Der Aufbau einer erfolgreichen Behandlung der Pulpa- und Periosterkrankungen ist das Werk deutscher Zahnärzte, an deren erster Stelle Witzel zu nennen ist. Dank seiner Forschungen wurde die Zahnheilkunde in die Lage gebracht, eine Erfolg versprechende konservierende Therapie einzuleiten. Autoren, wie Brand, Boennecken beteiligen sich an dem Ausbau und Erweiterung der von Witzel angegebenen Behandlungmethoden. Mit der genaueren Unterscheidung der Krankheiten tritt auch eine Vermehrung der diagnostischen Hilfsmittel ein. Zu Spiegel und Sonde fügt Walkhoff zum Erkennen der Krankheiten der Pulpa seine Thermometrie und Schröder den Induktionsstrom hinzu. Das bedeutendste Hilfsmittel wurde der Zahnheilkunde aber durch die Röntgenstrahlen gebracht. Zur Beseitigung der Schmerzen bei Zahnoperationen wurden seit einer Reihe von Jahren Mittel empfohlen, die aber selten lange ihre Erfindung überdauerten. Erst die lokale Injektion führt zu dem gewünschten Ergebnis. — Die Frage der Wichtigkeit der Pulpa und die Grenze ihrer Erhaltung im Falle einer Erkrankung beschäftigte eine große Anzahl Forscher. Witzel trat anfänglich für die Erhaltung der freiliegenden, nicht entzündeten Pulpa ein, um aber später die Möglichkeit ihrer Erhaltung auf ganz vereinzelte Fälle zu beschränken. Miller hält noch bei der partiellen akuten Pulpitis den Versuch der Überkappung für lohnend, während aber gerade in den letzten Jahren sich auf Grund ihrer Erfahrungen die Praktiker zur

Devitalisation bekannten. Die nun folgende Wurzelbehandlung ist bis heute noch keine gelöste Frage. Witzel empfahl die Amputation und Boennecken beschäftigte sich mit dem Ausbau dieser Methode, während in neuerer Zeit Autoren das restlose Entfernen der Pulpa, eventuell unter Zuhilfenahme der Säurebehandlung, empfehlen. Bei der Behandlung der Gangrän erfuhr die von Witzel angegebene Aqua regia — Behandlung von Boennecken und Fischer eine Erweiterung durch die Antiforminbehandlung. Hatte die Gangrän zur Periodontitis und deren Folgezuständen geführt, so erfuhr gerade dieses Krankheitsbild in den letzten Jahren eine bedeutende Besserung in bezug auf die konservierende Behandlung. Witzel u. a. treten für die medikamentöse Behandlung ein, während Partsch bei geeigneten Fällen zur Wurzelspitzenresektion rät. Der stets strittige Punkt über das Material der Wurzelfüllung ließ eine große Reihe von Mitteln erstehen. Die einen sprechen den flüssigen, die anderen den Pasten, und wieder andere sprechen den festen Wurzelfüllungen den Dauererfolg zu. In letzter Zeit gewinnt das Jodoform, mit einem flüssigen Desinfiziens verrührt, an Anhängern. — Die Behandlung der Defekte der harten Zahnsubstanz machte in den letzten Jahrzehnten große Fortschritte, wenn auch bis heute das Idealfüllungsmittel, welches die wichtigsten Forderungen erfüllt, noch nicht gefunden ist. — Ein weiterer Fortschritt ist die Beseitigungsmöglichkeit der Zahnverfärbungen durch das Bleichen der Zähne. — Die genauere Kenntnis des Wesens der Zahnkaries führte zu einer ausgedehnteren Prophylaxe. Die rationelle Mund- und Zahnpflege wurde immer mehr und mehr Allgemeingut. Die Einführung der Schulzahnpflege und die dadurch bedingte frühzeitige, sachgemäße Behandlung der Zähne ist wohl als der Hauptfaktor in der modernen Prophylaxe anzusehen.

Aus der Städtischen Zahnklinik Köln (Prof. Dr. Zilkens).

Was lehrt uns die Kieferbruchbehandlung in bezug auf die Entstehung und Beseitigung von Kieferdeformitäten?

Von

Georg Dierksen.

Die Anomalien der Zahnreihe und des Alveolarfortsatzes bleiben in der Abhandlung unberücksichtigt. Es wird vielmehr nur von Deformitäten gesprochen, bei denen die Mißgestaltung des Kieferknochens selbst vorwiegt. An der Hand von einigen Kieferbruchbildern sehen wir, wie die Muskulatur auf den Knochen einwirkt. Es zeigt sich, daß, im Gegensatz zur mimischen Gesichtsmuskulatur, die Kaumuskulatur größere Veränderungen der Knochenform hervorrufen kann. So läßt sich die Kieferform beim offenen Biß (stumpfer Unterkieferwinkel und kurzer aufsteigender Ast) durch Muskelzug erklären, wenn eine Schwächung des Knochens durch eine Allgemeinkrankheit, z. B. Rachitis, vorliegt. In bezug auf die Beseitigung der Kieferdeformitäten sind bisher zwei Wege beschritten worden, einerseits die Anwendung und Ausdehnung der unblutigen Regulierungsmethoden der Orthodontie auf die krassen Fälle, in denen die Veränderungen der Knochenform der Kiefer im Vordergrunde stehen, anderseits der chirurgische Weg der operativen Durchtrennung des Unterkiefers. Im Anschluß an Behandlungen von Kieferbrüchen und Regulierungen wird gezeigt, daß die Nachteile des orthodontischen Weges (lange Dauer und Unsicherheit besonders beim offenen Biß) zum Teil ausgeschaltet werden können, wenn von vornherein bewußt die Kieferform selbst umzugestalten versucht wird. Dazu ist die Anwendung großer Kräfte erforderlich, ferner eine Schwächung des Unterkiefers, sei es durch Zurückverlegen in möglichst frühe Jugend, sei es durch Einsägen des Knochens. Der Weg der chirurgischen Durchtrennung bleibt nur für seltene, sonst aussichtslose Fälle übrig, verspricht dann aber Erfolg.

Hygiene beim Zahnarzt.

Von

Ferdinand Dinslage.

A. Einleitung: Hinweis auf die Wichtigkeit einer beim Zahnarzt strikt durchgeführten Hygiene.

B. Unter Hygiene beim Zahnarzt ist zu verstehen:

I. die Hygiene im zahnärztlichen Operationszimmer selbst, und zwar:

a) die Hygiene des Raumes im allgemeinen;

b) die Hygiene der Einrichtungsgegenstände.

b I) Das zahnärztliche Einheitsoperationszimmer soll folgende Einrichtung haben:

1. einen abwaschbaren Operationsstuhl mit fest angebrachter Speifontäne,
2. einen Wandarm mit Wandarmkreuz und auf dieses passende, auswechselbare Porzellan-, Steingut- bzw. Abalithtafeln,
3. einen Instrumenten- sowie Medikamentenschrank,
4. einen Sterilisiertisch mit Wasserdampf und Ölsterilisator,
5. eine Waschtoilette mit Wasseranschluß und Warmwasserapparat mit Schwenkhahn,
6. einen größeren und einen kleinen fahrbaren Instrumentenanrichtetisch, genügend hoch, aus Rohr- bzw. Stabeisen hergestellt,
7. eine elektrische und eine Tretbohrmaschine,
8. eine Mundlampe als künstliche Lichtquelle,
9. einen kleinen weißlackierten Schreibtisch.

b II) Die Hygiene einzelner Instrumente.

II. Die persönliche Hygiene des Zahnarztes; die Gefahren im Berufe und die für ihn in Frage kommenden Berufskrankheiten, sowie deren Bekämpfung:

1. der Extremitäten:

a) Krankheiten an den Händen in Form von traumatischen Verletzungen, Infektionen, Hauterkrankungen; an Füßen: Mittelfußknochensenkungen, Fußneuralgien, Varizen;

b) deren Hygiene bzgl. der Hände: exakte Händedesinfektion, Hautpflege, bei bestehender Idiosynkrasie, Vermeiden der Berührung solcher Medikamente wegen Gefahr für Ekzeme; bzgl. der Füße: Tragen guten Schuhwerks, geeignete Fußunterlage, Ausschnitt am Sockel des Operationsstuhles, Benutzung des zahnärztlichen Operationssessels;

2. der Sehwerkzeuge:
   a) deren Krankheiten: Blendungserscheinungen, Konjunktivitiden, Kurzsichtigkeit, Kopfschmerz infolge zu starker Inanspruchnahme des Akkomodationsmuskels im Auge, Hornhautentzündungen und -geschwüre, Lidrandentzündungen;
   b) deren Hygiene: brauchbare künstliche Lichtquelle, Gläserkorrekturen, Augenbäder, Schutzbrille bei der Arbeit, Unschädlichmachen von stark ätzenden Dämpfen durch Anlegen von Luftschächten;
3. der inneren Organe:
   a) deren Krankheiten: Tuberkulose, Lues, Grippe, Influenza, Angina, Scharlach, Diphtherie; — Nierenentzündungen, Albuminurien, Lumbago, Intoxikationen;
   b) deren Hygiene: Arbeiten hinter dem Stuhl im Spiegelbild, Vermeiden des Sprechens und Unterhaltung während der Arbeit, Spülungen mit antiseptischen Wässern, Benutzung des zahnärztlichen Operationssessels, Schutz gegen Intoxikationen;
4. des Nervenystems des Zahnarztes:
   a) deren Krankheiten in Form von nervösen Störungen,
   b) deren Hygiene: exakte Zeiteinteilung, gute Helferin, brauchbare Instrumente.

C. Schlußwort.

Aus der Städtischen Zahnklinik Köln (Prof. Dr. Zilkens).

Welche Punkte sind bei der Anfertigung eines ganzen künstlichen Gebisses bei zahnlosem Munde zu berücksichtigen?

Von

Adolf Dreßler.

Die von uns mit Hilfe der einfachen Scharnierartikulatoren angefertigten künstlichen Gebisse für einen zahnlosen Mund erlaubten nur eingeschränkte Kaubewegungen. — Nach den in vorliegender Arbeit theoretisch erörterten Bewegungen des Unterkiefers müssen jedoch auch Vor- und Seitenbißbewegungen mit einem künstlichen Gebiß ausgeführt werden können, ohne daß die Artikulation gestört wird. Bei dem Vorbiß ermöglicht die Höckerform und die nach aufwärts gehende longitudinale Zahnkurve den Kontakt der Backenzähne.

Bei der Seitbißbewegung ist es der Niveauunterschied des bukkalen und lingualen Höckers in transversaler Richtung und die durch die Tiefe der Längsfissur gebildete Höhe der Höcker, die ein genaues Artikulieren der Backenzähne bewirken. Wenn dies bei der Konstruktion eines künstlichen Gebisses berücksichtigt wird, kann der Patient mit dem Gebiß normale Kaubewegung ausführen und seine Speisen richtig zerkleinern.

Aus der Städtischen Zahnklinik Köln (Prof. Dr. Zilkens).

Stützapparate eigener Konstruktion bei Defekten im Unterkiefer.

(Versuch einer Systematik der Unterkieferverbände bei zahnarmen und zahnlosen Fragmenten resp. Stümpfen.)

Von

Josef Drexler.

In der allgemeinen Chirurgie gibt es zwei prinzipiell voneinander verschiedene Arten frakturierte Knochen bis zur Verheilung zu schienen.

1. Stützverbände,
2. Extensionsverbände.

Die Stützverbände sind die ursprünglichsten und werden in den Fällen zur Anwendung gebracht, wo keine Dislokationen vorhanden sind, oder aber, wenn eine solche vorhanden ist, die Fragmente reponiert werden können und nach der Reposition keine Gefahr besteht, daß dislozierende Kräfte dieselben wieder ungünstig beeinflussen können.

Die Extensionsverbände kommen bei allen mit Dislokation einhergehenden Frakturen in Betracht, denn sie ermöglichen die Ausgleichung der dislozierend wirkenden Kräfte. Als ein Spezialfall dieser Methodik kann die Nagelextension betrachtet werden, bei welcher durch Anbringung mechanischer Angriffsmittel (Nägel) der frakturierte Knochen direkt angefaßt wird.

Speziell bei Kieferfrakturen ist die Nagelextension im Prinzip das Gegebene, denn wir können die Zähne, welche verhältnismäßig fest im Kiefer eingekeilt sind und eine gewisse Gewalteinwirkung ohne Reaktion vertragen, in mechanischem Sinne als Nägel ansprechen.

Die Schwierigkeit in der Schienung der Kiefer, besonders des Unterkiefers, liegt darin, daß eine absolute Ruhigstellung, wie dies z. B. bei Extremitätenverletzungen der Fall ist, nicht möglich ist, da sowohl der Schluckakt wie der Atmungsakt, ferner die notwendige Ernährung stets, wenn auch ungewollt, Zug- oder Druckwirkungen auf die Fragmente äußern.

Aus praktischen Gesichtspunkten heraus empfiehlt es sich, die Behandlung der Frakturen, namentlich des Unterkiefers, in drei Gruppen zu teilen.

1. In der ersten Gruppe sind die Fälle zusammengefaßt, welche zur Behandlung kommen, solange noch eine gewaltsame Reposition

möglich ist. Das wäre etwa in dem Zeitraum vom Einsetzen des Trauma bis zum zehnten Tage. Die Prognose ist dann die denkbar beste.

2. Die zweite Gruppe umfaßt die Fälle, bei denen eine gewaltsame Reponierung nicht mehr möglich ist. Es ist dann zunächst notwendig, die Kiefer wieder in den Zustand zu bringen, in welchem sie unmittelbar nach der Verletzung waren. Dies geschieht durch chirurgische oder zahnärztlich-orthopädische Maßnahmen. Voraussetzung aber ist immerhin, daß der Knochen noch nicht zur festen Konsolidierung gekommen ist, und daß es möglich ist, den Ausgangszustand wieder herzustellen. Man kann diesen Zeitraum etwa vom 11. bis 45. Tage annehmen. Die Prognose ist schon ungünstiger, und der Effekt hängt davon ab, ob die eingeleitete Vorbehandlung zu einem befriedigenden Resultat führt.

3. In die dritte Gruppe gehören die Fälle, welche nach dem 45. Tage zur Behandlung kommen, also zu einer Zeit, in welcher die Knochen konsolidiert oder in der Konsolidation begriffen sind. Hier ist die Prognose meist sehr ungünstig, und es hängt alles davon ab, ob es möglich ist, eine geeignete Ausgangsstellung der Behandlung zu erreichen.

Die beste Art der Behandlung, auch in Rücksicht auf eventuelle Weichteilverletzungen, ist demnach die in Gruppe 1 angegebene. Die Bestrebungen, um in Gruppe 2 oder 3 zu einem Resultat zu gelangen, laufen alle darauf hinaus, das Ausgangsstadium der Gruppe 1 zu erreichen.

Diese Voraussetzungen sind aber dann am besten zu verwirklichen, wenn ein Extensionsverband möglich ist, wenn also brauchbare Zähne vorhanden sind. Ist dies nicht der Fall, sind die Kiefer oder Fragmente schwach bezahnt oder gar zahnlos, so kann nur ein Stützverband oder eine Kombination (Extensions-Stützverband) in Frage kommen.

Eine Systematik dieser Fälle ergibt folgende Möglichkeiten:

A. Die Fragmente resp. Stümpfe des Unterkiefers sind noch, wenn auch nur schwach, bezahnt.

1. Jedes Fragment resp. jeder Stumpf trägt noch wenigstens einen brauchbaren Zahn.
2. Die Fragmente resp. die Stümpfe sind teilweise mit brauchbaren Zähnen versehen, teilweise sind sie völlig zahnlos.

B. Die Fragmente resp. die Stümpfe des Unterkiefers sind völlig zahnlos.

1. Der Oberkiefer trägt brauchbare Zähne.
2. Der Oberkiefer ist völlig zahnlos.

Als einfachste und für alle vorkommenden Fälle als bester extraoraler Stützpunkt für den Unterkiefer ist der Gipskinnverband zu betrachten. Sogenannte Wickelverbände üben einen ungünstigen Einfluß auf die Fraktur aus. Die Grundlage der Gipskinnkappe bildet der Halfterverband, welcher der verschiedensten Modifikation fähig ist. Zur Erläuterung der günstigen Wirkung des Gipskinnverbandes erfolgt eine Beschreibung eines praktischen Falles, aus dem die erfolgreiche Verwendung erkenntlich ist.

Die Anfertigung der Apparate für die intraorale Stützung erfolgt nach den in der zahnärztlichen Prothetik gültigen Prinzipien und wird genau erläutert und für jeden der Fälle A_1 und A_2 sowie B_1 und B_2 ein angefertigter Apparat beschrieben.

Die Krankengeschichten zweier Fälle beweisen die außerordentlich guten funktionellen und kosmetischen Resultate der nach diesen Prinzipien angewendeten Stützapparate.

Diese Darlegungen zeigen, daß die Entwicklung der Kieferstützbehandlung nur in engster Anlehnung an die in der Chirurgie gültigen Gesetze der Frakturbehandlung geschehen kann und dadurch zu den überraschend guten Resultaten geführt hat.

Aus der Städtischen Zahnklinik Köln (Prof. Dr. Zilkens).

Kunstfehler und üble Zufälle in der konservierenden Zahnheilkunde.

Von

Wilhelm Dreykluft.

Der Verfasser gibt zunächst eine Definition der beiden Begriffe „Kunstfehler" und „übler Zufall" und weist auf die gesetzlichen Bestimmungen hin, die beim Begehen von Kunstfehlern in Betracht kommen.

Im ersten Teile der Arbeit werden die Kunstfehler, soweit sie in der konservierenden Zahnheilkunde in Erscheinung treten, an Hand einer Reihe von Fällen, zum Teil aus eigener Praxis, von Urteilen und Gutachten wie folgt besprochen:

I. Kunstfehler in bezug auf Asepsis und Antisepsis.
II. Kunstfehler infolge Verätzung der Mundschleimhaut.
III. Kunstfehler infolge Verletzung der Mundschleimhaut.
IV. Kunstfehler beim Füllen der Zähne:
  a) infolge falscher Diagnose,
  b) infolge Fehler beim Füllungsakt.
V. Kunstfehler beim Überkronen von Zähnen und Wurzeln.
VI. Kunstfehler infolge Perforation von Zähnen und Wurzeln.

Wie in der Allgemeinmedizin, so ist auch in der Zahnheilkunde die strengste Beobachtung der Asepsis und der Antisepsis geboten, und zwar um so mehr, als ohnehin der Zahnarzt gezwungen ist, in einem Gebiete zu arbeiten, das keimfrei zu machen stets allen Anstrengungen trotzen wird.

Im besonderen ist die Gefahr der Übertragung der Syphilis im Munde durch die Anwendung nichtsteriler Instrumente in hohem Maße vorhanden. Aus diesem Grunde schon muß der Zahnarzt mit den Symptomen, wie sie die Lues im Munde bietet, vollkommen vertraut sein. Bei den Verätzungen der Mundschleimhaut muß unstreitig als die folgenschwerste, dabei durchaus leider nicht so selten vorkommende, die Verätzung durch die arsenige Säure angesehen werden, wiewohl sich diese Erscheinung bei entsprechender Sorgfalt durchaus leicht vermeiden lassen wird. Verletzungen der Mundschleimhaut können oft starke, schwer stillbare Blutungen im Gefolge haben. Die Verwendung von Eisenchlorid als Hämostatikum wird vom Autor verworfen.

Diagnostische Irrtümer treten ebenfalls durchaus nicht vereinzelt in die Erscheinung. Sie sind dann als Kunstfehler anzusehen, wenn sie ihr Dasein entweder grober Unkenntnis oder grober Unachtsamkeit verdanken. Verfasser zeigt an Hand eines Falles aus eigener Praxis, daß die in der Anamnese seitens des Patienten gemachten Angaben stets mit entsprechender Vorsicht aufzufassen und zu verwerten sind, da Patient naturgemäß lediglich seinen subjektiven Gefühlen Ausdruck verleihen kann. Die objektive Untersuchung durch den Zahnarzt muß erst den subjektiven Darlegungen des Kranken ihre Berechtigung verschaffen.

In einem weiteren zu beschreibenden Falle wird dargetan, wie eine von einem Zahntechniker eingesetzte Krone mit schlechter Artikulation zu heftiger Periodontitis mit all ihren Folgeerscheinungen führte.

Bei Besprechung der Perforation werden die entsprechenden therapeutischen Maßnahmen dargelegt.

Im zweiten Teile der Arbeit werden die üblen Zufälle besprochen. Diese werden eingeteilt in:

I. Ohnmachtsanfälle.
II. Üble Zufälle nach Arseneinlagen.
III. Üble Zufälle bei der Wurzelbehandlung:
  a) infolge Durchschiebens von septischen Stoffen und Füllungsmaterial durch das Foramen apicale,
  b) infolge Perforation,
  c) infolge Abbrechens von Nervnadeln und Bohrern.
IV. Üble Zufälle durch Verletzung der Mundschleimhaut.

Verfasser führt mehrere Fälle von allgemeiner Arsenintoxikation an, die auf eine Idiosynkrasie gegenüber dem Arsen zurückzuführen sind, und bespricht ausführlich einen solchen selbst erlebten Fall. Er tritt den Ausführungen von Cohn entgegen, der eine bei gleichzeitiger Anwendung von Arsen und Chlorphenol beobachtete Allgemeinintoxikation auf eine Idiosynkrasie gegen Chlorphenol zurückführt.

Es werden die verschiedenen Methoden besprochen, wie im Wurzelkanal abgebrochene und steckengebliebene Nervnadeln und Bohrerstücke entfernt werden.

Endlich finden auch die Unfälle Erwähnung, von denen der Zahnarzt während der Ausübung seines Berufes bedroht ist.

Das Kriterium dafür, ob übler Zufall, ob Kunstfehler vorliegt, wird stets der nachzuweisende Umstand sein, daß grobe Fahrlässigkeit oder grobes Nichtwissen vorgelegen hat. Dieses Moment allein wird darüber entscheiden, ob der Zahnarzt straf- und zivilrechtlich zur Verantwortung gezogen werden kann. Hat er die Möglichkeit darzulegen, daß er die Maßnahmen nach dem jeweiligen Stande der

Wissenschaft und mit entsprechender Sorgfalt ausgeführt hat, so wird ihn jedes Gericht freisprechen. Eine wesentliche Rolle hierbei wird das Zeugnis eines Unbeteiligten spielen können, ein Umstand, der es uns zur Pflicht machen soll, stets auf die Gegenwart eines Zeugen, der sog. „dritten Person“, wie die Literatur empfiehlt, während unserer Arbeit Wert zu legen.

Wenn nun auch der Zahnarzt bei pflichtgemäßer Ausübung seines Berufes so vor persönlichem Schaden gesichert sein wird, so wird es sich dennoch für ihn empfehlen, schon um den Aufregungen eines eventuellen Prozesses zu entgehen, für seinen Beruf eine Haftpflichtversicherung abzuschließen. Weiter auch soll im Hinblick darauf, daß die eigene Gesundheit zahlreichen Noxen ausgesetzt ist, die Unfallversicherung für die eigene Person nicht vergessen werden.

Den Schluß der Arbeit bildet das Literaturverzeichnis mit 50 Arbeiten.

Aus der Städtischen Zahnklinik Köln (Prof. Dr. Zilkens).

Der Sechsjahr-Molar, eine kritische Studie.

Von

Herbert Ehrcke.

1. In anthropologischer und ethnologischer Beziehung stellt der Sechsjahr-Molar den wichtigsten Zahn im Kiefer dar, was sich daraus ergibt, daß er nicht der Degeneration anheimgefallen ist.

2. Ontogenetisch ist nicht zu einem entscheidenden und endgültigen Ergebnis zu kommen.

3. Die Morphogenese zwingt uns zu der Annahme, daß der Sechsjahr-Molar der zweiten Dentition angehört.

4. Die Dentitionszugehörigkeit läßt ihn auf der Grenze beider Dentitionen stehend erkennen und ist er eher der zweiten Dentition zugehörend anzusprechen.

5. Physiologische Gründe lassen die außerordentlich hohe Bedeutung dieses Zahnes klar hervortreten.

Demgemäß ist der Zahn der zweiten Dentition zugehörend anzusprechen.

6. In der Extraktionsfrage ist die strengste Indikationsstellung zu fordern.

7. Frühzeitige Extraktion zum Zwecke der Verhütung von Anomalien ist streng zu verwerfen, ebenso wie die sog. systematische Extraktion.

8. Indiziert sein kann sie nur in besonders sehr seltenen Fällen, nach genauer Berücksichtigung aller wissenschaftlich in Frage kommenden Momente.

9. Zum Zwecke der Kariesprophylaxe ist die Extraktion unbedingt zu verwerfen.

In der Praxis darf an die Extraktion der ersten Molaren im Kindesalter nur mit der größten Reserve herangetreten werden.

Aus der Städtischen Zahnklinik Köln (Prof. Dr. Zilkens).

Guttapercha in der konservierenden Zahnheilkunde.

Von

Sally Elkan.

Kein Füllungsmaterial widersteht besser der sekundären Karies als die Guttapercha.

Die Verwendung der Guttapercha als Dauerfüllung.

Soll eine tadellose und dauerhafte Guttaperchafüllung gelegt werden, so sind folgende Punkte zu beachten:

Geeignet zur Guttaperchafüllung sind alle Kavitäten, die nicht dem Kaudruck ausgesetzt sind.

Die Kavität ist sauber zu exkavieren und rundherum mit Unterschnitten zu versehen.

Die Kavität muß während des Füllens unbedingt trocken gehalten werden.

Zum Füllen eignen sich ausgezähnte Instrumente ähnlich den Goldstopfern. Die Guttapercha muß in kleinen Stücken, ähnlich den Goldpellets, in die Kavität gestopft und auf einem Wärmeapparat vorsichtig erwärmt werden.

Das Finieren geschieht mit sehr scharfem Messer; das Glätten der Füllung mit Chloroform ist falsch und für die Füllung von Nachteil.

Ganz besonders als Zahnhalsfüllung ist die Guttapercha allen anderen Füllungsmaterialien bei weitem überlegen, weshalb sie auch am Zervikalrand kombiniert mit anderen Approximalfüllungen stets mit Vorteil zu verwenden ist.

Die von Philipp beschriebene Folienguttapercha eignet sich hervorragend auch zum Füllen von Kauflächenkavitäten der Milchzähne, weil sie der Abnutzung durch den Kaudruck einen größeren Widerstand entgegensetzt als die einfache Guttapercha.

Die Verwendung weicherer Guttaperchapräparate.

Weichere Guttaperchapräparate finden Verwendung als provisorisches Verschlußmittel für kariöse Höhlen, die man längere Zeit versuchsweise verschlossen halten will. Als Verschluß von Pulpahöhlen hat man infolge ihrer Unlöslichkeit in den Mundsäften eine Neuinfektion kaum zu fürchten. Besonders bei dem Amputations- und Mumifikationsverfahren der Pulpa bei großen Füllungen, bei denen man häufig nach Jahren sekundäre Karies auftreten sieht, ist sie unbedingt widerstandsfähiger als Artifizial-Dentin oder ähnliche Präparate. Bei der Verwendung der Guttapercha als Unterlage unter einer Metallfüllung ist infolge ihrer Quellungsfähigkeit Vorsicht geboten. Es ist ratsam, bei großen Kavitäten, deren Wände schwach sind, Fletscher zu verwenden. Wo überstehendes Zahnfleisch z. B. am Zervikalrand oder über Wurzeln sich befindet, die in irgendeiner Weise zum künstlichen Zahnersatz herangezogen werden sollen, ist dieses mit Guttapercha infolge ihrer Quellungsfähigkeit leicht zu verdrängen.

Guttapercha als Wurzelfüllung.

Guttapercha ist zum soliden Ausfüllen des Wurzelkanals das beste Füllungsmaterial. Besondere Vorzüge anderen Materialien gegenüber, die zu demselben Zwecke verwandt werden, sind ihr direkter und hermetischer Anschluß an die Wurzelkanalwand, ihre leichte Einführbarkeit und Entfernungsmöglichkeit und ihre Sichtbarkeit im Röntgenbild.

Guttapercha zum Befestigen von Kronen- und Brückenarbeiten.

Da man immerhin mit der Möglichkeit der Entfernung einer eingesetzten Brücke, sei es zu Reparatur- oder anderen Zwecken (z. B. bei eintretenden Schmerzen an den Brückenpfeilern) rechnen muß, ist die Verwendung der Guttaperchabefestigung dringend anzuraten und zu empfehlen. Während bei Befestigung durch Zement eine Entfernung der Brücke nur mit den größten Schwierigkeiten und häufig nur unter Beschädigung derselben zu bewerkstelligen ist, ist sie bei Guttaperchabefestigung eine Leichtigkeit.

Aus der Städtischen Zahnklinik Köln (Prof. Dr. Zilkens).

Wurzelbehandlung und Wurzelfüllung

unter besonderer Berücksichtigung der Albrechtschen Wurzelfüllung.

Von

Friedrich Endemann.

Es werden die Wurzelbehandlungs- und Füllungsmethoden der letzten Zeit besprochen und nachgeprüft, welche von diesen am meisten die von Miller, Mayrhofer, Kneschaurek, Albrecht und Möller aufgestellten Bedingungen erfüllen.

Verfasser kommt bezüglich der Wurzelbehandlungsmethoden zu dem Schlusse, daß neben der Trikresolformalinbehandlung die von Schreier zuerst angegebene Kalium-Natrium-Behandlung in der Modifikation der Kalihydricum-Paste von Pape die die besten Erfolge aufweisende Methode darstellt.

Was die Wurzelfüllungsmethoden anbetrifft, so ist Verfasser auf Grund langjähriger Erfahrung und besonderer eingehender Versuchsstudien zu dem Ergebnis gelangt, daß die Albrechtsche Wurzelfüllung, die, in flüssigem Zustande in die Wurzelkanäle eingeführt, erst in einigen Stunden zu einem in Säuren und Alkalien nicht löslichen Harz erstarrt, das Wurzelfüllungsmaterial darstellt, welches allen unseren Anforderungen am nächsten kommt, und zwar aus folgenden Gründen:

1. Es ist keiner Fäulnis unterworfen, da es eine vollkommen feste, bakteriendichte Masse bildet.
2. Es hat eine antiseptische Wirkung, die lange genug anhält, um die in den Endkanälen und Dentinröhrchen vielleicht noch befindlichen Bakterien zu vernichten. Da es außerdem die Eigenschaft besitzt, Pulpenreste und Bakterien zu umhüllen und einzuschließen, sowie in die feinsten Endverästelungen der Pulpa und Dentinröhrchen einzudringen und diese bakteriendicht abzuschließen, so kann ruhig die anhaltende, wenn auch noch so geringe antiseptische Wirkung fortfallen.
3. Es ist leicht einzuführen und dringt dank seiner Diffusionsfähigkeit in alle, auch die feinsten Verästelungen des Pulpenkanals.
4. Reizungen der Wurzelhaut resp. der periapikalen Gewebe werden bei richtiger Verwendung nicht beobachtet.
5. Es färbt die Zähne nur bei unvorsichtiger Handhabung, d. h. wenn der Kronenpulparaum nach der Wurzelfüllung nicht mit Alkohol ausgewaschen wird.

6. Es ist nicht porös.
7. Es ist mit Aqua regia leicht entfernbar.
8. Es liegt der Wurzelkanalwand bakteriendicht an, dringt in die feinsten Dentin- und Pulpakanäle ein und füllt besonders den apikalen Teil der Wurzelkanäle vollkommen aus.
9. Es ist durch die Radiographie nicht deutlich nachweisbar. Diese Bedingung wird also nicht erfüllt.
10. Es geht mit dem flüssigen und gasförmigen Inhalt des Wurzelkanals eine feste chemische Verbindung ein.
11. Es dringt selbsttätig in die feinsten, nicht zugänglichen Kanäle ein.
12. Es hat die Fähigkeit, die etwa noch vorhandenen festen Bestandteile der Pulpa, sowie die im Wurzeldentin vorhandenen Bakterien luftdicht und steril einzukapseln, sowie dieselben zu imprägnieren.

Bis auf die Forderung unter 9. sind somit alle Bedingungen erfüllt, und es kann wohl behauptet werden, daß wir in dem Albrechtschen Mittel ein bisher nicht erreichtes Wurzelfüllungsmaterial haben.

Mit der von Pape angegebenen Modifikation der Albrechtmasse wird zwar dasselbe Ziel erreicht, doch übertrifft sie dieselbe nicht in ihrem Endzweck.

Besonders betont muß werden, daß außer der chemischen antiseptischen Imprägnierung des Wurzelkanal-Inhaltes unter allen Umständen eine möglichst exakte mechanische Reinigung der Wurzelkanäle erfolgen muß, ehe die Albrechtsche Masse eingeführt wird.

Die systematische Zahnextraktion.

Von

Max Eisenberg.

Einleitend stelle ich als Hauptgrundsatz auf, daß die normale Okklusion die Richtlinie für die systematische Zahnextraktion sein muß.

Was spricht für die systematische Zahnextraktion.

Die systematische Extraktion bezweckt zunächst die Erhaltung der übrigen Zähne. Denn die Extraktion soll nur stattfinden bei schlecht verkalkten zur Karies neigenden Gebissen. Genau zu beachten ist ferner die Stellung der Kiefer zueinander und eine Scheidung zu machen zwischen Stellungs- und Bißanomalien. Die Verbesserung der Zahnstellung, die wir durch die Extraktion erreichen, ist auch nur bei den Kiefern anzuwenden mit Stellungsanomalien. Kiefer, die durch Bißanomalien auffallen, sind orthodontisch zu behandeln. Durch die Extraktion muß jede Funktionsstörung vermieden werden. Dann wird die Frage besprochen, wann die systematische Extraktion auszuführen ist, welche Folgen sie zeitigt, wie auch darüber die Meinungen geteilt sind. Die Zahl und die Art der zu entfernenden Zähne wird angegeben, wann und wie gearbeitet werden soll, welche Erfolge und Mißerfolge durch dieses Arbeiten entstehen.

Was spricht gegen die systematische Extraktion.

Die Zahl der Gegner ist fast so groß wie die der Anhänger. Zu den Gegnern gehören zunächst die Odontorthopäden, die die genannte Operation nicht ausgeführt wissen wollen. Es folgen theoretische Erörterungen über den Begriff der Okklusion unter Anführung englischer, amerikanischer und besonders namhafter deutscher Orthodonten.

Zum Schluß wird die systematische Extraktion im Milchgebiß besprochen, für dessen Erhaltung sich die Anhänger sowohl wie die Gegner bekennen.

Aus der Städtischen Zahnklinik Köln (Prof. Dr. Zilkens).

Überzahl der Zähne im menschlichen Gebisse.

Von

Hedwig Friede.

An Hand von Material aus der Städtischen Zahnklinik Köln und aus meiner Praxis wird das Vorkommen von überzähligen Zähnen in den verschiedenen Gebieten der Kiefer beleuchtet und gleichzeitig die Anschauungen älterer und neuerer Autoren über die Herkunft der überzähligen Zähne einander gegenübergestellt.

Es standen mir 70 Gipsmodelle zur Verfügung, von denen 6 Milchgebisse, 64 bleibende Gebisse darstellen, und zwar 9 Unterkiefer, 61 Oberkiefer.

Diese Unterschiede in der Anzahl der Modelle bestätigen die Erfahrungen aller Autoren über das Vorkommen überzähliger Zähne.

Die 6 Milchgebißmodelle zeigen im Ober- wie im Unterkiefer sowohl typische wie atypische überzählige Zähne, widerlegen also die Anschauung, als ob die Überzahl im Milchgebiß nicht aufträte.

Im bleibenden Gebisse finden sich überzählige Zähne am häufigsten im Zwischenkiefer, ihn betreffen von den 70 Fällen 55. Die Deutung dieser auffallenden Tatsache ist eine mannigfache. Die Anhänger des Atavismus deuten das häufige Auftreten der überzähligen Zähne im Zwischenkiefer als Wiederauftreten der im Laufe der Entwicklung aus dem menschlichen Gebisse verschwundenen Inzisivi (Wallisch, Brunsmann, Rosenberg). Andere nehmen zufällige mechanische Einwirkungen als Entstehungsursache für überzählige Zähne in Anspruch (Dependorf). Eine dritte Gruppe endlich zieht bald Atavismus, bald mechanische Einflüsse zur Deutung heran (Adloff, Busch, Bolk). Bolk deutet den besonders häufig auftretenden überzähligen Zapfenzahn in der Mittellinie des Oberkiefers — bei unserer Sammlung in 28 Modellen — als Rückschlagserscheinung, alle andern überzähligen Zähne des Zwischenkiefers als Spaltungsprodukte, während andere wieder nur die typischen überzähligen Zähne als Rückschlagserscheinungen gelten lassen wollen. Doch scheint es mir nicht angängig, einen prinzipiellen Unterschied in der Form zu machen, da bei der allmählichen Reduktion früher vorhandener Zähne diese gewiß alle möglichen Formen annahmen, und also auch in jedem Stadium wiedererscheinen können.

Die Modelle bestätigen auch, daß der überzählige Zahn zwischen den beiden mittleren Schneidezähnen oder zwischen dem mittleren und seitlichen Schneidezahn oder endlich zwischen seitlichem Schneidezahn und Eckzahn auftreten kann. Auf Grund dieses Befundes ist, zumal da auch stammesgeschichtlich nichts dagegen spricht, Rosenbergs Ansicht, das Gebiß der menschlichen Vorfahren habe jederseits 5 Schneidezähne aufgewiesen, nicht zu bestreiten. Es wäre demnach jeder überzählige Zahn atavistisch zu deuten.

Doch können sicherlich immer auch mechanische Ursachen Anlaß zum Auftreten der Überzahl geben. So zeigen 2 Modelle sehr schön die Vorstufung zu einer Spaltung der Zähne, die, wenn durchgeführt, auch die Zahl erhöht.

Dieselben Probleme ergeben sich auch bei den Zähnen in den andern Kiefergebieten. Besonders bei den überzähligen Prämolaren wird die atavistische Deutung herangezogen, da noch regelmäßig überzählige embryonale Zahnanlagen in der Gegend der Milchmolaren gefunden werden (Adloff). Bei den Prämolaren kommt auch das Moment der Faltung der Zahnleiste infolge von Kieferverkürzung in Betracht, das auch in der Gegend des seitlichen Schneidezahns Bedeutung haben kann. Die 4 Modelle unserer Sammlung mit überzähligen Prämolaren widersprechen nicht der atavistischen Deutung. Dagegen machen die verkümmerten überzähligen Molaren der vorhandenen 2 Modelle mehr den Eindruck einer zufälligen Bildung. Doch schließt besonders der am Ende der Zahnreihe auftretende auch eine atavistische Deutung nicht aus, die auch von Bolk und Brunsmann versucht ist.

Als Erklärungen für das Auftreten überzähliger Zähne können auch prälakteale und postpermanente Dentitionen herangezogen werden. Ebenso ist das Auftreten überzähliger Zähne bei Spaltbildungen lehrreich.

In dem gesammelten Material lassen sich Stützen für fast jede der entgegengesetzten Theorien finden. Es scheint mir daher nicht möglich, klar zwischen diesen zu entscheiden. Zu klarer Erkenntnis ist neben der Sammlung eines möglichst großen Materials noch genauere Beobachtung der feinsten Vorgänge bei der Zahnentwicklung nötig.

Aus der Vergleichung des Materials und der einzelnen Theorien scheint sich mir folgendes zu ergeben:

1. Die Überzahl der Zähne im menschlichen Gebisse gründet sich auf eine Überproduktion der Zahnleiste. Diese Überproduktion ist ein Rückschlag auf die in früheren Entwicklungsphasen viel größeren Leistungen der Zahnleiste, sowohl bezüglich der Zahl der Zähne als der Dentitionen.
2. Ob und wie weit man für die einzelnen überzähligen Zähne Atavismus in Anspruch nehmen darf, ist noch in allen Fällen strittig.

3. Als mechanische Ursachen der Überzahl kommen in Betracht: Einmal Faltung der Zahnleiste infolge Kieferverkürzung oder Nichtverwachsung der Kieferfortsätze, dann Spaltung der einzelnen Zahnkeime.
4. Die Formen der überzähligen Zähne gehen ineinander über und sind als prinzipiell gleichwertig zu betrachten.
5. Die Überzahl der Zähne ist eine stammesgeschichtlich äußerst interessante Erscheinung, geeignet, Licht zu verbreiten sowohl über abgelaufene wie kommende Entwicklungsphasen des Gebisses.

Aus der Städtischen Zahnklinik Köln (Prof. Dr. Zilkens).

Der hohe Gaumen und seine Behandlung.
(Zahnärztlich-orthopädische Behandlung.)

Von

Andreas Gerhards.

Unterschied zwischen pathologisch und physiologisch hohem Gaumen. Da der pathologisch hohe Gaumen oft mit vorstehendem Oberkiefer verbunden ist, Klärung des Unterschiedes zwischen Prognathie und Prognathismus. Außer dem physiologisch hohen Gaumen, einem Normalzustand, rechnet zu den hier nicht zu behandelnden Fällen weiterhin der künstlich hohe Gaumen, ein Kunstprodukt, und fernerhin der scheinbar vorstehende hohe Gaumen, wo es sich bei normalem Gaumendach in Wirklichkeit um abnorm verlängerte Alveolarfortsätze handelt, zu welch letzterem Abschnitt auch die Fälle zu rechnen sind, wo durch Unterkiefer-Opisthogenie und Unterkiefer-Mikrognathie der hohe vorstehende Gaumen vorgetäuscht wird.

Beschreibung der Therapie. Vorhergehend notwendige anatomische Beschreibung, Erklärung der Entstehungsursachen und der bösen Folgeerscheinungen.

Bei den Entstehungsursachen zu unterscheiden:

I. Die unverschuldeten Ursachen:

- a) Die Mundatmung, als Hauptvertreterin.
  - α) Darlegung der Entstehungsmöglichkeiten der Mundatmung.
  - β) Beschreibung des typischen Aussehens der mit Mundatmung behafteten Patienten.
  - γ) Gerade hier, bei der Mundatmung, genaue Beschreibung aller hieraus resultierenden bösen Folgen, da dadurch in einem auch vollständige Beschreibung aller bösen Folgen des pathologisch hohen Gaumens erfolgt. Mundatmung und pathologisch hoher Gaumen lassen sich nicht voneinander trennen, ob wir das eine oder das andere als das Primäre auffassen, stets werden beide ineinander übergehen.
- b) Bei der Aufzählung der weiteren Gründe zu unterscheiden zwischen solchen, die intrauterin, bei der Geburt, in früher Kindheit und im späteren Lebensalter einwirken können.
- c) Aufzählung verschiedener besonderer Krankheiten, die in ihren Folgeerscheinungen den pathologisch hohen Gaumen

zeitigen können, z. B. Makroglossie, Akromegalie, Rachitis, Kretinismus, Idiotie, Lues congenita, und endlich infolge Vererbung.

II. Die selbstverschuldeten Ursachen, Daumenlutschen usw.

Besonderes Kapitel über die Schwierigkeit der Behandlung gerade dieser letzteren Fälle und der Verbindung mit Mordex apertus.

Therapie:

a) Was suchen wir zu erstreben?
b) Welche Apparate stehen uns hier zur Verfügung, selbige im Lichte kritischer Betrachtung.
c) Beweisende Möglichkeiten durch die angeführten Apparate, das erstrebte Ziel zu erreichen.

Ein ausführlich selbst behandelter Fall, eine Verbindung mit Mordex apertus, soll vorher Angeführtes beweisen.

Schluß: Hinweis auf die Notwendigkeit der innigen Zusammenarbeit zwischen Arzt und Zahnarzt bei der Behandlung dieser Fälle. Warnung vor schematischer Behandlung unter Anführung einiger leicht im Verlaufe von Regulierung entstehenden Schäden, damit diese die Erfolge wohldurchdachter und gelungener Kieferbehandlungen nicht in Mißkredit bringen.

Einige Bilder zur Ergänzung und Literaturangabe.

Aus der Städtischen Zahnklinik Köln (Prof. Dr. Zilkens).

Luxation des Kiefergelenkes.

Von

Herbert Giesen.

Verfasser konnte in der Literatur feststellen, daß die Frage der chirurgischen Behandlung der Luxation des Unterkiefers noch nicht genügend geklärt ist. Es wird sogar behauptet, daß man den habituellen Kieferluxationen gegenüber meist ohnmächtig ist.

Dank der fortgeschrittenen zahnärztlichen Kunst ist es aber möglich, die Rezidive der Luxationen des Kiefergelenks durch Einsetzen eines kleinen, den Patienten recht wenig Unbehagen bereitenden, intraoralen Apparates zu verhüten.

Auch bei veralteten Unterkieferluxationen sollte man, weil die blutigen Operationsmethoden schwere Eingriffe sind, mit allen nur möglichen Mitteln die unblutige Reposition versuchen.

Daß dies auch in den meisten veralteten Fällen möglich ist, wird an mehreren Beispielen bewiesen. Denn die Reposition bei recht lange bestehenden Unterkieferluxationen gelang unblutig mit, wenn auch manchmal komplizierten, intraoralen Apparaten und Bandagen.

Aus der Städtischen Zahnklinik Köln (Prof. Dr. Zilkens).

Die Ursachen der Wanderung der Zähne mit besonderer Berücksichtigung der Prämolaren und ihre Wirkung.

Von

Ulrich Grießbach.

Unter dem Wandern der Zähne im allgemeinen versteht man ein Sichverschieben der Zähne innerhalb und außerhalb der Zahnreihe. Jedes Wandern der Zähne setzt natürlich einen freien Raum im Kiefer voraus, der durch Extraktion, Verlagerung oder Retention eines oder mehrerer nebenstehender Zähne geschaffen ist.

Wir beobachten ein Wandern hauptsächlich der Eckzähne und der Prämolaren, und von diesen letzteren meistenteils der unteren. Von den Zähnen, deren Kalzifikation im zweiten Lebensjahre beginnt, erscheint für gewöhnlich zuerst der erste Prämolar, dann bricht der Eckzahn durch und zuletzt der zweite Prämolar. Doch kommt es häufig vor, daß beide Prämolaren dem Eckzahn vorauskommen; und dies ist leicht erklärlich, wenn man bedenkt, daß der Eckzahn einen viel längeren Weg durch die Knochenmasse zurückzulegen hat, als die Prämolaren; aus diesem Grunde ist es dem Eckzahn möglich, bei seiner noch vor dem Durchbruch fortschreitenden und vollendeten Entwicklung als vollkommenes Ganzes durchzubrechen. Aus diesem Grunde ist ein perverser Durchbruch des Eckzahnes leicht zu verstehen. Da die Eckzähne bei dem durch den früheren Durchbruch der Prämolaren wieder ganz geschlossenen Zahnreihe keinen Platz in derselben finden, werden die Eckzähne außerhalb durchzubrechen suchen oder überhaupt nicht durchkommen.

Wir müssen zwei Arten des Wanderns der Zähne unterscheiden:

1. das Einrücken außerhalb der Zahnreihe stehender Zähne;
2. Ortsveränderungen innerhalb der Zahnreihe.

Bei jedem Wandern der Zähne innerhalb des Zahnbogens müssen wir ebenfalls im Kiefer einen freien Raum voraussetzen, der eben durch Extraktion des oder der nebenstehenden Zähne geschaffen ist. Wir unterscheiden beim Wandern der Zähne eine distale und mesiale Verschiebung der Zähne, je nach Unter- oder Oberkiefer.

Als Kräfte, die diese Neigung der Zähne zur Vorwärts- resp. Rückwärtsbewegung im Ober- bzw. Unterkiefer bewirken und begünstigen, kommen folgende Druckkräfte in Betracht: Die beiden von Zielinski erwähnten Druckzentren (D. M. f. Z. 09) und der

Artikulationsdruck des Unterkiefers gegen die obere Zahnreihe. Das erste Druckzentrum liegt am Ende des Milchzahnbogens und wird erzeugt durch die treibende Kraft der durchbrechenden bleibenden Molaren, das zweite liegt in der Mitte des Zahnbogens des Milchgebisses und wird erzeugt durch die im Vergleich zu ihren Vorgängern breiter angelegten Inzisiven. Der Artikulationsdruck des Unterkiefers gegen die obere Zahnreihe wirkt derart, daß die obere Zahnreihe durch den Druck des Unterkiefers nach vorn geschoben wird, während die untere nach rückwärts getrieben wird. Diese drei Druckkräfte üben einen ungeheuren Druck auf den mittleren Zahnbogen aus, der in dem langwurzeligen Eckzahn seinen Widerstand findet, während die Prämolaren, die infolge ihres in mesio-distaler Richtung geringeren Durchmessers als indifferent angesehen werden müssen, nach jeder Richtung geschoben werden, wohin der Druck sie treibt. Durch die gleitende Bewegung des Unterkiefers gegen die obere Zahnreihe werden die unteren ebenfalls nach distal getrieben, während die oberen nach mesial getrieben werden. Eine nicht zu unterschätzende Wirkung kommt auch dem Wachstumsdruck des Kiefers und der Zähne zu, der derart wirkt, daß während des Wachstums der Kiefer und des Durchbruchs der bleibenden Zähne ein ständiger Druck, ebenso wie bei den Druckzentren, auf den mittleren Zahnbogen ausgeübt wird, bzw. gegen den vor den betreffenden durchbrechenden Zähnen liegenden Teil des Kiefers. Dieser Druck, der durch das Wachstum der Kiefer und Zähne auf das Knochengewebe ausgeübt wird, pflanzt sich auch auf die noch im Kiefer befindlichen (also noch nicht durchgebrochenen) Zähne fort und läßt dieselben bereits innerhalb des Knochens wandern und an einer anderen, als ihnen zukommenden Stelle durchbrechen, vorausgesetzt, daß eine Lücke im Zahnbogen vorhanden ist. Es kommen nach Kunert (D. M. f. Z. 03) noch folgende Druckkräfte, die bei der Wanderung eine mehr oder weniger große Rolle spielen, in Betracht: Der Kau-, Zungen-, Wangen- und Lippendruck (nach ihrer Wichtigkeit geordnet). Der Kaudruck hat nach Kunert noch die größte Wirkung von diesen eben genannten Druckkräften, weil derselbe eine die Zähne auseinandertreibende Kraft hat, während die Wirkung der anderen Druckkräfte, seiner Ansicht nach, gleich Null ist.

An vielen Beispielen und Modellen wird gezeigt, daß durchweg ein Wandern der oberen Prämolaren nach mesial, der unteren nach distal stattfindet.

Wir beobachten ein Wandern der Zähne in normalen Verhältnissen überhaupt nur bis zum Abschluß der Entwicklungsperiode, und das ist nach Zielinski das 21. Lebensjahr. Es wird noch an einem Modell gezeigt, daß Zähne, bei denen nebenstehende Zähne nach der vollendeten Entwicklungsperiode gezogen worden sind, keine Neigung gezeigt haben, ihre Stellung zu verändern. Riesenfeld vertritt in seiner Arbeit: „Über die systematische Extraktion der 6jährigen Molaren" ebenfalls die Meinung, daß die nach Extraktion stattfindenden Ortsveränderungen vom Alter des Patienten abhängig sind.

Ich fasse die von mir gemachten Beobachtungen wie folgt zusammen:

1. Eine Wanderung der Zähne nach Extraktion der Nachbarzähne ist in normalen Verhältnissen nur bis zum Abschluß der Entwicklungsperiode möglich (d. i. bis zum 21. Lebensjahre).
2. Am meisten vom Wandern werden die Eckzähne und Prämolaren, und von diesen am meisten die unteren betroffen.
3. Die Kräfte, die diese Wanderungen bewirken und begünstigen, sind: die beiden Druckzentren, der Artikulations- und Wachstumsdruck, der Lippen-, Wangen-, Zungen- und Kaudruck (die letzten vier nach ihrer Wichtigkeit geordnet).

Aus der Städtischen Zahnklinik Köln (Prof. Dr. Zilkens).

Veränderungen an der Mandibula infolge von Kieferankylose.

Von

Fritz Gühmann.

Pathologisch-anatomische Prozesse im Bereiche des Kiefergelenks zeitigen sekundär als eine der schwersten funktionellen Ausfallerscheinungen die Ankylose. Die mehr oder weniger starke Unbeweglichkeit des Gelenkes kann nicht ohne Folgezustände an der Mandibula selbst bleiben. Fällt eine Ankylose in die Periode des Knochenwachstums, so ergeben sich für den Unterkiefer schwere Deformitäten, Atrophie nach allen Richtungen hin, woraus dann schließlich sich der charakteristisch als „Vogelgesicht" von Bergmann bezeichnete Typ ergibt. Die Mehrzahl der Fälle von Kieferankylosen kommen auf das erste Lebensdezennium und dürften hierzu wohl die im kindlichen Alter besonders häufig auftretenden Infektionskrankheiten, vor allem Scharlach, neben der Hauptursache, Trauma erklärend sein. Die Betrachtung von 7 Fällen von Kiefergelenkversteifung ergab an Veränderungen der Mandibula die Verkürzung der Rami horizontales, als weitere Veränderung eine semilunare Ausbuchtung am unteren Rande des Ramus horizontalis kurz vor dem Angulus mandibulae, das Bild eines durch Kieferklemme mit kontraktorisch wirkender Narbenbildung im Unterkiefer-Dreieck entstandenen 2. Angulus (Ektropium des Unterkiefers). Bei einem anderen Fall wird von einer Umbildung der Mandibula nichts erwähnt, aber die gefundenen knöchernen periartikulären Neubildungen sind doch so wichtig, daß die Mitanführung gerechtfertigt erscheint, zumal da während der Pubertätszeit eintretende ähnliche Vorgänge im Bereiche des Hüftgelenks mindestens an eine konstitutionelle Diathese denken lassen, vielleicht infolge gestörter endokriner Drüsenfunktion. Zwei andere Fälle, verursacht durch verschiedenartigste Traumen, waren zwar rein palpatorisch o. B., sie können aber in der inneren Struktur angenommen werden. Die Allgemeinerkrankungen zeigen zwar jedem Krankheitsbilde eigentümliche und speziell nur bei Osteomyelitis eine starre Ankylose, sonst aber nur variable, auf den primären Krankheitsherd beschränkte Deformitäten. Bei der in dieser Arbeit zu betrachtenden Veränderung handelt es sich weder um ein der Entartung eigenes Kennzeichen, noch gibt uns die Betrachtung des Fötallebens Aufschluß. Wir haben eine Ankylose mit einer semilunaren Ausbuchtung am unteren Rande des Ramus horizontalis, am noch wachsenden Knochen schon voll ausgebildet. Es besteht neben fast völligem Funktionsausfall Änderung der statischen Momente und der dynamischen Beanspruchung. In diesem Status ist der Masseter in Kontraktur. Infolge der Fixation des Gelenkes Inaktivitätsatrophie der Mundöffner. Es ist m. E. anzunehmen, daß der nur allein wirkende Zug des Masseter für die semilunare Ausbuchtung ätiologisch in Frage kommt. Zur Erhärtung führe ich noch an: die von Culmann, Meyer, Roux und Wolff aufgestellten Gesetze über Zweckmäßigkeit und Selbstregulation, sowie den Walkhoffschen Satz, daß ganze äußere Flächen schwinden können, wenn ihre statische Beanspruchung sich durch Änderung der bisherigen Funktion des Knochens verringert.

Aus der Städtischen Zahnklinik Köln (Prof. Dr. Zilkens).

Neuere Anschauungen über die Entstehung überzähliger seitlicher Schneidezähne bei Hasenscharten-Kieferspalten.

Von

Ernst Hartnack.

Die geringe Berücksichtigung entwicklungsgeschichtlicher und teratologischer Fragen in der zahnärztlichen Literatur wird durch die Nichtachtung einer Arbeit von Inouye, die die Entstehung des Zwischenkiefers und das Zustandekommen überzähliger seitlicher Schneidezähne bei Hasenscharten-Kieferspalten behandelt, deutlich. Darum erschien es zweckmäßig, vom Standpunkte des Zahnarztes aus, zu diesen Untersuchungen Stellung zu nehmen.

Es wird zunächst die Entwicklung des Kopfes kurz geschildert, wobei besonders die Teilung in die einzelnen Gesichtsfortsätze hervorgehoben wird. Diese Teilung ist beim Embryo von 10 mm Länge noch vollkommen durchgeführt, sodann werden die trennenden Spalten durch von innen vorwachsendes Keimmaterial ausgefüllt und erst dann beginnt die Entwicklung des knöchernen Gerüstes. Die Entwicklung des knöchernen Zwischenkiefers wird historisch dargestellt. Die erste Theorie stammt von Goethe, der eine Entstehung aus den beiden Oberkieferfortsätzen einerseits und dem mittleren Teile des Stirnfortsatzes, Processus nasalis medialis, andererseits annahm. Nach ihm trennt eine doppelte Hasenscharten-Kieferspalte Zwischenkiefer und Oberkieferfortsätze vollkommen. Dieser Theorie trat Paul Albrecht entgegen, der eine Mitbeteiligung des seitlichen Nasenfortsatzes an der Zwischenkieferentstehung annahm und eine Hasenscharten-Kieferspalte zwischen medialen und lateralen Nasenfortsatz verlegt. Er stützte sich auf das relativ häufige Vorkommen eines seitlichen Schneidezahnes außerhalb der Spalte. Nach Koelliker dagegen beteiligt sich der laterale Nasenfortsatz nicht an der Bildung des Oberkiefers, vielmehr liegt nach ihm eine Hasenscharten-Kieferspalte zwischen Oberkieferfortsatz und medialem Nasenfortsatz. Außerhalb der Spalte gefundene Schneidezähne sind nach seiner Ansicht überzählig.

Der durch diese gegensätzlichen Ansichten entfachte Streit wurde durch Inouye geschlichtet, der fand, daß, da die Knochenbildung nach Anlage der fertigen äußeren Form entsteht, der Zwischenkiefer über das Gebiet des mittleren Nasenfortsatzes hinaus in das des

Oberkieferfortsatzes hineinreicht und daher eine Hasenscharten-Kieferspalte im Zwischenkieferknochen verläuft. Die häufig vorkommenden überzähligen seitlichen Schneidezähne erklärt er so, daß durch den Spalt das Material, das sonst zur Bildung des lateralen Schneidezahnes verwandt wird, in zwei Teile zerlegt wird und jeder Teil imstande ist, einen, wenn auch rudimentären Zahn zu bilden.

Es werden nun die Arbeiten besprochen, die diesen Anschauungen widersprechen oder sie stützen, wobei besonders darauf aufmerksam gemacht wird, daß von seiten der Zahnärzte stets betont worden sei, wie leicht bei Mißbildungen durch mechanische Einflüsse Verwerfung und Teilungen von Zahnanlagen erfolgen.

Als Resultat wird folgendes festgestellt: Bisher hat man wahllos bei einer Anzahl von Fällen die Zahnverhältnisse untersucht, sie in Tabellen zusammengestellt, um dann das, was man gerade beweisen wollte, herauszulesen. Da aber der große Einfluß mechanischer Einwirkungen bekannt ist, ist, um Zufälligkeiten unter allen Umständen auszuschließen, vorher jeder einzelne Fall genau auf seine Entstehungsursache hin zu untersuchen. Nur solche Fälle, bei denen mechanische Einflüsse mit Sicherheit als ausgeschlossen gelten können, sind für oder gegen Inouye zu verwenden. Als derartige Fälle dürfen wohl nur solche angesehen werden, bei denen eine Vererbung der Spaltbildung in Betracht kommt. Wenn daher auch, da die Untersuchung solcher Fälle nach diesen Grundsätzen vorläufig fehlt, bisher von seiten des Zahnarztes kein Urteil über die Richtigkeit der Theorien Inouyes gefällt werden kann, so ist ihnen doch eine große Bedeutung beizumessen. Eine Diskussion hierüber erscheint daher außerordentlich wertvoll und anregend, zumal, da sie in letzter Zeit durch eine Arbeit von Culp eine sehr starke Stütze erhalten haben dürfte.

Aus der Städtischen Zahnklinik Köln (Prof. Dr. Zilkens).

Kriegsernährung und Zahnkrankheiten.

Von

Herbert Haussig.

Nachdem kurz die Mundhöhle mit ihren Organen besprochen wird, behandelt die Arbeit Kulturgeschichtliches über Kiefer und Zähne: Zunahme der Orthognathie und der Stellungsanomalien. Dadurch Vermehrung der Retentionsstellen: Der erste grundlegende Faktor für die Entstehung der Zahnkaries.

Es werden dann die geltenden Theorien über die Zahnkaries aufgeführt. Es folgen Bemerkungen über die Histologie des Schmelzes mit dem Schluß, daß der Schmelz des durchgebrochenen Zahnes ein totes Gewebe ist (nach Walkhoff).

Allgemeines über die Nahrungsmittel. Besonders werden die Erdsalze, vor allem die Kalksalze als Schmelzbildner hervorgehoben. Hieran anschließend wird die Wichtigkeit einer kräftigen erdsalzreichen Kost während der Gravidität, die Wichtigkeit des Stillens und die Mängel der künstlichen Ernährung besprochen; ferner die Wichtigkeit einer erdsalzreichen Kost und der Fernhaltung von Verdauungsstörungen bis zum zwölften Lebensjahr. Ausschaltung des kleiehaltigen Brotes. Hiermit ist der zweite grundlegende Faktor für die Entstehung der Zahnkaries festgelegt: Die ererbten und in der Jugend schlecht verkalkten Zähne.

Die künstliche Zubereitung unserer Nahrungsmittel als direkte Ursache wird besprochen, in der Hauptsache die Kohlehydrate. Es werden die wichtigsten, wie Zucker, Kartoffel, Mehl und deren Herstellungsprodukt, das Brot, besprochen unter besonderer Berücksichtigung der einzelnen Mehlsorten und deren Säurebildung.

Nun folgt die Einwirkung der Kriegsernährung. An Hand der auf Karten zuständigen Nahrungsmittel wird festgestellt, daß wir weit unter der festgesetzten Kalorienzahl während des Krieges zurückgeblieben sind. Die Unterernährung ist in der Hauptsache durch Eiweiß und Fettmangel entstanden. Die Kriegsernährung ist, kurz gesagt, die Ablösung einer stark eiweißhaltigen konzentrierten Nahrung durch eine voluminöse vegetabile Kost. Durch das Wachsen der Magen- und Darmstörungen werden noch weniger Kalksalze als im Frieden resorbiert. Die Unterernährung während der Gravidität bedingt ein weiteres Nachlassen des Stillens. Eine Folge hiervon ist die noch schlechtere Verkalkung der Knochen und Zähne, als in Friedenszeit.

Die Kriegsernährung fällt als direkte Ursache für das Entstehen der Karies bedeutend mehr ins Gewicht, als die Friedensernährung. In der Hauptsache ist hieran das stark kleiehaltige Brot mit seinen Beimengungen und der ungeheure Konsum der Konditoreiwaren schuld. Das vermehrte Auftreten der Zahnhalskaries ist neben dem schlechten Brot durch den Brotaufstrich bedingt. Es wird noch der Mangel an Zucker und Kartoffeln, die Einschränkung des Alkoholgenusses und die Zunahme der Raucherleidenschaft erwähnt.

Die epidemische Stomatitis findet ihre Ursache in der einseitigen Ernährung vor allen Dingen durch Büchsenfleisch. — Die Kriegsernährung hat ganz entschieden ungünstig auf das Zahnmaterial des deutschen Volkes gewirkt.

Aus der Städtischen Zahnklinik Köln (Prof. Dr. Zilkens).

Die geschichtliche Entwicklung der Zahnersatzkunde.

Von

Max Heppner.

Der rasche Aufstieg und die bedeutsamen Fortschritte der gesamten Zahnheilkunde in den letzten Dezennien geben Anlaß, einmal rückwärts in die Vergangenheit zu schauen und das Werden und Entstehen der zahnärztlichen Kunst, ganz besonders aber der Zahnersatzkunde oder Zahntechnik zu betrachten. Bei diesem geschichtlichen Rückblick möge einmal Lust und Liebe zum eigenen Fache geweckt werden, gleichwie beim Studium der vaterländischen Geschichte die Anhänglichkeit ans eigene Vaterland gefestigt wird, dann aber möge auch bewiesen werden, daß die ehemals handwerksmäßig betriebene Zahntechnik heute einen auf wissenschaftlichen Grundlagen aufgebauten Beruf darstellt und im Rahmen der gesamten Zahnheilkunde mit dieser als Spezialfah der Allgemeinheilkunde gelten muß.

Es ist unzweifelhaft erwiesen, daß die Völker des Altertums sich mit Anfertigung von Zahnersatz befaßten, wenn diesem auch nur ein rein kosmetischer und kein funktioneller Erfolg beschieden war. Besonders erwähnt zu werden verdienen die Etrusker, Phönizier, Hebräer, Griechen, Römer und Araber. Den Ägyptern müssen wohl zahntechnische Kenntnisse abgesprochen werden.

Den hochentwickelten Formen des Altertums gegenüber war das Mittelalter fruchtlos geblieben. Nennenswert sind auf zahntechnischem Gebiet Ambrosius Pareus und der Breslauer Kriegschirurg Purrmann.

Mit Pierre Fauchard beginnt eine neue Epoche in der Entwicklung des Zahnersatzes. Nicht mit Unrecht bezeichnet man Fauchard als den Vater der modernen Zahnheilkunde. Gerade in der Ausbildung der rein technischen Seite der Zahnheilkunde sind seine Verdienste unsterblich.

Da die moderne zahnärztliche Prothetik auf den Methoden und Lehren des Fauchardschen Zeitalters fußt, ist eine genaue Schilderung des damals angewandten Zahnersatzes von großem Interesse und für das Verständnis des heute geübten Ersatzes notwendig.

Neben Fauchard glänzen in jener Zeit in Frankreich Bourdet, in Deutschland Philipp Pfaff, der Hofarzt Friedrich des Großen.

Fauchard, Bourdet und Pfaff, diese drei Männer haben sich durch einen Reichtum gestaltender Ideen ausgezeichnet und verdienen mit ihren technischen Errungenschaften unsere größte Bewunderung. Freilich dienten ihre Prothesen noch vorzugsweise den kosmetischen Ansprüchen und konnten in funktioneller Hinsicht nur den allerbescheidensten Ansprüchen des Kauaktes genügen.

Bevor deutsche Zahnärzte auf den Fauchard'schen Ideen weiterbauen konnten, verbreitete sich die Zahnheilkunde bei den regen Verkehrsbeziehungen mit Frankreich zunächst in England, dann aber nahm die führende Stellung, von England und Frankreich befruchtet, die junge Kulturnation der Amerikaner ein, besonders auf dem Gebiete der Prothetik.

So erklärt sich, daß erst Mitte des vorigen Jahrhunderts auch bei uns, die wir in vielem erst von den Amerikanern gelernt hatten, zunächst die handwerksmäßige, auf manueller Technik beruhende Zahnersatzkunde im Vordergrund stand. Erst in den verflossenen zwei Jahrzehnten hat sich mit der Vervollkommnung der Pflegestätten und der systematischen Vertiefung, fußend auf den Lehren der Physiologie, insbesondere der funktionellen Mechanik, die Zahnersatzkunde, parallel der Ausgestaltung der allgemeinen Prothetik, zu einem wissenschaftlichen Zweige der Heilkunde ausgebildet.

Die heute geübten Methoden des Zahnersatzes, die dazu verwendeten Materialien beanspruchen hinsichtlich ihres Entstehens und ihrer ferneren Entwicklung unser größtes Interesse. Eine Umwälzung auf dem Gebiete des Zahnersatzes bedeutet die Erfindung und Vervollkommnung der künstlichen Zähne aus Porzellan durch Duchâteau bzw. Dubois de Chemant. Durch diese Erfindung wurde die Zahnersatzkunst in mächtigster Weise gefördert.

Die mannigfachen Befestigungsarten, ehedem und heute noch geübt, sind:

1. Attraktion (Ligaturen),
2. Gomphosis oder Implantation,
3. Kompression (Klammern),
4. Reaktion (Federbefestigung),
5. Koaptation (Sauge- und Adhäsionsgebisse).

Von den zur Anfertigung von Zahnersatz gebräuchlichen und zu Gebißgrundlagen verwendeten Materialien sind zu nennen:

1. Hippopotamus,
2. Gold,
3. Porzellan und Zinn,
4. Kollodium,
5. Kautschuk,
6. Zelluloid.

Weiterhin interessant ist die Geschichte:

1. des Stiftzahnes, zuerst von Fauchard als dent à tenon verwandt,
2. der Goldkronen,
3. der Brücken, die in ihrer modernen Form ihren Ursprung in Amerika nahmen.

In die Zeit der bedeutsamsten Entwicklung der Zahnersatzkunde fällt noch die erste Anwendung der chirurgischen Prothese und die Erfindung der Obturatoren, neben der Erfindung der Gesichtsprothesen.

Männer wie Claude Martin, Aryäpää, Bauchwitz, Heymann, Schröder, Sauer, Stopprany, Partsch, haben einen guten Klang auf dem Gebiete der chirurgischen Prothese. Jessen, Hartung, Meder, Bruck, Port, Jung, Couillaux, Kleinmann, Grohnwald, Albrecht, Pfeffermann förderten die Gesichtsprothese.

Als Erfinder des Obturators gilt Ambrosius Pareus, eigentlich aber zu Unrecht. Grundlegend für die Behandlung von Gaumendefekten waren erst die Erfindungen von Fauchard, Bourdet, Delabarre, später Snell, Stearn, Kingsley und vor allem Suersen und Schiltsky.

Das beabsichtigte Ziel mit der Schilderung des geschichtlichen Werdeganges des Zahnersatzes bzw. der Zahnersatzkunde dürfte erreicht sein. All die, welche mit Liebe und Lust den Beruf als Zahnarzt ausüben, werden neuerdings sich zur zahnärztlichen Wissenschaft hingezogen fühlen.

Der Beweis, daß sich aus der handwerksmäßig betriebenen Zahntechnik eine Wissenschaft in Gestalt der modernen zahnärztlichen Prothetik entwickelte, dürfte schlagend sein.

Aus der Städtischen Zahnklinik Köln (Prof. Dr. Zilkens).

Beiträge zur chirurgischen Behandlung der chronischen Zahnwurzelhautentzündung.

Von

Richard Henske.

Eingangs meiner Arbeit wird die Ätiologie der chronischen Wurzelhautentzündung und der durch dieselben entstehenden Granulome und Zysten gegeben.

Mit einer Schilderung des Kampfes zwischen den Anhängern der medikamentösen und dem der chirurgischen Therapie der chronischen Wurzelhautentzündung wird gezeigt, wie der medikamentösen Behandlung Grenzen gezogen sind, und wo die chirurgische in ihre Rechte tritt.

Die Indikationen und Kontraindikationen der Resectio apicis werden gestreift und die Frage der Lebensfähigkeit eines chirurgisch behandelten Zahnes geprüft.

Die Wichtigkeit des Röntgenbildes zur richtigen Diagnosestellung für die Ausführung der Therapie und auch für den Dauererfolg wird dargelegt.

Auf die Schleimhautaufklappung folgt Schilderung der Anschauungen, ob die Wurzelfüllung vor oder nach der Operation ausgeführt werden soll.

Nach Beschreibung der Methode der Wurzelfüllung wird eingehend auf die Ausführung der Resectio apicis eingegangen. Die Tamponade wird verworfen, der Nahtverschluß der Wunde begründet und das eigene Verfahren, die Granulationshöhle mit dem Thermokauter auszubrennen, behandelt.

Dadurch soll:

1. vollständige Zerstörung etwa noch vorhandener Epithelreste,
2. vollkommene Asepsis,
3. schnellere Heilung

erzielt werden.

Bei größeren Zysten ist die Operation nach Partsch, welche die Zystenhöhle zu einer Nebenhöhle des Mundes ausgestaltet, die beste Methode.

Der Arbeit folgt Angabe der benutzten Literatur und vier Krankengeschichten mit vergleichenden Röntgenbildern, die den Erfolg der chirurgischen Behandlung bestätigen.

Aus der Städtischen Zahnklinik Köln (Prof. Dr. Zilkens).

Die Pseudoprognathie.

Von

Carl Herber.

Der Begriff der Pseudoprognathie wurde im Technisch-orthodontischen Praktikum 1920 (Herber: Technisch-orthodontisches Praktikum, Berlin 1919) zum ersten Male zur Anwendung gebracht. Da der Begriff und seine Berechtigung an dieser Stelle nicht erläutert wurde, so ist es notwendig, denselben zu entwickeln.

Der Begriff der Pseudoprognathie setzt zunächst den Begriff der Prognathie voraus, der zuerst festgelegt werden muß. Dieser aber ist kein einheitlicher. Die Anthropologen, welche denselben zuerst anwandten, bezeichnen damit das Vortreten des Gesichtsschädels vor dem Schädelskelett. Die Begriffsbestimmung wurde am eindeutigsten durch den Camperschen Gesichtswinkel festgelegt, dieser Winkel aber verschieden bestimmt. Schon früh unterschied man Prognathie des Mittelgesichtes von der alveolaren Prognathie und faßt heute lediglich den Prognathismus des Mittelgesichtes als echte Prognathie auf. Die endgültige Entscheidung für diese Frage führte Schröder herbei durch die Trennung in pathologische und physiologische Prognathie, wobei er sich des wichtigen Hilfsmittels, der Profillinie, bedient.

Ferner versuchte man auch vom künstlerischen Standpunkte aus durch die Sätze der Proportionslehre die Frage zu klären, erzielte aber keinen Erfolg.

Endlich wurde von zahnärztlicher Seite versucht, durch Messungen und Berechnungen, ausgehend von der Größe der Zähne, die Form der Kiefer und Stellung der Zähne zu bestimmen. Aber auch dieser Versuch führte zu keinem entscheidenden Resultat.

In der neuesten Zeit hat dann Angle und seine Schule, welche ausgeht von den Okklusionsverhältnissen der Zähne, einen dominierenden Einfluß gewonnen. Die Frage, woher dies kommt, ist daher sehr wichtig und sie ist so zu entscheiden, daß das System einfach ist und praktisch. Von rein wissenschaftlichem Standpunkte aus betrachtet, dürfen wir uns nicht verhehlen, daß die theoretischen Grundlagen seines Systems nicht richtig sind, zum wenigsten nicht den ganzen in Frage kommenden Begriffskomplex berücksichtigen, sondern nur einen Faktor desselben, nämlich die Okklusion. Es ist das Verdienst Angles, diesen Faktor neu in Rechnung gestellt zu haben.

Der Hauptgegner Angles, der Amerikaner Case, geht von der richtigen Voraussetzung aus, daß die Gesichtslinien das Entscheidende sind, und stellt seine Diagnosen auf Grundlage dieser Erwägung. Das von ihm aufgestellte System ist so schwerfällig und unhandlich, daß eine Einbürgerung seiner Ideen allgemein nicht erfolgt ist.

Die Weiterentwicklung der Frage kann demnach nur darin bestehen, die einzelnen Systeme, von denen jedes wenigstens etwas Richtiges enthält, miteinander in Beziehung zu setzen und die Fehler zu vermeiden, welche sich aus der kritischen Betrachtung ergeben.

Dieser Versuch liegt in der Einteilung der Anomalien nach horizontalen, vertikalen und sagittalen Orientierungsebenen, und zwar einmal aus dem Gesichtspunkte der Stellung der Kiefer, dann der Stellung der Zähne und endlich der Stellung beider Zahnreihen zueinander.

Nach diesen Gesichtspunkten orientiert, beanspruchen die sagittalen Anomalien der Kieferknochen und Zähne das größte Interesse, weil sie die charakteristische Veränderung der Gesichtszüge hervorrufen, und von ihnen ist wieder die Prognathie die wichtigste.

Nachdem Schröder den Begriff festgelegt hatte, wurde die Diagnose Prognathie meist aus dem subjektiven Empfinden heraus beim Lebenden gestellt. Aber die nähere Nachprüfung ergab, daß in den meisten dieser Fälle gar keine Prognathie vorhanden war, sondern nur ein Zurücktreten des Kinns, weil der Beobachter am meisten von der Stellung des Kinns getäuscht wird. Die Nachprüfung durch Messungen ergab die Richtigkeit dieser Anschauung und daraus folgt, daß man den Begriff der Prognathie noch durch den der Pseudoprognathie erweitern muß.

Die Diagnose einer Pseudoprognathie wird gesichert durch den Camperschen Gesichtswinkel, der bei der Prognathie ein spitzer, bei der Pseudoprognathie ein normaler ist. Zweitens durch die Beobachtung, daß beim normalen Profil das Kinn bis an die Profillinie heranreicht. Läßt man einen Patienten mit einer Prognathie zwecks Differentialdiagnose den Unterkiefer so weit vorschieben, daß das Kinn bis an die Profillinie herantritt, so erkennt man an den Gesichtslinien, ob die Diagnose Prognathie oder Pseudoprognathie zu stellen ist.

Ätiologisch entsteht diese Form der Anomalie durch irgendeinen Druck, der im Kindesalter auf das Kinn in distaler Richtung wirkt. Das weiche Knochengewebe des kindlichen Körpers gibt dann nach und erzeugt den pathologischen Zustand. Hierfür kann in Frage kommen das Daumenlutschen, überzählige Zähne, Zapfenzähne, schiefe Okklusionsflächen durchbrechender Zähne, kurz alle die kleinen aktiven Kräfte, deren Komponenten einen Distaldruck auf den Unterkiefer in toto ausüben.

Aus dieser theoretischen Richtigstellung des Begriffes der Pseudoprognathie, eine Erweiterung des klinischen Begriffes der Prognathie, ergibt sich dann auch erst für die Praxis die theoretische Grundlage für die häufig zur Anwendung kommende Verschiebung des Bisses, deren wichtigster Endzweck der sein muß, eine „physiologische Retention“ zu erzielen.

Aus der Städtischen Zahnklinik Köln (Prof. Dr. Zilkens).

Über einen neuen künstlichen Zahn.

Von

Karl Hiltebrandt.

Die Angabe des neuen Zahnes befaßt sich nur mit den Eck- und Schneidezähnen im Ober- und Unterkiefer, da die Form der Backenzähne erst angegeben werden kann, wenn das Artikulationsproblem eine unbestrittene Lösung erfahren hat. Zunächst werden neun Forderungen aufgestellt, welche ein Zahntypus erfüllen muß. Die Forderungen, die einzeln begründet werden, lauten:

1. Der Zahnkörper muß aus einer hochschmelzenden Porzellanmasse bestehen.
2. Der Zahn muß in bezug auf naturgetreues Aussehen den Williamschen Forderungen entsprechen.
3. Die Haltevorrichtung darf durch Mundsäure nicht angegriffen werden.
4. Die Haltevorrichtung muß aus hartem, möglichst unbiegsamem Metall bestehen.
5. Die Schutzplatte muß möglichst große Härte, keine linguale Verdickung und einen festen Schneidekantenschutz haben.
6. Weder Zahnkörper, noch Haltevorrichtung, noch Schutzplatte dürfen durch ihre Kombination zu einem künstlichen Zahn nachteilig beeinflußt werden.
7. Der Zahn darf durch Anschleifen nicht geschwächt werden.
8. Der Zahnkörper muß in jedem Falle auswechselbar mit der Schutzplatte oder direkt mit der Ersatzbasis verbunden werden können.
9. Die Kautschukplatte darf durch die Haltevorrichtung nicht geschwächt werden.

An Hand der aufgestellten Forderungen wird gezeigt, daß keine von allen bekannten Zahntypen allen Forderungen gerecht wird, daß besonders die sechste Forderung überhaupt in keinem Falle erfüllt wird.

Der neue Zahn besteht aus einem Zahnkörper, welcher die Form eines Absatzzahnes hat, und aus einer Haltevorrichtung. Diese besteht aus einem weichen, biegsamen Blech, an welchem Stifte derart angebracht sind, daß sie durch das Blech hindurchgehen. An den freien Enden tragen sie eine knopfförmige Verdickung. In dem Zahnkörper sind an der Stelle, an welcher beim Platinzahn die Stifte angebracht sind, zwei Vertiefungen ausgebohrt, in welche die Stifte der Haltevorrichtung hineinpassen. Es werden dann die Arbeitsmethoden angegeben, welche bei allen vorkommenden prothetischen Fällen auszuführen sind, und es wird gezeigt, daß dieser Zahn auch alle oben angegebenen neun Forderungen erfüllt.

Aus der Städtischen Zahnklinik Köln (Prof. Dr. Zilkens).

Beitrag zur Indikation und Kontra-Indikation von festem und losem Zahnersatz.

Von

Heinrich Hollmann.

Die Arbeit stellt einen Versuch dar, alle vorkommenden Defektarten der Zahnreihe systematisch-tabellarisch zu ordnen und nach Besprechung aller Ersatzmöglichkeiten auf Grund genauer Überlegung und unter Berücksichtigung aller physikalischen und physiologischen Gesetze, denen die Zahnreihe und der einzelne Zahn unterworfen sind, einen erfolgversprechenden Ersatz anzugeben. Da ich, bevor ich zu der eigentlichen Aufstellung aller Defektarten überging, meine Ansichten über Brückenart und Stützpfeilerart, die die größte Aussicht auf Erfolg bieten und ferner die Vor- und Nachteile einer Brücke bzw. einer Platte kurz darlegen mußte, zerfällt die Arbeit in einen allgemeinen und speziellen Teil.

Der spezielle Teil besteht aus den Tabellen und der Besprechung zu jeder Tabelle; in diesen setze ich kurz auseinander, warum ich den als indiziert angegebenen Ersatz für richtig halte.

Ich bin vom oberen bzw. unteren linken Eckzahn ausgegangen und habe so nacheinander 1, 2, 3, 4, 5, 6 Zähne nebeneinanderliegend fehlen lassen, die Ersatzmöglichkeiten und den meiner Meinung nach indizierten Ersatz angegeben. Da beim Fehlen von 7, 8, 9 Zähnen nur die Platte in Frage kommt, so habe ich diese Defektarten nicht weiter behandelt.

In Tabelle 7 bis 11 habe ich diejenigen Defektarten behandelt, die durch einen noch stehenden Zahn getrennt sind. Beim Fehlen von mehr als 6 Zähnen ist auch hier die Platte indiziert, womit sich eine weitere eingehende Besprechung erübrigt.

In Tabelle 12 bis 16 sind die Defekte mit 2 dazwischenstehenden Zähnen besprochen, und zwar soweit, bis eine Überlastung der Stützpfeiler zu befürchten war.

Tabelle 17 bis 21 behandelt die Defektarten, die durch 3 noch stehende Zähne getrennt sind.

Da man die Defektarten, falls eine Brücke indiziert erscheint, fast stets getrennt ersetzen wird, ebenso wie die Defektarten, wo 4, 5 und mehr stehende Zähne die einzelnen Defekte trennen würden, so ergibt sich die Indikation für den Ersatz aus den Tabellen 1 bis 16. Eine weitere Besprechung dieser Art ist also überflüssig.

Wie auf Seite 23 meiner Arbeit erwähnt, gelten noch vorhandene Wurzeln, soweit sie als Stützpfeiler in Frage kommen, als Zahn.

In der vielumstrittenen Frage, ob ein Zahn in der Lage ist, einen Nachbarzahn als Anhänger zu tragen, stehe ich im allgemeinen auf dem Standpunkt, daß der große Schneidezahn den kleinen Schneidezahn und der Eckzahn den kleinen Schneidezahn trägt. Der kleine Schneidezahn trägt weder den großen Schneidezahn noch den Eckzahn. Der erste Prämolar trägt den zweiten Prämolaren und der zweite den ersten. Der erste Molar trägt den zweiten Prämolaren. Der erste Molar trägt weder den zweiten Molaren noch der zweite den ersten. Der dritte Molar wird nicht ersetzt. Im Unterkiefer verschiebt sich das Verhältnis vom ersten Schneidezahn zugunsten des zweiten.

Ich glaube damit alle in der Zahnreihe vorkommenden Defekte besprochen zu haben, so daß man für jede vorkommende Defektart, wie sie auch immer sei, in den Tabellen 1 bis 16 einen erfolgversprechenden Ersatz finden wird.

Aus der Städtischen Zahnklinik Köln (Prof. Dr. Zilkens).

Die Einwirkung des Eisens auf die Zähne.

Von

Bruno Jentsmik.

Für den Nachweis des Eisens kommen zwei Reaktionen in Betracht: 1. Schwefelammonium und 2. Ferrozyankalium. Ersteres gibt mit Eisensalzen Schwefeleisen, das zweite die Berlinerblau-Färbung. Zum Entkalken benutzt man möglichst starke Säuren, z. B. Salzsäure und Salpetersäure, Trichloressigsäure usw. Rudel fand normalerweise Eisen nur im interstitiellen Gewebe der Pulpa. Auch Miller gibt an, daß normalerweise Eisen sich nur in Pulpa und Periodontium nachweisen lasse. Außerdem kommt es nach Miller in minimalsten Mengen konstant im Schmelzoberhäutchen, bei Karies nahezu konstant an der Grenze zwischen kariösem und gesundem Dentin und in den verschiedenen Zahnbelägen vor. Bei Eisenarbeitern findet sich vorwiegend an den unteren Frontzähnen ein brauner Belag, in dem sich Eisen leicht nachweisen läßt. Eine schädigende Wirkung hat dieses Eisenvorkommen nicht.

Dagegen beobachtet man bei der Einnahme von Eisenwässern eine Verfärbung und Strukturveränderung der Zähne. Wachtl hat dies für die Franzensbader Quellen nachgewiesen. Gesunde und kariöse Zähne waren nach dem Einlegen in die Quellproben bläulich verfärbt, es zeigten sich feine Risse im Schmelz, nach dem Entkalken ließ sich im Dentin mit der Berlinerblau-Reaktion Eisen nachweisen. Zu demselben Ergebnis kommt Morgenstern. Er untersuchte Rippoldsauer Stahlquelle, Cudowa Eugenquelle, Schwalbacher Stahlbrunnen, Elsterquelle und Pyrmonter Stahlbrunnen und fand bei allen Eisenwässern eine größere oder geringere Verfärbung und Strukturveränderung.

Auch die zu therapeutischen Zwecken eingenommenen Eisenmedikamente wirken zum Teil auf die Zähne schädigend. Nach den Untersuchungen von Morgenstern bemerkt man die größten Schädigungen beim Eisenchlorid und Eisenjodür, weniger schädlich sind Tinct. ferri pomati und Ferr. lacticum, gar keine Einwirkung zeigen Liq. ferri albuminati und Liq. ferri mang. sacch.

Die hier angestellten Versuche stimmen im wesentlichen mit den Untersuchungen Morgensterns überein. Es wurden dünne Zahnschliffe hergestellt und in die einzelnen Eisenlösungen eingelegt. Bei Sir. ferri pyrophosph. sah man nach zwei Monaten keine Einwirkung. Liq. ferri oxychlorati dialysati entkalkte den Schliff nach

16 Tagen, was schon an der Biegsamkeit des Schliffes zu sehen war. Er war braun verfärbt, der Schmelz vollkommen entkalkt und die Dentinkanälchen waren verbreitert. Liq. ferri sesquichlorati schädigte den Schliff schon nach einer halben Stunde, derselbe zeigte braune Ätzflecke, die Struktur des Dentins war zum Teil verschwommen, die Tomesschen Fasern zum Teil tiefbraun verfärbt. Bei Sir. ferri oxydati sah man nach 16 Tagen eine größere Sichtbarkeit der Dentinkanälchen, bei Liq. ferri album. bemerkte man nach zwei Monaten bei starker Vergrößerung kleine siebartige helle Ätzflecke auf Dentin und Schmelz. Der Rand um das Pulpenlumen war leicht braun verfärbt. Ein Schnitt zeigte bei zehntägigem Verweilen in Sol. ferri lact. eine seegrüne Verfärbung, der Schmelz war tiefdunkel gefärbt, man sah schwache Ätzflecke, die Dentinkanälchen waren verbreitert, die Tomesschen Fasern dunkel pigmentiert und die Neumannschen Scheiden deutlich sichtbar. Bei Tinct. ferri pomati war der Schmelz teils völlig aufgelöst und biegsam, der Rand und das Pulpenlumen bräunlich verfärbt, die Dentinkanälchen hatten dunkelbraune Einlagerungen. Tinct. ferri aromatic. zeigte nach fünf Wochen keine Einwirkung, Tinct. ferri mang. pept. und Tinct. ferri arsenicos. verursachten nach fünf Wochen um das Pulpenlumen einen schwach braunen Ring.

Die Verfärbung ist auf eine Verbindung des Eisens mit Schwefelammonium, das sich bei der Fäulnis bildet, zurückzuführen. Es entsteht hierbei Schwefeleisen. Für die Ätzwirkung muß die Säurewirkung der Eisenpräparate in Salzform verantwortlich gemacht werden. Eine sekundäre Schädigung durch Eisenausscheidung im Speichel ist ausgeschlossen, da Eisen im Speichel nur als Eisenalbuminat vorkommt.

Aus der Städtischen Zahnklinik Köln (Prof. Dr. Zilkens).

Beiträge zur Kasuistik der Zahnunterzahl im menschlichen Gebiß.

Von

Adolf Jörgens.

Das normale Gebiß des erwachsenen Menschen besteht aus 32, das Milchgebiß aus 20 Zähnen. Sind weniger Zähne entwickelt, so reden wir von Unterzahl. Die echte Unterzahl, Reduktion, wird oft durch eine scheinbare Unterzahl, die Retention, vorgetäuscht. Klarheit schafft hier das Röntgenbild.

Bei dem häufigen Fehlen der seitlichen Schneide- und der Weisheitszähne spielt die Vererbung eine Rolle. Ihr Fehlen wird als Degenerationserscheinung angesehen. Der Zwischenkiefer hat bei den modernen Rassen die Tendenz, zu verkümmern.

Beim Fehlen größerer Zahngruppen sind Entwicklungsstörungen die Ursache, die mangelhafte Entwicklung der Kieferknochen zur Folge haben, so daß in ihnen die Zähne nicht zur Anlage kommen, oder die Anlage der Verkümmerung anheimfällt. Erkrankungen, wie kongenitale Lues, Rachitis, Skrofulose und die verschiedensten Formen von Kretinismus können ganze in Entwicklung begriffene Zahngruppen unterdrücken oder zur Rückbildung bringen.

Über das Fehlen ganzer Gruppen von Zähnen im Milchgebiß ist mehrfach berichtet. Auch der vollständige Ausfall sämtlicher Anlagen der Milch- und bleibenden Zähne ist vorgekommen.

Das Ersatzgebiß zeigt bei Unterzahl der Milchzähne die gleichen Erscheinungen, wenn auch nicht so ausgesprochen.

Die Persistenz von Milchzähnen ist kein Beweis von Unterzahl im Ersatzgebiß. Trotz Fehlens der Milchzähne wurde in seltenen Fällen ein verspäteter Durchbruch der bleibenden Zähne beobachtet. Die rechte Unterzahl ist oft gepaart mit eigenartigen Veränderungen der anderen Organe ektodermalen Ursprungs, so der Haare, der Nägel und der Hautdrüsen. Diese Erscheinungen können auch vererbt werden.

Zum Schlusse werden drei Fälle von Unterzahl beschrieben, die Abstufungen von Fehlen ganzer Zahngruppen bis zum Mangel einzelner Zähne im bleibenden Gebiß bilden.

Aus der Städtischen Zahnklinik Köln (Prof. Dr. Zilkens).

Historische Entwicklung der lokalen Anästhesie
unter besonderer Berücksichtigung der Zahnheilkunde.

Von

Constantin Kaiser.

Schon im grauen Altertum waren die Medizinmänner darauf bedacht, etwaige Operationen so schmerzlos wie möglich zu machen. Wenn der Zustand der Anästhesie in den meisten Fällen noch nicht vollkommen gelang, so war man schon froh, wenn die Schmerzen einigermaßen erträglich gestaltet wurden. Es wurden Kräuterdekokte, Teile von Pflanzen oder Tieren angewandt, teils um Dämpfe zu erzeugen, welche durch Auflegen von Schwämmen auf Mund und Nase eingeatmet werden sollten, teils wurden solche Präparate, wie die pulverisierte Haut des Krokodils, auf die erkrankte Stelle gelegt, damit dort ein operativer Eingriff möglichst schmerzfrei vorgenommen werden konnte.

Das Trachten nach einer lokalen Anästhesie ging durch Jahrhunderte hindurch weiter, aber erst in neuerer Zeit ist es der jetzigen Generation vorbehalten geblieben, Mittel und Wege zu finden, womit tatsächlich ohne eine allgemeine Betäubung vermittels der lokalen Anästhesie schmerzlos operiert werden kann.

Die Wichtigkeit der lokalen Anästhesie für uns Zahnärzte springt hauptsächlich durch folgende drei Punkte in die Augen.

Während wir früher, um schmerzlose Operationen ausführen zu können, narkotisieren mußten, sind wir durch die Anwendung der lokalen Anästhesie in der Lage, eine allgemeine Betäubung ungefähr ganz ausschalten zu können.

Für die konservierende Zahnheilkunde haben wir den großen Vorteil erreicht, daß die Angst vor der Bohrmaschine leicht zu bannen ist; wir sind in der Lage, fast immer schmerzlos Pulpen zu entfernen und Kavitäten präparieren zu können. Ähnliche Vorteile bieten sich in der chirurgischen Zahnheilkunde insofern dar, als wir eine gute Übersicht des Operationsfeldes, keine Blutungen und ruhiges Arbeiten haben. Mit Freuden verließen deshalb wir Zahnärzte die Betäubungen mit Stickoxydul, Bromäther, Äthylchlorid, Chloroform usw. und wandten uns der lokalen Anästhesie zu. Während für uns das mechanische Mittel der Nervenkompression nicht zu gebrauchen war, hatten wir schon einigen Erfolg mit der Anwendung der Kälte. Es wurden hauptsächlich Aether sulfuricus, Äthylchlorid und Kohlensäure benutzt.

Mit der Entdeckung des Kokains, welches ein chemisches Mittel darstellt, kam die lokale Anästhesie einen Schritt weiter. Von den zunächst injizierten hochprozentigen Lösungen kam man bald ab, und Schleich mit seiner Infiltrationsmethode verfolgte ganz andere Gesichtspunkte. Er ging sogar in seiner Behauptung, die allerdings von Braun widerlegt wurde, soweit, daß er ohne den Zusatz von Kokain nur durch Gewebsschwellung Unempfindlichkeit erzeugen könnte.

Infolge der beobachteten Giftigkeit des Kokains kamen bald eine Reihe anderer Präparate durch die chemischen Fabriken auf den Markt, wie z. B. das Tropakokain, das Stovain, das Nirvanin, das Alypin, das Eukain, das Orthoform und vor allen Dingen das Novokain.

Auf die Höhe des Erfolges kam die Injektion erst mit der Einführung der Nebennierenpräparate, wie des Anämorenins, des Adrenalins, des Renoforms, des Suprarenins, des Paranephrins und des Suprarenini synthetici. Das letztere hat als bestes seinen Platz bis heute behauptet.

Diese Nebennieren-Extraktpräparate bewirken durch Kontraktion der Blutgefäße eine starke Anämie, durch welche das injizierte Medikament (Novokain) festgehalten und nur sehr langsam in die Blutbahn übergeführt wird.

Die Injektionsanästhesie gewann immer mehr, nachdem man zunächst für kleinere Operationen an der Operationsstelle oder ganz in der Nähe einspritzte, an Boden dadurch, daß man bald die hierfür anatomisch günstigeren Stellen feststellte und somit zu der sogenannten Leitungsanästhesie übergehen konnte. Im Oberkiefer suchte man zur Anästhesierung im Bereiche der Inzisivi und Prämolaren das Foramen infraorbitale auf, während man zur Unempfindlichmachung im Bereiche der Molaren ein Depot in dem Nervenkomplex des Nervus alveolaris superior posterior anlegte; im Unterkiefer hingegen wählte man das Foramen mandibulare resp. mentale.

Für das Rumpfende kommen die Lumbalanästhesie und die Sakralanästhesie, welche schmerzlose Operationen im Bereiche des Mastdarmes, der Scheide, der Harnröhre, des Beckens, der Leistengegend, der Nierengegend usw. gestatten, in Frage.

Zur Anästhesierung der Extremitäten ist noch die von Bier angegebene Venenanästhesie und die von Goyanes beschriebene Arterienanästhesie zu erwähnen.

Gleichen Schritt mit der wissenschaftlichen Seite der lokalen Anästhesie hielt die Vervollkommnung des technischen Materials und seiner Sterilisation. Es wurden handliche Spritzen (Fischer) konstruiert, welche dem Druck, den sie meistens auszuhalten hatten, angepaßt waren, und man bediente sich nicht mehr der Stahlkanülen, sondern verwandte Platin-Iridium-Kanülen, Tantalkanülen, und in neuester Zeit macht Krupp Versuche mit rostfreien Stahlkanülen.

Während man früher eine fertige Lösung von Novokain und Suprarenin in zugeschmolzenen Ampullen benutzte, kam man infolge der hohen Zersetzungsmöglichkeit des Suprarenins bald davon ab, und heute macht sich jeder Praktiker seine Lösung erst kurz vor dem Gebrauche selbst zurecht.

Diese Höhe der Entwicklung der lokalen Anästhesie verdanken wir dem unermüdlichen Fleiße unserer Forscher, welche durch ihre hervorragenden Arbeiten sich eine genaue Kenntnis der für die lokale Anästhesie anzuwendenden Mittel und ihrer Wirkung verschafften.

Aus der Städtischen Zahnklinik Köln (Prof. Dr. Zilkens).

Die Fehlerquellen des Gußverfahrens in der zahnärztlichen Prothetik.

Von

Hans Lamberti.

Die Einführung des Gußverfahrens in die zahnärztliche Prothetik ist, historisch betrachtet, im Prinzip die Wiederaufnahme eines im Mittelalter vielgeübten Verfahrens zur Herstellung von Kunstgegenständen. Von zahnärztlicher Seite wurde dann aber diese Methode außerordentlich verfeinert und hat die Veranlassung gegeben, daß es wieder die allgemeine Technik befruchtet hat. Ursprünglich basiert zwar das Verfahren auf der Eigenschwere des Metalls, dann wurden andere Kräfte zur Anwendung gebracht, um dasselbe in die Form hineinzubringen. Die Zahl der daraus resultierenden Gußapparate ist sehr groß, und bei der kritischen Betrachtung derselben muß vor allem das Grundprinzip berücksichtigt und bewertet werden.

Die Fehlerquellen, die naturgemäß jedem Verfahren anhaften müssen, lassen sich sinn- und sachgemäß in zwei große Gruppen trennen. Die eine Gruppe ist die der äußeren Fehlerquellen. Es sind dieses die Fehlerquellen, welche aus der mechanischen Verarbeitung herrühren. Diese restlos zu erfassen ist aus dem Grunde nicht möglich, weil hierbei die Erfahrung, die manuelle Geschicklichkeit und die äußeren Umstände eine derartige Rolle spielen, daß es unmöglich erscheint, alle diese lediglich durch Ungeschicklichkeit verursachten Fehler einer kritischen Untersuchung zu unterziehen. Es erübrigt sich dies auch aus dem Grunde, weil sie sich von selbst aus der jeweiligen Sachlage ergeben und bei genügender Aufmerksamkeit vermieden werden können. Andere äußere Fehlerquellen dagegen sind mehr prinzipieller Natur und lassen sich teils für alle, teils auch nur für einzelne Gußmethoden untersuchen. Es hängt dies von der Wahl des jeweils benutzten Gußapparates ab. Äußere allgemeine Fehlerquellen können begründet sein in den physikalischen und chemischen Eigenschaften des Wachses, der Einbettungsmasse oder des Gußmaterials, durch kalte oder heiße Gußformen, durch die Höhe und Dauer der Einwirkung des Druckes beim Guß. Hierbei spielen eine sehr wesentliche Rolle die verwendeten speziellen Gußapparate.

Weiterhin können die Fehler der mechanischen Verarbeitung bedingt sein durch Fehler in den vorbereitenden Maßnahmen. Es sind dabei zu untersuchen die Fehlerquellen, die durch die Verarbeitung des Modelliermaterials, oder durch die Wahl des Zeitpunktes des Einbettens und der hierzu notwendigen Vorbereitungen gegeben sind. Sie sind weiter abhängig von der gewählten Technik des Einbettens, von den Formen der Gußzylinder und weiterhin von der Wahl der Gußstifte, die ihrerseits sich nach Anzahl, Dicke, Länge und Lage wieder besonders beurteilen lassen.

Ferner können Fehler durch die eigentliche Gußmethodik hervorgerufen sein, und zwar einmal durch die Art, durch die Schnelligkeit, Höhe und Dauer der Vorwärmung. Dann spielt aber auch die gewählte Gußmethode eine sehr wichtige Rolle für die Ausschaltung von Fehlerquellen. Hier ist es namentlich die Frage, ob das Metall überhitzt oder eben fließend gegossen werden soll, ob besondere Vorrichtungen oder Maßnahmen für das Entweichen der Luft geschaffen werden sollen und endlich, ob das Vereinigen von Teilen in der Gußform geschehen kann oder nicht. Damit im Zusammenhange steht dann die Frage, ob der direkte Anguß an künstliche Zähne oder Porzellanmassen statthaft und ratsam ist.

Die zweite Kategorie der Fehlerquellen des Gußverfahrens sind die inneren Fehlerquellen. Sie sind lediglich in dem Material und den Aggregatzuständen, in den verschiedenen Phasen der Verarbeitung begründet und stellen eine für alle Methoden gleichmäßige Fehlerquelle dar. Sie bestehen einmal in dem verwendeten Modelliermaterial, welches bei der Verarbeitung den verschiedensten Temperaturen unterworfen ist und darauf naturgemäß mit Veränderung der Form reagiert, sei es durch Schrumpfen, Ausdehnen, Weichwerden oder andere molekulare Veränderungen.

Die gleichen Ursachen wirken auch auf das Einbettungsmaterial ein. Hier sind Formveränderungen beim Abbinden, beim Erhitzen und Abkühlen, durch chemische oder physikalische Einwirkungen des Abdruckwachses, durch den Druck des einfließenden Metalls oder die Wirkung des erstarrenden Metalls zu berücksichtigen.

Die Hauptfehlerquelle aber wird stets in dem verwendeten Gußmaterial zu suchen sein, und da es sich beim Guß meist um Gold handelt, am besten an diesem konkreten Material zu erklären sein. Es ist physikalisch undenkbar, daß der Wechsel des Aggregatzustandes beim Golde ohne Einwirkung auf die definitive Gußform sein könnte und wir kennen kein Mittel, diese Naturkräfte zu beseitigen.

Bei der Betrachtung dieser Fehlerquellen aus inneren Ursachen erkennen wir, daß es sich lediglich darum handeln kann, durch geeignete Kombination diese inneren Fehlerquellen zu kompensieren.

Es ist sicher, daß das Gußverfahren eine außerordentliche Vereinfachung in der Verarbeitung der Metalle hervorgerufen hat; es erscheint aber zweckmäßig, darauf hinzuweisen, daß für gewisse Arten von prothetischen Anforderungen das Gußverfahren nicht die von ihm geforderten Bedingungen erfüllt, und daß hier auch heute noch die anderen Verfahren der Verarbeitung der Metalle auf Grund der Bildsamkeit ihre Berechtigung haben.

Aus der Städtischen Zahnklinik Köln (Prof. Dr. Zilkens).

Besteht ein Zusammenhang zwischen der epidemisch grassierenden Maul- und Klauenseuche beim Vieh und den zahlreichen Munderkrankungen beim Menschen im Sommer 1919 und 1920?

Von

Heinrich Lappe.

Auffallend ist, daß gleichzeitig mit der epidemisch auftretenden Maul- und Klauenseuche beim Vieh sich zahlreiche Stomatitiden beim Menschen zeigen.

Schon Sagar erkannte 1764 die Übertragbarkeit der Seuche von Tier auf Mensch. Eingehendere Untersuchungen hierüber machten Bussenius und namentlich Siegel. Nach diesen ist die Disposition für die Seuche beim Menschen nur gering; der Infektion ist am meisten zugänglich das Kindesalter.

Verfasser weist im ersten Teil der Arbeit auf die ätiologischen Forschungsergebnisse hin. Der Erreger der Seuche ist bisher noch nicht einwandfrei festgestellt. Bakteriologische Untersuchungen von Nosetti, Klein und Siegel werden besprochen. Siegel hält einen dem Bact. coli ähnelnden Bazillus für den Erreger und nennt ihn Cytorrhyktes. Im Gegensatz zu ihm behaupten Stauffacher und Albert, daß ein Protozoon als Erreger anzunehmen ist. Stauffacher hält von ihm benannten Aphthomonas infestans für den Erreger, der zu den Trypanosomen, einer Unterordnung der Flagellaten, gehört. Nach Albert ist die Spalthuferfliege (Haematobias stimulans) der Zwischenwirt und -träger der Seuchenerreger, der nach ihm ebenfalls zu den Trypanosomenarten gehört. Hier also miasmatische Ansteckung (wie bei Malaria).

Im zweiten Teil folgt die Darstellung der krankhaften Symptome und der Verlauf der Erkrankung beim Vieh nach Dieckerhoff. Es schließen sich die Angaben über die pathologischen Affektionen und der Krankheitsverlauf beim Menschen nach Siegel an. Charakteristisch und analog ist die Blasenbildung mit milchig-trübem Inhalte auf der Schleimhaut sowohl im Maule des Tieres, als in der Mundhöhle des Menschen. Den Klauenerkrankungen des Viehes entsprechen krankhafte Prozesse zwischen den Fingern und Zehen der Menschen.

Von den vielen in der Praxis vorgekommenen Fällen werden sodann drei des näheren nach Anamnese und Status präsens besprochen.

Die Anamnese ergibt bei Fall I und II, daß die Patienten vor ihrer Erkrankung ungekochte Milch genossen haben. Bei Fall III ist mit Sicherheit anzunehmen, daß die Infektion beim Pilzsuchen auf einer wegen der Viehseuche gesperrten Weide erfolgte.

Verfasser findet und beschreibt die im Munde der Patienten ganz analogen pathologischen Erscheinungen, wie sie sich auch im Maule des seuchekranken Tieres zeigen. Die typischen Symptome sind hauptsächlich die prominenten, dunkelroten Ränder um die exkoriierten Stellen der Schleimhaut und vor allem die Zerstörung der Interdentalpapillen. In der sich anschließenden Kritik gibt Verfasser eigene Ansichten und Feststellungen über die sich zeigenden symptomatischen Verschiedenheiten. Es werden die Eigenschaften des menschlichen Speichels, der Selbstschutz durch die generative Metamorphose der im Munde lebenden Kleinwelt einer Betrachtung unterzogen. Nebenher wird die ätiologische Literatur des letzten Jahres über Stomatitiden kurz gestreift.

Schon vorher ist Verfasser auf die Prognose im diesbezüglichen Zusammenhange eingegangen. Es folgen Betrachtungen über Diagnose und Differentialdiagnose mit folgenden Schlußergebnissen:

Die Diagnose wird bei Verdacht bestätigt:

1. dadurch, daß die gebräuchlichsten therapeutischen Maßnahmen den Prozeß nicht ohne weiteres zum Stillstand bringen;
2. dadurch, daß sich immer wieder Rezidive zeigen.

Bei des Verfassers eigenen bakteriologischen Untersuchungen zeigen die nach L ö f f l e r gefärbten Abstriche sehr zahlreiche Leptotrixfäden, spießförmige Bazillen, Kokken, Diplokokken, Ketten, größere und kleinere Spirochäten; die nach G i e m s a gefärbten Abstriche vereinzelt auch Flagellaten, mit typischer Fischform und langer Geißel, wie bei den Trypanosomen.

Durch seine Beobachtungen kommt Verfasser zu dem Ergebnis, daß die Frage, ob ein Zusammenhang zwischen den Munderkrankungen des Menschen mit der Viehseuche besteht, entschieden mit „ja" beantwortet werden muß, und daß bei der Analogie der Symptome eine Identität außer Zweifel ist.

Zuletzt sind die anderen Faktoren erwähnt, die bei der Ausbreitung der Stomatitis eine Rolle spielen.

Indikationen und Kontra-Indikationen bei Brückenarbeiten.

Von

Mathias Leisten.

Die Vorzüge und Nachteile des Brückenzahnersatzes gegenüber dem Plattenersatze geben den Ausschlag für die Anwendung. Nach den Gesichtspunkten geordnet, erhält man folgende Allgemein-Indikationen für den Brückenzahnersatz.

1. Vom physiologischen Standpunkt betrachtet, wird durch die Unbeweglichkeit beim Aufbiß der Gegenzähne ein vom Plattenersatz unerreichbarer Kaueffekt erzielt, wenn Form und Stellung der haltbietenden Zähne für Klammern ungeeignet ist.
2. In hygienischer Hinsicht bleiben Geschmack und Bewegungen der Zunge, besonders auch beim Sprechen, infolge Fehlens der Platte unbeeinträchtigt, was vor allem beruflich von Wert ist.
3. Ästhetische Gesichtspunkte geben den Ausschlag, wenn sichtbare Klammern den Ersatz sofort verraten würden.
4. Psychische Momente sind ausschlaggebend bei Patienten, die Brückenersatz nicht in dem Maße als Ersatz betrachten wie Plattenersatz.
5. Prophylaktische Momente kommen in Frage bei Zähnen, die infolge Berührung mit Platte und Klammern der Karies verfallen.
6. Therapeutisch ist die Brücke indiziert zunächst bei Alveolarpyorrhöe, dann in der Orthodontie zur Retention oder zur Befestigung von chirurgischen Prothesen bei Kieferbrüchen und Obturatoren.

Kontra-Indikation ist gegeben, wenn der Patient durch Brückenersatz geschädigt und wir ihm durch Plattenersatz einen größeren Dienst erweisen würden.

1. Bei Allgemeinerkrankungen, wo die kurze Gebrauchsdauer in keinem Verhältnis zu der mühsam hergestellten Arbeit liegen würde.
2. Mangel an geeigneten oder genügenden Pfeilern, oder deren gänzliches Fehlen.
3. Zu breite Basis im Bereich der Frontzähne.

4. Zu ungünstige Bißverhältnisse, wie niederer Biß oder Aufbiß auf das Zahnfleisch.
5. Alle Fälle, wo nicht widerstandsfähige Patienten die Vorarbeiten nicht auf sich nehmen können, oder wo soziale Verhältnisse Brückenzahnersatz nicht zulassen.

Diese Indikationen und Kontra-Indikationen sind aus dem Reiche der Erfahrung entnommen. Alle Versuche, hierfür wissenschaftliche Grundlagen zu schaffen, müssen als gescheitert betrachtet werden, solange man für die Kaueinheiten keine festen unverrückbaren Werte festsetzt. Bis jetzt konnten sich die Autoren über die gleichmäßige Festsetzung nicht einigen. Die mühevolle Arbeit Wustrows, der jeden erdenkbaren Brückenfall rechnerisch in einem Nachschlagewerk festsetzt, mußte also als illusorisch bezeichnet werden.

Auch Riechelmann gibt in seinem neuesten Werke nur Richtlinien an, in denen sich die Forschungen zu bewegen hätten. Bis dahin wären wir also nach wie vor auf die erfahrungsmäßige Beurteilung der Fälle angewiesen.

Ist die Indikation für den Brückenersatz gegeben, wäre der Charakter der Brücke zu bestimmen, d. h. ob fest oder abnehmbar. Hier geben die Pfeiler den Ausschlag. Sind sie fest und in genügender Anzahl, so ist die feste Brücke indiziert. Sind sie in zu geringer Anzahl und von zu geringer Festigkeit, so ist die abnehmbare am Platze. Für die vom Zahnarzte abzunehmende Schraubenbrücke gibt es nur wenige Anhänger.

Bei den festen Brücken unterscheidet man drei Möglichkeiten. Die völlig freischwebende, die unterspülbare Brücke mit abgeschrägtem Körper und die aufliegende Brücke. Für letztere Art gibt es viele Gegner, besonders Riechelmann, der diese Art als feste Brücke verwirft und nur abnehmbare, mit breitem Sattel aufliegend, herstellt.

Die Befestigungsmöglichkeiten sind mannigfacher Art. Ganz zu verwerfen sind Kronenring, die Halbkappe, der einfache Stiftzahn und die Fensterkrone. In vielen Fällen zu empfehlen wären das einfache Inlay, sowie die Carmichaelkrone. Die beste Verankerung bieten die Stiftzähne nach dem Richmondprinzip, Inlay mit Stiften, und vor allem die Vollkrone. Der Körper wird seit Einführung der Gußmethode gegossen, entweder massiv oder zur Aufnahme der Porzellanteile vorbereitet, die aufzementiert und eventuell ersetzt werden können. Der beste Zahn in der Molarengegend ist der Röhrenzahn oder der Diatorix; im Bereiche der Vorderzähne aber der Platinzahn nach dem K a i s e r schen Verfahren, oder aber die Steele Facette.

Aus der Städtischen Zahnklinik Köln (Prof. Dr. Zilkens).

Über die Verwendung von edlen und unedlen Metallen in der Zahnheilkunde.

Von

Heinrich Lemle.

An Metallen verwendet die Zahnheilkunde zu Instrumenten Stahl und Nickel.

Für Prothesen werden die Legierungen Platin und Gold, mit Kupfer und Silber legiert, in der Hauptsache verarbeitet. Nach Frohn und Maranca sind dabei die Legierungen mit 70 bis 80 Proz. Gold die widerstandsfähigsten. Unedle Metalle werden ebenfalls im Munde verarbeitet, und zwar Aluminium- und Kupferlegierungen. Nach Schröder soll man, der Vergiftungsgefahr wegen, den Gebrauch des Kupfers möglichst einschränken und als Ersatz eine Aluminiumlegierung mit 2 Proz. Kupfer verwenden.

Maßgebend für die Verwendungsfähigkeit der Metalle im Munde ist ihre Haltbarkeit, namentlich auch in bezug auf die Farbe. Dieselbe hängt ab von ihrer Stellung in der elektrischen Spannungsreihe. Je weiter nach dem + Ende ein Metall steht, desto leichter löst es sich, je weiter nach dem — Ende, desto leichter verfärbt es sich. Während nun das Bestreben fast aller Autoren dahingeht, die Auflösung zu verhindern, vertrete ich den Standpunkt, daß die dunkle Verfärbung der Kronen und Brücken im Munde das größere Übel ist. Einem Patienten ist mehr damit gedient, einen hellen, blanken Zahnersatz zu haben, selbst auf die Gefahr hin, ihn nach mehreren Jahren einmal erneuern lassen zu müssen.

Ich komme daher zu dem Schlusse, an allen Metallarbeiten im Munde an unsichtbarer Stelle einen Pol eines elektrisch edleren Metalles anzubringen, um die Verfärbung der übrigen Prothese zu verhindern.

Aus der Städtischen Zahnklinik Köln (Prof. Dr. Zilkens).

Ergänzung der bisherigen zahnärztlichen Maßnahmen bei Zahn- und Kieferregulierungen durch operative Eingriffe.

Von

Heinrich Ley.

Die Orthodontie steckte bis zum Auftreten des W. H. Angle in den Kinderschuhen. Ihm gelang es, alle Zahnanomalien in drei Klassen einzuteilen und das Ziel festzulegen, welches zu erreichen sei. Er gab zwei Apparate an, mit deren Hilfe alle Zahnanomalien bis auf einige Ausnahmen zu beheben seien.

In meiner Schrift stelle ich die Grenzen fest, die dem Orthodonten mit seinen Hilfsmitteln bei Zahn-Kieferrichten gezogen sind. Für die Ausnahmen, bei denen diese Hilfsmittel nicht ausreichen, werden drei Operationen angegeben, wodurch die letzten Hindernisse beseitigt werden.

Die Operationen sind folgende:

Die Anomalie der Klasse I, die nicht durch orthodontische Maßnahmen allein beseitigt werden kann, ist der „offene Biß", bei welchem die oberen von den unteren Zähnen — von Schneide bis zur Schneide gemessen — mehr als 13 mm klaffen.

In diesem Falle wird der Unterkiefer am Augulus durch einen Einschnitt geschwächt und der Horizontal-Ast mittels einer Kopf- und Kinnkappe gegen den Oberkiefer gebogen, bis sich alle Zähne berühren.

Die Anomalien der Klasse II (Prognathie sind dann nicht orthodontisch zu lösen, wenn der Distalbiß zwei Prämolarenbreiten und mehr beträgt.

In diesem Falle wird aus dem Angulus ein Keil geschnitten und der Unterkiefer durch schiefe Ebenen annähernd in seine natürliche Lage gezwungen. Durch eine Kopf- und Kinnkappe wird mittels Gummizügen oder Lederriemen der Unterkiefer in senkrechter Richtung gegen den Oberkiefer gezogen; dabei berühren sich zuerst die Schneidezähne, die noch klaffenden Eck- und Backzähne folgen nach. Das Kapitulum des Unterkiefers, welches beim Vorziehen des Unterkiefers auf das Tuberculum articul. geglitten ist, gleitet in die Fossa articularis zurück, der keilförmige Ausschnitt am Angulus schließt sich, und der ganze Unterkiefer wird um so viel gestreckt, als er zu kurz war.

Die Anomalien der Klasse III (Progenie) sind dann nicht durch orthodontische Maßnahmen allein zu beheben, wenn der Mesialbiß zwei Prämolarenbreiten oder mehr beträgt. — In diesem Falle wird am Angulus ein Einschnitt gemacht wie bei der ersten Operation und der Unterkiefer in der Richtung des Kinns und der Gelenkköpfchen so zusammengebogen — also verkürzt — bis die normale Okklusion erreicht ist.

Bevor zur Operation geschritten wird, werden zuerst alle Zähne so gerichtet, daß, wenn die Biegung resp. die Streckung des Unterkiefers vorgenommen ist, jeder Zahn in seiner ihm von der Natur angewiesenen Stelle steht.

Für die Klassen I und II wurden bisher keine Operationen angegeben. Für die Klasse III sind mehrere Operationen angegeben und ausgeführt worden. Die verschiedenen Methoden derselben konnten sich aber nicht einbürgern, weil der Nutzen, den die Operation bringt, die Schädigungen, die das Gebiß dadurch notwendig erleidet, nicht aufwiegt.

Alle drei angegebenen Operationen sind verhältnismäßig gefahrlos, es bleiben keine entstellenden Narben zurück. Da keine wichtigen Nerven und Gefäße, die den Unterkiefer versorgen, verletzt werden, so bleiben alle Zähne unverfärbt, intakt und vollzählig.

Aus der Städtischen Zahnklinik Köln (Prof. Dr. Zilkens).

Eine exakte Methode zur Prüfung der Härte zahnärztlicher Materialien.

Von

Dr. phil. Hans Lignitz.

In vorliegender Arbeit wird die Bedeutung betont, welche die Härte für zahlreiche zahnärztliche Materialien hat. Die bisher vorhandenen spärlichen Angaben über ihre Härte gehen auf die Moßsche Härteskala zurück, deren Stufen aber so ungleich sind, daß die auf ihr beruhenden Zahlenwerte nur einen empirischen Wert haben. Eine Prüfungsmethode, welche zuverlässige Zahlenwerte ergibt, ist als sehr notwendig zu bezeichnen. Vorliegende Arbeit gibt nach Abgrenzung des Begriffes „Härte" eine solche an. Sie fußt auf der Bestimmung der Abnutzbarkeit der Oberfläche des zu prüfenden Materials. Dabei wird der Prüfungskörper solange mit 100 mg Schmirgel (Normal Korundkörner von 0,2 mm durchschnittl. Korngröße) gerieben, bis der Schmirgel unwirksam geworden ist (Toulasches Prinzip). Dem so bestimmten Gewichtsverlust des Korunds von 4,3 mg bzw. 1,09 mm^3 Volumverlust entspricht die Härte 1000 (Rosiwal). Je größer der Substanzverlust eines Körpers nach Gewicht und Volumen ist, desto weniger groß ist seine Härte. Verfasser hat es sich zur Aufgabe gemacht, eine Reihe von zahnärztlichen Materialien auf diese Weise zu prüfen, wodurch er den Wert dieser schon von Rosiwal auf Gesteine und Mineralien angewendeten Methode auch in der zahnärzltichen Materialienkunde dargetan zu haben glaubt.

Aus der Städtischen Zahnklinik Köln (Prof. Dr. Zilkens).

Beiträge zur dentalen Kieferneuralgie.

Von

Johann Hubert Lingmann.

Ausgehend von der Erklärung des Begriffes der Neuralgie, beschäftigt sich der Verfasser vornehmlich mit der Trigeminusneuralgie. Neben den allgemeinen Formen erwähnt er noch eine von Trousseau angegebene „epileptiforme" Neuralgie, die unheilbar sein soll. Während viele Autoren den Begriff Neuralgie sehr eng fassen wollen, schließt er sich der Ansicht derer an, die jeden Nervschmerz im Gebiete des Trigeminus, der über das Gebiet des erkrankten Zahnes hinausgeht, als Neuralgie bezeichnen. Eine Stütze für seine Ansicht glaubt der Verfasser in den experimentellen Untersuchungen Spitzers zu finden. Dieser wies weitgehende Einflüsse einer artifiziellen Pulpitis auf den betreffenden Ast des Trigeminus und das Ganglion Gasseri nach. Nach der Erwähnung der verschiedenen Ursachen einer Neuralgie auf dentaler Grundlage schildert er die beim Zahnarzt üblichen Methoden zur Feststellung einer solchen Ursache. Doch verhehlt er sich nicht die vielen Fehlerquellen, die eine exakte Diagnosenstellung verhindern können. Dies war auch für Kron Veranlassung, nach weiteren Unterlagen für eine exakte Untersuchung und Diagnose zu suchen. Er schreibt den Ohrschmerz, meist verbunden mit einem Schläfenschmerz, einer Erkrankung des ersten oder zweiten unteren Molaren zu, während er einen Schmerz im Schlund und dem Unterkieferwinkel bei Störungen am unteren Weisheitszahne festgestellt hat. Für die dentale Neuralgie spreche aber vor allem, daß die Schmerzen aufflackerten und sich verstärkten, wenn der Kranke sich niederlege.

Eine Reihe typischer Fälle werden im folgenden aus der Literatur angeführt zur Erhärtung des Vorerwähnten.

Trotz Anwendung dieser Untersuchungsmethoden ist Verfasser in manchen Fällen zu einer anfänglichen Fehldiagnose gekommen. So erwies sich in einem Falle der Faradeysche Strom als trügerisch. Statt des sehr schnell antwortenden Molaren mußte er einen Tag später den ersten Prämolar als den schuldigen Zahn feststellen.

In weiteren drei Fällen konnte bei heftigen Ohrschmerzen ein kranker Zahn im Unterkiefer nicht festgestellt werden. In allen diesen Fällen verschwanden diese Schmerzen erst nach der Behandlung des oberen zweiten Prämolaren.

Auch die von Kron aufgestellte These, daß bei Neuralgie auf dentaler Grundlage sich die Schmerzen beim Niederlegen verstärkten, konnte durch die Tatsache widerlegt werden, daß in einem Falle ausgesprochener peripherer Neuralgie dentalen Ursprungs die Schmerzen sich minderten, wenn Patient sich niederlegte.

Die von Trousseau als unheilbar bezeichnete epileptiforme Neuralgie mußte nach mehreren Beispielen aus der Literatur und einem weiteren aus einer Düsseldorfer Praxis als heilbar bezeichnet werden. Es handelt sich hierbei ebenso darum, wie auch bei den anderen Neuralgien auf dentaler Grundlage, die Ursache festzustellen.

In allen Fällen einer Trigeminusneuralgie verlangt deshalb der Verfasser, das Augenmerk auf die erreichbaren peripheren Endigungen der Nerven zu richten und die Beruhigung der gereizten Nerventeile anzustreben, und erst nachher, falls nach Anwendung aller Möglichkeiten der Diagnose der Erfolg ausbleiben sollte, an die Behandlung des zentralen Nerventeiles heranzugehen. Kardinaler Grundsatz muß in so wichtiger Frage bleiben: Gesunde Zähne niemals zu entfernen.

Der Verfasser kommt zu folgenden Schlußfolgerungen:

1. Bei dem äußerst innigen Zusammenhang zwischen Zahnsystem und Trigeminuserkrankung müssen in jedem Fall von Trigeminusneuralgie die Zähne und ihre Umgebung zahnärztlich gründlichst untersucht werden. Alle Hilfsmittel der Untersuchung (Temperatur, Induktionsstrom, Röntgenogramm usw.) sind heranzuziehen.
2. Die Beseitigung der tatsächlichen Ursache einer Neuralgie braucht nicht die Beseitigung des kranken Zustandes unmittelbar im Gefolge zu haben, da die Abheilung des erkrankten Nervenstammes einige Zeit in Anspruch nehmen kann.
3. Die epileptiforme Neuralgie ist nicht als hoffnungslos anzusehen; auch hier ist eine genaueste Untersuchung des Zahnsystems vorzunehmen.
4. Die wirkliche Neuralgie kann als Zahnschmerz in die Erscheinung treten. Hier ist doppelte Vorsicht notwendig, damit nicht nutzlos Zähne geopfert werden.

Aus der Städtischen Zahnklinik Köln (Prof. Dr. Zilkens).

Der erschwerte Durchbruch des unteren Weisheitszahnes.

Von

Bruno Mahrt.

Der Zahnwechsel verursacht im allgemeinen und unter normalen Verhältnissen wenig Beschwerden. Eine Ausnahme hiervon macht der untere Weisheitszahn.

Die durch diesen hervorgerufenen pathologischen Erscheinungen können so schwer sein, daß das Allgemeinbefinden ernstlich leidet.

Das gestellte Thema soll von folgenden drei Gesichtspunkten aus betrachtet werden:

1. Wie kommt der erschwerte Durchbruch des unteren Weisheitszahnes zustande und welches sind seine Ursachen?
2. Wie zeigt sich uns das Bild in der Praxis, und
3. welche Mittel stehen uns zu Gebote, um die Patienten von diesem Leiden zu befreien?

Die primäre Ursache für den erschwerten Durchbruch des unteren Weisheitszahnes ist der Raummangel. Der durchbrechende untere dritte Molar findet keinen Platz, weil einmal der Kieferbogen überhaupt zu kurz ist, um alle Zähne aufzunehmen, oder die Zahnkronen sind zu groß, so daß der Platz für den noch fehlenden Zahn nicht mehr ausreicht. Die Raumbeengung finden wir fast immer, wenn in der Gegend des ersten Molaren der Alveolarfortsatz nach innen eingebuchtet und vom zweiten Molaren an eine Abweichung in der Richtung des aufsteigenden Astes vorhanden ist. So liegt der Weisheitszahn eingekeilt zwischen dem aufsteigenden Ast und dem zweiten Molaren. Hierdurch wölbt sich das Zahnfleisch in Form einer Kapuze über dem durchbrechenden Zahn. Die Infektion dieses Zahnfleischlappens haben wir als zweite Ursache für die Dentitionsbeschwerden anzusehen.

Diese Infektion wird hervorgerufen durch das Eindringen der Speiseteile und Bakterien. Auch kann durch den Aufbiß des oberen Weisheitszahnes ein Dekubitalgeschwür entstehen. Schließlich kann noch eine Verlagerung des Zahnkeimes den erschwerten Durchbruch zur Folge haben.

In der Praxis sehen wir die pathologischen Erscheinungen der Dentitio difficilis leicht und schwer auftreten, und zwar meistens einseitig, doch kommen auch Fälle zur Beobachtung mit doppelseitigen Störungen. Die Beschwerden sind relativ leicht, wenn nur noch die distalen Höcker des Weisheitszahnes vom Zahnfleisch bedeckt sind. Hier finden wir geringe Schluckbeschwerden, eventuell Kieferklemme leichten Grades und infolge der Schmerzen gestörte Nachtruhe.

Mit einem stärkeren Entzündungsstadium haben wir es zu tun, wenn der Zahn noch ganz unter der geschwollenen Zahnfleischkapuze liegt. In diesem Falle klagen die Patienten über Mandelentzündung, Schluckbeschwerden, Schwellung der Weichteile des Mundes, hervorgerufen durch das Herabgleiten der Entzündungssekrete vom Zahn; ferner über starke Kieferklemme und Lymphdrüsenschwellung, entstanden durch die entzündliche Infiltration der Kaumuskeln.

Das stärkste Stadium der Entzündung mit seinen Folgeerscheinungen sehen wir vor uns, wenn der Patient den Mund nicht mehr öffnen kann. Die Therapie besteht in der Erhaltung des Zahnes oder, wo dies unmöglich ist, in der Extraktion.

Sind nur noch die distalen Höcker vom Zahnfleisch bedeckt, so genügt häufig eine Ätzung mit Chlorphenol. Führt diese nicht zum Ziele, wird das Zahnfleisch mit dem Thermokauter entfernt.

Ist der Zahn noch ganz unter der Kapuze verborgen, so wird nach vorheriger Anästhesie ein Schnitt durch den Zahnfleischlappen von mesial nach distal gemacht und ein kleiner Jodoformgazestreifen bis zum distalen Rande des Zahnes hingeschoben. Diese Tamponade wird so lange wiederholt, bis der Zahn frei in die Mundhöhle hineinragt. Unter Umständen ist eine gleichzeitige Bißerhöhung nötig durch Auftragen von Zement auf zwei Zähne, um den Aufbiß des oberen dritten Backenzahnes auszuschalten. Nach Beseitigung der vorhandenen Entzündungserscheinungen wird wieder mit dem Thermokauter das Zahnfleisch entfernt, um Rezidive zu vermeiden. Bei hochgradiger Kieferklemme wird erst diese beseitigt und so dem Eiter Abfluß geschaffen. Durch heiße Umspülungen oder Einlegen einer in Milch gekochten heißen halben Feige beschleunigt man den Rückgang der Entzündungserscheinungen. Sodann wieder Behandlung wie vorher.

Muß der Zahn wegen zu starker Verlagerung gezogen werden, so wendet man entweder den Beinschen oder den Lecluseschen Hebel an, oder den Drehmeißel nach Partsch. Mit einem dieser Instrumente wird der Zahn aus seiner Alveole nach distal herausgehebelt und dann mit einer Zange vollends entfernt.

Sollte es trotz aller Vorsicht zur Fraktur kommen, so wird mit dem Meißel oder Bohrer lingual und bukkal von dem Alveolarfortsatz nach vorheriger Abhebung des Zahnfleisches und des Periostes soviel abgetragen, daß die weitere Extraktion keine Schwierigkeit mehr bietet. Um einem erschwerten Durchbruch des unteren Weisheitszahnes vorzubeugen, wäre eventuell an eine rechtzeitige Behandlung der Milchzähne zu denken, weil durch frühzeitige Extraktion dieser Zähne eine mangelhafte Kieferentwicklung und gedrängte Zahnstellung die Folge sein kann. Ungenügende Ernährung und schlechte Beschaffenheit des Brotes, die ein kräftiges, ergiebiges Kauen nicht zur Durchführung kommen lassen, können ferner prädisponierend für eine Stellungsanomalie und damit für die Dentitio difficilis des dritten unteren Molaren sein.

Aus der Städtischen Zahnklinik Köln (Prof. Dr. Zilkens).

Die Bedeutung und Wiederherstellung des Kontaktpunktes und des Interdentalraumes im menschlichen Gebisse.

Von

Ernst Mayer.

Unterzieht man das normale menschliche Gebiß einer eingehenden Betrachtung, so findet man, daß sich die Zähne im Bereich der Zahnkronen berühren. Die einander zugekehrten Flächen benachbarter Zähne werden als approximale Flächen bezeichnet; die Berührungsstellen sind die Kontaktpunkte. Zwischen Kontaktpunkt und Zahnhälsen liegt der Interdentalraum, der durch die Zahnfleischpapille ausgefüllt wird. Alle Flächen des Zahnes mit Ausnahme der Approximalflächen sind entweder dem Kauakte oder der reibenden Tätigkeit der sie umgebenden Weichteile, oder der wegschwemmenden Tätigkeit des Speichels ausgesetzt. Speisereste setzen sich deshalb vornehmlich an der Kontaktfläche fest. Deshalb ist gründlichste Untersuchung dieser Zahnpartien nötig. Übersieht man einen approximalen Kariesherd, so schreitet die Karies rasch fort (sekundäre Karies an approximalen Kavitäten) und führt zur Pulpenerkrankung mit nachfolgender Gangrän. Die in dem Interdentalraum liegenden Speisereste führen zur Zerstörung des Ligamentum circulare und der Zahnfleischpapille. Durch die approximale Karies nähern sich die Zahnkronen einander, so daß es zur Störung in der Artikulation des Gebisses kommt.

Approximale Kavitäten entstehen

1. durch Karies,
2. durch interproximale Abnutzung und Flachwerden der Zähne,
3. durch Extraktion eines oder mehrerer Zähne,
4. durch Erosion.

Die Präparation approximaler Höhlen umfaßt die Separation des erkrankten Zahnes von dem Nachbarzahn und die Aufnahme einer exakten Füllung zur Wiederherstellung des verlorenen Kontaktes. Die Separation ist aus doppelten Gründen auszuführen:

1. um die Kavität für das Auge sichtbar zu machen,
2. um die Zähne, die infolge approximaler Karies zueinander gekippt stehen, wieder aufzurichten und auf ihre ursprüngliche Distanz zurückzubringen.

Akute Separationsmittel sind: der Holzkeil, der Separator von Ivory; langsame Separationsmittel: Watte, Gummi und Guttapercha.

Für die Kavitätenpräparation sind zwei Faktoren grundlegend:

1. Kastenform nach Black, d. h. die Kavitätenränder müssen im rechten Winkel stehen.
2. Die Ränder der Kavität müssen möglichst weit außerhalb der Kontaktfläche der Zähne liegen, um sekundäre Karies zu verhindern.

Zur Erlangung eines günstigen Kontaktpunktes dient die Matrize. Die gebräuchlichste Matrize ist von Ivory angegeben. Dünne Stahlblättchen und Ringmatrizen finden ebenfalls Verwendung. Den Überschuß am zervikalen Rande entfernt man mit feinen Modellierspateln.

Für die Prophylaxe des menschlichen Gebisses ist es von außerordentlicher Wichtigkeit, exakte approximale Füllungen zu legen.

Aus der Städtischen Zahnklinik Köln (Prof. Dr. Zilkens).

Die Bedeutung der Zahnheilkunde für die Volksgesundheit.

Von

Fritz Mehren.

Die Zahnhygiene gewinnt in der öffentlichen Gesundheitspflege immer größere Bedeutung; dabei gilt der Kampf in erster Linie der Volksseuche „Zahnkaries".

Die Bedeutung und Pflege des gesunden Mundes und die Erhaltung eines gesunden Gebisses ist in den einzelnen Lebensabschnitten hervorgehoben.

Der Zahnpflege in kranken Tagen soll besondere Aufmerksamkeit gewidmet werden, da erfahrungsgemäß die Mundhöhle bei Erkrankungen (Masern, Scharlach, Diphtherie, Typhus, Tuberkulose, Syphilis, denen des Stoffwechsels, der Ernährung und geistigen Störungen) in hohem Maße beteiligt ist.

Die Mittel und Wege, die zu einer Besserung der Mundverhältnisse führen, liegen

A. in der Prophylaxe, die besteht:
   1. in der Verbesserung der Zusammensetzung der Zahnsubstanzen, die schon in frühester Zeit beim wachsenden Kinde einsetzen muß.
   2. in dem Fernhalten der Schädigungen des Gebisses (Reinigung von Mundhöhle und Zähnen, Beseitigung von Kiefer- und Stellungsanomalien).

B. Ist das Gebiß erkrankt, so erfordert eine systematische Therapie die Beseitigung aller kariösen Schäden behufs Erhaltung des eigenen Gebisses. Hierbei sind der Zahnarzt, das Individuum, die Familie, das Gemeinwesen und der Staat in gleicher Weise beteiligt.

Zusammenfassend werden die bereits bestehenden oder dringend wünschenswerten Zahnpflegestätten (Kleinkinderschule, Schulzahnpflege, Fortbildungs-Kochschulen, Waisen- und Erziehungshäuser, Blinden-, Taubstummen-, Irrenanstalten, Gefängnisse, gewerbliche Betriebe, Krankenkassen, Heilstätten) im Gemeinwesen aufgeführt.

Der Staat muß in den ihm unterstellten Betrieben (Post, Heer, Marine) mit gutem Beispiel vorangehen und in seiner Verwaltung die geeigneten Abteilungen schaffen, die der Verhütung dieser Volksseuche „Zahnkaries“ unausgesetzt die größte Aufmerksamkeit zu widmen haben.

Daß an der Kölner Universität ein zahnärztliches Institut und hier, wie an anderen Universitäten, Lehrstühle für soziale Zahnheilkunde geschaffen werden, ist eine Forderung der Zeit.

Die Zahnärzteschaft selbst, als der vom Staat anerkannte und einzig berufene Stand, hat in größerem Umfang als bisher der Zahnhygiene größte Aufmerksamkeit zuzuwenden.

Den Zahnärzten, als den Sachverständigen, liegt es ob, in Wort und Schrift die Allgemeinheit immer wieder auf die Schädigungen des erkrankten Gebisses hinzuweisen zum Wohle des Einzelindividuums und zur Gesundung des Staates.

Aus der Städtischen Zahnklinik Köln (Prof. Dr. Zilkens).

Krankheiten und Anomalien der Zähne in ihrem ursächlichen Zusammenhang zur leiblichen und seelischen Verfassung des Menschen.

Von

Heinrich Metscher.

I. Die Ursache mancher Krankheitserscheinungen unseres Organismus ist dentalen Ursprungs. Dieses zeigt sich bei Verdauungsstörungen, die in Form von Magenaffektionen, Gastritis, Dyspepsien usw. zum Ausdruck kommen und durch Zahnkaries, Pulpitis, Periodontitis, Abszesse, Paruliden usw. veranlaßt werden können. Auch bei Infektionskrankeiten (Tuberkulose, Syphilis, Aktinomykose), bei Geschwüren und Drüsenerkrankungen macht sich der Einfluß erkrankter Zähne oft in bemerkenswerter Weise geltend. Eine Reihe konkret vorliegender Fälle von namhaften Autoren, z. B. bei der Tuberkulose von Grawitz, Hoppe, Körner, Jul. Scheff, bei der Syphilis von Miller, bei der Aktinomykose von Karl Partsch, Israel, bei Geschwülsten von Mikulicz, bei Drüsen von Mex, bestätigen dieses. Wie bei Kindern besonders durch Dentitio difficilis, so wird auch bei Erwachsenen Wachstum und Entfaltung des Organismus durch den Zustand der Zähne wesentlich beeinflußt. Dieses ist an Hand statistischen Materials besonders durch Röse nachgewiesen worden. Wichtige Organe unseres Körpers, Auge, Ohr und Nase können durch erkrankte Zähne in Mitleidenschaft gezogen werden. Für das Auge ist solches unter anderem von Galezowski, W. Kron, Feuer, für das Ohr von Pollak, Ziem, für die Nase von F. V. Niemeier, Stöck, B. Fränkel, Walb festgestellt worden. Schließlich kommen noch durch Zahndefekte ausgelöste neuralgische Erscheinungen in Betracht.

II. In umgekehrter Folge zu obigem Verlaufe bewirken körperliche Zustände oft von der Norm abweichende Erscheinungen der Zähne. Das zeigt sich bei Rachitis, Chlorose, Menstruation, Gravidität, Laktation. Ebenso vermögen hereditäre Syphilis, Skrofulose, Arthritis, Diabetes den Zähnen ein spezifisches Merkmal aufzuzeichnen. Diesbezügliche autoritative Angaben finden wir für die Menstruation bei Gutmann und Bernstein, für die Gravidität bei Paschkis, J. Scheff, Kranz und Rosenstein, für die Syphilis bei Hutchinson, für

Arthritis bei Peirce und Kirk, für Diabetes bei Magitôt und Guyot.

Neuralgie kann in der Form dentipetaler Neurosen mit lokalisiertem Schmerze in den Zähnen auftreten.

IIIa. Bei Stellungsanomalien der Zähne kommt zunächst die Rachitis in Betracht, ferner die Tuberkulose durch oft damit verbundene Osteomalacie und Knochenvereiterung und hereditäre Lues hauptsächlich infolge verkümmerter Entwicklung des Os intermaxillare und dadurch verursachtem Raummangel. Raummangel führt auch nach frühzeitiger Extraktion zu Stellungsanomalien. Walkhoff besonders hat die Bedeutung des Raummangels für Stellungsanomalien nachgewiesen. Für den offenen Biß sind nach L. Schmidt vielfach die hypertrophischen Rachentonsillen und adenoide Wucherungen verantwortlich zu machen. Auf Prognathie durch Wirkung des Zungendrucks hat zuerst Virchow aufmerksam gemacht. Progenie entsteht beim Wolfsrachen durch Druckwirkung der Oberlippe auf die oberen Inzisivi und der Zunge auf die unteren Zähne. Stellungsanomalien der Zähne beeinflussen Gesichtsbildung und Gesichtsausdruck sowohl bei Einzelpersonen, wie bei Völkerstämmen und Rassen. Im letzteren Falle sieht man solches bei Negern, Indern, Ozeaniern, Ägyptern, Eskimo, Friesen, Kretinen. Mit Stellungsanomalien können Sprachstörungen, Beeinträchtigung des Kauaktes, erschwerte Atmung, rasche Abnutzung der Zähne zusammenfallen. Diese Vorkommnisse bilden oft einen Behinderungsgrund im Wettbewerb um soziale Gleichberechtigung.

III b. Als ursächliche Faktoren für Strukturanomalien werden Rachitis, Skrofulose, hereditäre Lues, Exantheme, zerebrale und nervöse Störungen, Funktionsstörungen gewisser innersekretorischer Drüsen genannt. In der Literatur haben die Strukturanomalien einander oft gegenüberstehende Erklärungen gefunden, z. B. von Bourdet, Hutcinson, Fleischmann, Magitôt, Baume und Zinsser. Verfasser vertritt den Standpunkt Berkens, welcher sagt, daß aus der Betrachtung der einzelnen Theorien deutlich hervorginge, daß die angeführten Krankheiten die Hypoplasie hervorrufen können, aber keine dieselbe unbedingt hervorrufen müsse.

IIIc. Bei Anomalien der Form spielen Schilddrüse, Kretinismus, Rasse, Nationalität, Klima und Ernährung eine Rolle. Betreffs der Schilddrüse finden wir in diesem Sinne Äußerungen von Michel, betreffs des Kretinismus von Mayrhofer, Kranz, betreffs der Rasse usw. von Thomson, M. de Terra. Formveränderungen der Zähne können durch medikamentöse und chemische Einwirkung stattfinden (Eisenpräparate, Säuren), ebenso bei Ausübung mancher Berufsarten (Schuhmacher, Glasarbeiter). Künstlich herbeigeführte Deformationen findet man bei unkultivierten Völkern aus religiösen Gründen, aus Eitelkeit, als Erkennungszeichen.

IIId. Anomalien der Farbe werden verursacht durch Ikterus, Diabetes, Chlorose, Cholera, Typhus, Stomatitis, Skrofulose, durch das Alter, durch Zahnkaries, durch chemische Vorgänge usw.

IV. Störungen an den Kauorganen vermögen das menschliche Seelenleben zu alterieren (Trömmer, Dieck, Kron) und die Leistungsfähigkeit des Geistes herabzusetzen. An der Hand statistischen Materials stellt Wurfschmidt bei zahnkranken Schülern verminderte Leistungen fest, ebenso Röse. Im Parallelismus mit Irregularitäten an den Zähnen fallen nach C. A. Ewald und Kranz beim Kretinismus oft Idiotie, geistige Hemmungen, schwerfälliges Temperament zusammen. Über Idiotie, moralischen Blödsinn usw. finden wir Aufzeichnungen von Alice Sollier, C. Lombroso, Langdon Down, Bourneville, Adloff. Daß ausgesprochener Irrsinn und Verbrechertum vielfach ausgeprägte Zahnanomalien aufweisen, stellen auf Grund statistischer Zusammenstellung Talbot, Richter, Dumur fest.

Schluß: Ein äußerst reichhaltiges Material steht als Nachweis für den engen Zusammenhang zwischen Kauorgan und anderen Organen unseres Körpers zur Verfügung. Diesen Nachweis zu führen, entsprach dem Zweck der vorliegenden Arbeit.

Aus der Städtischen Zahnklinik Köln (Prof. Dr. Zilkens).

Bau und Wirkung der Zahnzangen auf wissenschaftlicher Grundlage

unter Berücksichtigung der Luxationstechnik.

Von

Ernst Müller.

In der Einleitung der Arbeit wird ein kurzer geschichtlicher Überblick über die Extraktionstechnik und die Entwicklung der Zahnzangen gegeben, aus dem ersichtlich, daß Äskulap der Dritte angeblich der Erfinder der Zahnextraktion ist. Die älteste Zahnzange ist nach Caelius Aurelianus (5. Jahrh. n. Chr.) eine bleierne Zange im Tempel des Apoll zu Delphi gewesen. Die ältesten vorhandenen Zangen sind nach Dependorf zwei eiserne Zangen aus dem Legionslager von Vindonissa aus dem ersten Jahrhundert n. Chr., doch steht noch nicht fest, ob diese Zangen nicht etwa Werkzeugzangen gewesen sind. Die Beantwortung der Frage wird offen gelassen, da bis ins 16. und 17. Jahrhundert nur ein loser Zahn aus dem Kiefer entfernt wurde, und erst Tomes 1840 die ersten brauchbaren Zangen herausgegeben hat, die den anatomischen Verhältnissen entsprachen. Da aber ständig Neuerungen und Verbesserungen vorgeschlagen wurden, wobei den Herausgebern die mannigfachsten Fehler unterlaufen, auch Hesse 1904 darauf hinweist, daß wir kein Lehrbuch hätten, welches den physikalischen Teil der Extraktionstechnik behandelt, hat Scheff in seinem Lehrbuch 1909 einen diesbezüglichen Versuch gemacht, doch ist er nicht über die Rotationstechnik hinausgekommen, und gerade den interessanteren und schwierigeren Teil der Exluxationstechnik hat er in dieser Beziehung nur kurz gestreift. Steffen (Kuxhaven) hat sich schon 1904 mit dem Problem befaßt, er legt aber auf den Schwerpunkt des Zahnes den Hauptwert und kommt selbst heute noch in seiner diesbezüglichen Dissertation (Königsberg 1921) zu dem Resultat, daß man eine einzige Universalzange bauen könne. In dem ersten Teil der vorliegenden Arbeit werden von Müller (Barmen) nun diese Fragen nach dem Hebelgesetz vom Parallelogramm der Kräfte beantwortet. Die Bedeutung des Hebelgesetzes wird durch Wort und von ihm selbst entworfenen Originalzeichnungen erläutert. — Da jede Zange von zwei einzelnen Hebeln gebildet wird, bildet das Schloß die gemeinsame Drehachse für die Zange, aber nicht für die Rotation oder Exluxation. Es werden die wechselseitigen Beziehungen der Längen des Griffes und Zangenmauls untereinander,

der Fingerhanddruckkraft und Zangenmaulpreßkraft untereinander, wie auch die Längenverhältnisse und Kraftgrößen zueinander beschrieben unter Berücksichtigung der gegebenen anatomischen Verhältnisse und der physiologisch begrenzten Fingerhanddruckkraft. Es wird festgestellt, daß die Richtung und die Ansatzstelle der Kräfte von größter Bedeutung sind. — Da die Gesamtpreßkraft eine relativ große sein muß, soll sie auf eine möglichst große Gesamtfläche verteilt werden, um so die Pressungskraft pro Flächeneinheit möglichst klein zu gestalten. Die vorhandenen Zangen werden daraufhin untersucht und es wird festgestellt, daß die Bevorzugung der englisch-deutschen vor den amerikanischen Zangen zu Recht besteht. — Im zweiten Teil wird die Luxationstechnik behandelt und darauf hingewiesen, daß der Schwerpunkt des Zahnes nicht in Betracht kommt. Bei der Exluxation der oberen Frontzähne durch Rotation mit der Bajonettzange haben wir eine einarmige Hebelwirkung; bei der Rotation mit der typischen oberen Schneidezahnzange, die gleichfalls um die Vertikalachse des Zahnes erfolgt, tritt die Wirkung zweier einarmiger Hebel in Kraft. In allen anderen Fällen erfolgt die Exluxation durch Hebelung. Die sich hierbei abspielenden Vorgänge werden auf Seite 38 der Arbeit in der von ihm aufgestellten These zusammengefaßt: „Die Exluxation eines Zahnes mit der Zange beruht auf wechselseitiger Hebelwirkung um eine Achse, die abwechselnd am bukkalen und lingualen Alveolarrande von diesem mit der äußeren Fläche der Zahnwurzel gebildet wird, und sich an dieser, nach der Wurzelspitze zu, mit jeder neuen Bewegung verschiebt, indem Zahn und Zange einen festen zweiarmigen Hebel darstellen, unter gleichzeitiger Zwischendrehung des Zahnes um eine Achse, die von der Wurzelspitze mit der inneren Alveolenwand gebildet wird und sich zu dieser vom tiefsten Alveolengrund zum Alveolenrand hin verschiebt, indem Zahn und Zange während dieser Bewegung auch wiederum einen gemeinsamen festen, aber einarmigen Hebel bilden.“ — Die Beantwortung aller anderen Fragen bereiten nach Aufstellung dieser These keine Schwierigkeiten, wenn man nur die einzelnen Begriffe von Drehachse, Drehrichtung und Druckrichtung, sowie von Preßkraft, Druckkraft und Hebelkraft richtig erkannt hat und scharf auseinanderhält. Die Möglichkeit, eine einzige Universalzange zu bauen, wird verneint. — Von der Drehrichtung wird gesagt: „Die Drehrichtung ist abhängig von der anatomischen Beschaffenheit des Kiefers und des Zahnes, besonders auch von der Anzahl und Stellung der Wurzeln.“ Die Drehachse wird genau bestimmt durch den Satz: „Die Drehachse wird gemeinsam von der Zahnwurzel mit dem bukkalen und lingualen Alveolarrande gebildet; sie wird ständig durch die wechselseitigen Drehbewegungen von bukkal nach lingual in vertikaler Richtung nach der Wurzelspitze zu, und bei den eventuell erforderlichen Schaukelbewegungen in ungefähr horizontaler Richtung mehr oder weniger mesial bzw. distal am Alveolarrande verlegt." — Da die Drehachse immer von anderen Teilen der Wurzel und der Alveole gebildet wird, wird besonderer Wert darauf gelegt, daß die Drehachse bei der Exluxation von den Zangenmaulenden nicht behindert wird.

Falls die in der Arbeit aufgestellten Grundprinzipien anerkannt und nicht widerlegt werden, müßte auch der Ausdruck Extraktion sowohl in Zahnärztekreisen wie auch auf den Universitäten und in allen Lehrbüchern durch die Bezeichnung Luxation oder Exluxation ersetzt werden.

In der Schlußbetrachtung wird nochmals betont, daß nicht nur die anatomischen Kenntnisse allein, sondern die Erkenntnis aller scheinbar oft unbedeutendsten physikalischen Gesetze unter Berücksichtigung aller anatomischen Verhältnisse zur Erkenntnis des Wesens der Exluxation und zum Bau der Zahnzangen auf wissenschaftlicher Grundlage unbedingt erforderlich sind.

Aus der Städtischen Zahnklinik Köln (Prof. Dr. Zilkens).

Einfluß der Zähne auf die Physiognomie des Menschen.

Von

Wilhelm Peters.

Für die Entwicklung der Orthodontie zu einer Wissenschaft war der Anglesche Bogen von ausschlaggebender Bedeutung.

Das Ziel der Orthodontie besteht nicht nur allein in der Herstellung der normalen Okklusion, sondern es soll auch der Gesichtsausdruck im Sinne einer Verbesserung beeinflußt werden. Das letztere Ziel wird von den meisten Patienten in erster Linie erstrebt.

Nach Pfaff wird das Gesicht in drei gleich hohe Zonen eingeteilt, die durch den unteren Nasenrand und die Nasenwurzel bestimmt werden. Für den Zahnarzt kommt die untere Zone in Frage, weil er diese allein verändern kann.

Der Anthropologe unterscheidet zwei prinzipiell voneinander verschiedene Gesichtsformen: Lang- und Breitgesichter, die durch Messungen bestimmt werden. Man zählt heute nur ca. 10 Prozent reine Gesichtsformen, während die Mehrzahl Mischformen sind, die in allen nur denkbaren Übergängen von rein leptoprosopen zu rein chamäprosopen Gesichtsformen vorkommen.

Mühlreiter stellt in einer Tabelle die von ihm ermittelten Maximal- und Minimalgrößen der Zähne fest. Die Maximalzahlen kommen mehr für Langgesichter und die Minimalzahlen mehr für Breitgesichter in Frage. Die bedeutendste Differenz in der Kronenlänge zeigt der obere mittlere Schneidezahn. Für den Verlauf der Profillinie ist daher der große Schneidezahn von hervorragender Bedeutung. Eine Stellungsanomalie derselben stört aus diesem Grunde sehr die Harmonie des Gesichtsausdruckes. Nicht allein die Oberlippe, sondern auch die Unterlippe wird durch die Stellung der oberen Schneidezähne stark beeinflußt. Bei normaler Okklusion ruht die Unterlippe ungefähr auf dem unteren Drittel der labialen Fläche der oberen Schneidezähne. So erstreckt sich die Wirkung der oberen Schneidezähne also auch auf die Kinngegend.

Große lange Schneidezähne bilden geradezu ein Rassenmerkmal für langgesichtige Bevölkerungen. Es ist durchaus kein Zufall, daß wir bei den langgesichtigen Schweden und Engländern so häufig jene großen Schneidezähne antreffen, die auch in den Zerrbildern der Witzblätter eine große Rolle spielen.

Der bestimmende Einfluß der Zähne auf die Gesichtsform wird am Schädel des Neugeborenen, des Erwachsenen und Greises gezeigt.

Das Wachstum der Zähne und die Vergrößerung der Kieferhöhle bestimmen die Höhe der Kiefer. Ein einheitlicher Typus erleichtert dem Orthodonten nicht die Arbeit, sondern derselbe muß sich auf sein eigenes Urteil verlassen.

Nach Angle findet man, „daß das Mißverhältnis des Mundes zu den übrigen Teilen des Gesichtes immer in direktem Verhältnis zu dem Grade der Okklusionsanomalie steht". Die größte Differenz in der Wurzellänge zeigt der Eckzahn. Dieselbe beträgt nicht weniger als 18 Millimeter. Die Bedeutung der oberen Eckzähne als formgebendes Gerüst zeigt sich in den Folgen der Extraktion. Bei typisch außerhalb des Zahnbogens durchgebrochenen Eckzähnen sinkt nach der Extraktion die Partie um die Mundwinkel ein und es zeigen sich verkniffene mürrische Gesichtszüge. Eckzähne sind in jeder Kieferhälfte nur einmal vertreten und es kann deren Funktion durch keine gleichwertigen Zähne ersetzt werden.

Die längste Wurzel verursacht am Knochen die bedeutendste Vorwölbung und gibt dem Oberkiefer eine besonders starke Betonung der Ecke. Für die Physiognomie ist zuweilen das obere Lippenbändchen wichtig. Ist dasselbe schlaff, so sieht man beim Lachen das Zahnfleisch. Cieszynski gibt dafür eine Operationsmethode an. 1. Durch Exzision des ursprünglich langen und schlaffen Frenulums wird ein neues auf dem Wege der Plastik geschaffen, dem außer der Schleimhaut Muskelelemente beigegeben werden. 2. Die hohe Umschlagfalte wird tiefer gelegt und es wird ein neuer Ansatz für gewisse Lippenmuskeln geschaffen. In anderen Fällen hingegen setzt das obere Lippenbändchen zwischen den mittleren Schneidezähnen an, wodurch häufig die „Separation in der Mittellinie" entsteht. Geht beim Lachen die Oberlippe in die Höhe, so hält das tief inserierende Frenulum die Schleimhaut der Lippe zurück und es bildet sich eine unschöne Doppellippe. Durch einen kleinen chirurgischen Eingriff ist dieser Schönheitsfehler leicht zu beseitigen.

Der gute Geschmack und das ästhetische Feingefühl bestimmen vielfach den besten Erfolg der zahnärztlichen Arbeiten.

Aus der Städtischen Zahnklinik Köln (Prof. Dr. Zilkens).

Der Kaudruck in der Zahnheilkunde.

Von

Albrecht Pickhan.

Der Kaudruck wird erzeugt durch die Kontraktion der Kaumuskeln. Es sind dies vier Paare: Musc. masseter, Musc. temporalis, Musc. pterygoideus externus und Musc. pterygoideus internus. Diese Muskeln bewegen den Kiefer beim Sprechen und Kauen derart, daß die Muskel masseter den Unterkiefer an den Oberkiefer pressen, die Musc. temporales den Unterkiefer nach aufwärts und durch ihre horizontal gerichteten Fasern auch etwas nach hinten ziehen können. Die Musc. pterygoidei interni schließen gleichfalls den Mund, während die Musc. pterygoidei interni den Mund öffnen, indem sie den Gelenkkopf auf das Tuberculum articulare ziehen. Wird der Unterkiefer aber durch die übrigen Kaumuskeln am Oberkiefer festgehalten, so wird durch die Kontraktion der Musc. pterygoidei externi der Unterkiefer vorgeschoben. Durch abwechselnde Kontraktion der Musc. pterygoidei externi entsteht eine Mahlbewegung. Infolgedessen setzt sich der Kaudruck in der Haupsache aus einem vertikalen und einem horizontalen zusammen.

Die Stärke des Kaudrucks wird 1895 von Prof. Black mit 30 bis 270 Pfund angegeben, Hans Bloch, Dresden, gibt an, daß Akrobaten mit einer Gewalt von 500 Pfund den Mund schließen könnten. Dr. Patrick machte Versuche mit Aufbeißen von Nüssen, welche eine Kraft von 120 Pfund benötigten, welche angeblich von keinem erreicht wurde. Der Versuch weist natürlich so viele Mängel auf (Größe der Nüsse, Oberfläche der Nüsse), daß er nicht weiter berücksichtigt werden kann. Dr. Dennis, Chikago, hat mit seinem Apparat als höchstes 95 Pfund festgestellt. Zwischen den Molaren fand er einen Druck von 65—85 Pfund, zwischen den Bikuspidaten 50—70 Pfund, zwischen den Inzisiven 30—55 Pfund. Prof. Sauer, Berlin, stellte durch Versuche fest, daß die mittlere Hubkraft des Unterkiefers 50 Pfund stark ist. Er legte bei geöffnetem Munde auf die Zähne des Unterkiefers eine Stahlplatte, an welcher Gewichte befestigt waren. Durch Schließen des Mundes mußten die Gewichte angehoben werden. Nachdem Prof. Black regelmäßig den Kaudruck seiner Studierenden gemessen hatte, stellte er 1900 fest, daß er niemals geringer als 125 Pfund war, aber in manchen Fällen 250 bis 300 Pfund erreichte. Durch genaue Messungen hat Hauptmeyer,

Essen, diese Angaben kontrolliert. Er fand den Kaudruck schwankend zwischen 50 und 125 kg.

Nach der mittleren Höhe des Kaudrucks berechnet, kann man von zu hohem und zu niedrigem Kaudruck sprechen. Durch zu niedrigen Kaudruck leidet das Wachstum des Kiefers, es fehlt der nutritive Reiz, welcher durch intensives Kauen ausgelöst wird, und es leidet die normale Sekretion der Speicheldrüsen. Weil die Selbstreinigung der Zähne durch Kauen harter Speisen wegfällt, kommt es zu Zahnsteinablagerungen, welche eine Disposition zu Karies und Gingivitis bilden. Bei zu hohem Kaudruck können die Zähne bei starken Mahlbewegungen vollkommen abgenutzt werden. Besonders wenn das Gebiß Lücken aufweist und deshalb einzelne Zahngruppen außergewöhnlich belastet werden, können die Zähne bis zum Zahnfleischrande abgenutzt werden, so daß leicht Pulpitis eintritt. Sodann werden durch zu hohen Kaudruck kleine Zwischenräume der Zähne durch Einpressen von Speiseresten erweitert, eventuell die interdentale Papille zerstört. In der entstandenen Mulde zersetzen sich die Restbestände von Speisen, und so entsteht Karies, später Pulpitis und Periodontitis. In Gebissen mit anormaler Zahnstellung können Zähne durch Kaudruck herausgedrängt werden, speziell Eckzähne und seitliche Schneidezähne. In einem Gebiß, das schon Lücken aufweist, werden die Begrenzungszähne durch den Kaudruck gekippt, weil eine Atrophie des Proc. alveolaris eintritt. Die Antagonisten der fehlenden Zähne wachsen aus ihren Alveolen heraus und verlieren die Berührungspunkte mit den Nachbarzähnen. Dadurch sind diese stärker dem horizontalen Kaudruck ausgesetzt. Sind die Zahnreihen normal gebaut und okkludieren die Zähne normal, so ist der Kaudruck unschädlich.

Um bereits erkrankte Zähne dem Kauakt wieder nutzbar zu machen und um ihrer vollständigen Zerstörung durch den Kauakt Einhalt zu tun, werden sie mit verschiedenen Materialien gefüllt. Die gebräuchlichsten Arten sind Gold-, Amalgam- und Silikatzement-Füllungen. Gold (18 kar.) hat eine Festigkeit von 43 kg auf den Quadratmillimeter, Amalgamwürfel von 4 mm hielten nach eigenen Versuchen einen Druck von 160—360 Pfund aus. Wenn Amalgame expandieren, so besteht die Gefahr, daß dieser Druck im Verein mit dem Kaudruck den Zahn sprengt. Wenn sich das Amalgam kontrahiert, so entstehen Rillen zwischen Zahnwand und Material, in welche durch den Kaudruck leicht Speiseteile eingepreßt werden. Hierdurch entsteht dann sekundäre Karies, falls es nicht zur Zerstörung der Kavitätenwand durch den Kaudruck kommt. Bei den Silikatzementen ist die Festigkeit des Materials nicht so groß, z. B. hat Ascher 17 kg Zugfestigkeit bei Proben in Walzenform von 4 mm Durchmesser, aber nur 6 kg Bruchfestigkeit. So erklärt auch Prof. Heitmüller und andere, daß Silikatzementfüllungen nicht geeignet sind an Stellen, wo sie dem Kaudruck stark ausgesetzt sind. Weil diese Materialien keine Klebfähigkeit besitzen, müssen gute Unterschnitte möglichst divergierend angelegt werden, damit die Füllungen durch den Kaudruck nicht verloren gehen.

Um die Kaufähigkeit eines Menschen, dessen Gebiß starke Lücken aufweist, zu heben oder wieder herzustellen, werden gewöhnlich Plattengebisse aus Kautschuk angefertigt. Dieser weist nur geringe Festigkeit auf, bei guten Sorten ungefähr 5 kg pro Quadratmillimeter. Die Porzellanmasse der Zähne hält einen Druck aus von 90—125 Pfund. Gebisse mit gestanzter Gold- oder Platinplatte sind widerstandsfähiger (Gold pro Quadratmillimeter 43 kg, Platin 60 kg), es haften ihnen aber die Mängel aller Plattengebisse an: Schaukeln bei Alveolarschwund, Scheuern der Klammern, Dekubitalgeschwüre usw. Durch Plattenersatz wird der Kaudruck wesentlich herabgesetzt. Nach Dr. Dennis beträgt dieser Druck nur 5—20 Pfund, nach Prof. Black 40—80 Pfund. Bessere Resultate weist der Brückenersatz auf. Messungen ergaben, daß der Druck auf der „Brückenseite" fast nicht geringer ist als auf der gesunden Seite. Da dieser Ersatz fest aufzementiert wird, so sind alle Mängel, die den Plattengebissen anhaften, beseitigt. Neben Goldkronen werden noch fertige Porzellankronen verarbeitet, die bei Versuchen teilweise einen Druck bis zu 20 Pfund aushielten. Bei Regulierungen kann mitunter der Kaudruck durch die „schiefe Ebene" ausgenutzt werden, manchmal muß er auch beseitigt werden durch den „gesperrten Biß", damit man zum Ziel gelangt.

Aus der Städtischen Zahnklinik Köln (Prof. Dr. Zilkens).

Über abnorme Trockenheit und abnormes Trockenheitsgefühl in der Mundhöhle.

Von

Ernst Philippson.

Abnorme Trockenheit und abnormes Trockenheitsgefühl in der Mundhöhle sind Symptome, die auch vom Standpunkt des praktischen Zahnarztes erörtert zu werden verdienen. Dabei darf Mundtrockenheit nicht ohne weiteres mit Durst identifiziert werden. Denn einerseits gibt es Zustände von Mundtrockenheit ohne Durstgefühl (Atropinvergiftung, Nasenatmung), andrerseits beseitigen z. B. Mundspülungen nicht den Durst. R. L. Müller glaubt, daß das Durstgefühl durch Spannungszustände der tiefen Schlundkopf- und Speiseröhrenmuskulatur hervorgerufen werde, die er sich vom Zwischenhirn aus durch Vermittlung des vegetativen Nervensystems ausgelöst denkt. Als Durstreiz kommt dabei im wesentlichen eine Vermehrung der kristalloiden Stoffe des Blutserums (Nephritis, Diabetes) und damit eine Erhöhung des osmotischen Druckes in Betracht.

Was zunächst die sogenannte Xerostomie der älteren Autoren betrifft, so erscheint die Abgrenzung derselben als einer besonderen Krankheit wohl nicht berechtigt. Die neuere Literatur (Höncz) hat bereits die Mehrzahl der Fälle abgetrennt, die sie auf eine Herderkrankung im Gehirn zurückführt.

Was übrig bleibt sind Fälle, bei denen die Erkrankung als eine Folge von chronischen Veränderungen der Speicheldrüsen (Ausgänge von akuten Entzündungen, Atrophie, Mikuliczsche Krankheit) anzusehen ist. Hier steht allerdings das Fehlen der Speichelsekretion und seine Folgen so im Vordergrund des ganzen Krankheitsbildes, daß es nahe lag, die Krankheit nach diesen Hauptsymptomen zu benennen. Im übrigen dürften hier erst genaue physiologische und pathologisch-anatomische Untersuchungen von geeigneten Fällen Klarheit bringen.

Sonst kommt Mundtrockenheit vor bei Lähmung der Nerven, die die Absonderung der Mundflüssigkeit fördern (Facialis Glossopharyngeus, Sympathikus), bei Vergiftungen (Atropin, Daturin, Botulismustoxin, Nikotin in größeren Dosen, Cicutin, Jodäthylstrichnin, Arsenik, Alkalien und verdünnte Säuren) und bei schweren, die Kräfte konsumierenden Krankheiten.

Oft ist die Mundtrockenheit nur eine Folge der Mundatmung, für die die Hyperplasie der Rachenmandel die wichtigste Ursache ist; auch unvollkommener Schluß der Schneidezähne, zu kurze Oberlippe, Prognathie, Kieferanomalien und Kieferverletzungen führen zu Mundatmung.

Trockenheitsgefühl in der Mundhöhle besteht bei Nephritis und Diabetes als Ausdruck des vom Laien damit identifizierten Durstes, ebenso bei Fieber, starken Diarrhöen, sowie bei gesteigerter Diurese und Diaphorese. Vielfach hört man die Klage über Mundtrockenheit auch bei Hysterie, bei Erkrankungen der weiblichen Sexualorgane und von Frauen im Klimakterium; hier handelt es sich zum Teil um einfache Parästhesien, zum Teil um Sekretionsstörungen.

In den Fällen, wo wirkliche Trockenheit des Mundes besteht, ist es für den Zahnarzt besonders interessant, festzustellen, daß bei Verminderung oder gar Versiegen der Speichelsekretion die Zähne sehr schnell kariös werden. Eine so schnelle und verheerende Ausbreitung der Karies ist wohl bei keiner anderen Erkrankung zu beobachten, auch ein Beweis, daß der Speichel ein notwendiger Schutz der Zähne gegen Karies ist.

Die Therapie hat in erster Linie eine kausale zu sein. Als solche ist sie nicht Aufgabe des Zahnarztes. Dieser kommt aber oft in die Lage, symptomatisch behandeln zu müssen. Die zur Verfügung stehenden Mittel — auf der einen Seite Medikamente, wie Folia Jaborandi, Pilokarpin, Jodkalium, Quecksilberjodid usw., auf der anderen Seite lokale Applikationen, wie Mundspülungen, Pinselungen mit Glyzerinmischungen, Einsetzen von Ersatzstücken und Ähnliches — werden in der Literatur wechselnd beurteilt.

Auch Verfasser fand, daß die empfohlenen therapeutischen Maßnahmen nur vorübergehend, oft sogar überhaupt nicht wirksam sind. Die Therapie wird also immer Versuche mit den verschiedensten Mitteln zu machen haben.

Aus der Städtischen Zahnklinik Köln (Prof. Dr. Zilkens).

Die chronische Periodontitis.

Von

Berthold Prechner.

Das Periodont ist Wurzel- und Knochenhaut zugleich. Seine innere Zellage erfüllt für das Zement generative und physiologische Funktionen, die äußere betätigt sich in derselben Weise für den Knochen der Alveole. Die reichliche, aus Spongiosa, Alveolenboden und Zahnfleisch stammende Blutversorgung, die Nervenanastomosen zwischen der Umgebung der Wurzelhaut und ihr selbst macht die leicht einsetzende Mitbeteiligung der Umgebung bei Vorgängen im Bereiche der Wurzelhaut verständlich, andererseits das Übergreifen auf umgekehrtem Wege begreiflich.

Pulpa und Periodont stehen sowohl durch ihre Gefäße, als auch durch ihr Gewebe an der Wurzelspitze im Konnex.

Erkrankungen der Pulpa (Entzündung, Nekrose) bleiben nicht auf ihren eigentlichen Herd beschränkt, sondern bringen stets eine Mitbeteiligung des Periodont mit sich. Im allgemeinen werden sich die periodontalen Begleiterscheinungen auf eine Hyperämie im periapikalen Gewebe erstrecken.

Die Keime einer infizierten Pulpa können auf das periapikale Gewebe überwandern und es zur Entzündung bringen. Bei Pulpengangrän wird der Entzündungsreiz im Periodont durch Bakterien und die Giftwirkung der Zerfallsprodukte ausgelöst. Es kann sich dies bei offener und auch geschlossener Pulpenhöhle vollziehen. Auch durch das beschädigte Ligamentum circulare kann eine Einwanderung von Keimen in das Wurzelhautgewebe ermöglicht werden. Kommt eine rasch fortschreitende septische Entzündung zustande, so verursacht sie eine akute Periodontitis mit nachfolgender eiteriger Einschmelzung, in allen anderen Fällen lösen die bakteriellen oder chemisch entzündlichen Reize die chronische, besser gesagt granulierende Periodontitis aus, die eine ausgesprochene gewebsneubildende Tendenz hat.

Die chronische Periodontitis äußert sich durch die Bildung von Granulationen an der Wurzelspitze, in einer ausgesprochenen Defensivmaßnahme des Periodonts. Durch die Bildung von Granulomen wird ein Schutz für die tiefer liegenden Gewebe an der Wurzelspitze geschaffen, die ein Vordringen der Schädlichkeiten vom Wurzelkanal aus verhindert.

Bei der mikroskopischen Untersuchung der Präparate von an chronischem Periodont erkrankten Zähnen konnte ich die auf chronisch entzündlicher Basis beruhende Bildung von sekundärem Zement beobachten. Besonders fand ich die Beobachtung von Shnamine bestätigt, der die Apposition nach Resorption im primären Zement durch Ausfüllen der entstandenen Lakunen mit neugebildetem Zement beschrieb. Die Konvexität der sekundären Lamellenschichten nach dem Dentin zu hat Verfasser als Zeichen von Auflagerung zur Ausfüllung entstandener Ausnagungen in allen Präparaten wiedergefunden.

Sehr schön ausgeprägt fand ich auch die fixe Bindegewebszellage des Periodont, die das sekundäre Zement bildet, und ferner sah ich die dazwischenliegende zementogene Schicht.

Epithelfreie Granulome fand der Verfasser bei seinen Präparaten nicht, sie scheinen bei den ausgeprägten Formen zu fehlen.

Dagegen wurden ausgesprochene Wucherungen des Epithels im Gewebe des Granulom-Inneren festgestellt. Immer bestand aber dabei ein ausgeprägter Zellzerfall. In den Präparaten konnte man die Tendenz der Epithelzellen, sich des degenerierten Gewebes zu bemächtigen, feststellen.

Die fettige Degeneration in dem Granulationsgewebe ist vorherrschend.

Die Bildung von Cholestearinkristallen und das Auftreten von Fettzellen hat der Verfasser in allen Präparaten wiedergefunden.

Sehr deutlich war auch die glockenförmige Umkreisung einzelner Bezirke des Granulom-Inneren in den Bildern ausgeprägt und besonders schön zu sehen, wie in der Nähe der Verflüssigungszone die Epithelglocken sich mehren.

Bei der Umwandlung des epithelhaltigen Granuloms zur Zyste konnte ich die vorherrschende Rolle des Epithels feststellen.

Die von G r a w i t z in seiner Abhandlung über die epithelführenden Zysten der Zahnwurzeln in Fig. 6 dargestellten Höhlen im Knochen des Oberkiefers sind irrtümlich als Granulationshöhlen bezeichnet. Es sind durch Zysten verursachte Knochendefekte, durch Druckschwund entstandene Höhlen.

Epithelzellen wurden vom Verfasser in seinen Präparaten auch in der Nähe der Wurzelspitze festgestellt.

Die Mallassezschen Epithelreste werden allgemein als Ursprung der in der Neubildung vorhandenen, durch Entzündungsreiz in Wucherung geratenen Epithelien bezeichnet.

Zur Bildung einer Zyste wird es nicht kommen, wenn das Granulom, ehe es sich völlig abgekapselt hat, durch bakterielle Einflüsse zugrunde geht.

Verliert das Granulom seinen schützenden Charakter für den Knochen und gewinnen die in ihm vorhandenen Bakterien die Überhand, so verändert es sich in einer für seine Umgebung entzündungsverursachenden Gewebsmasse, sei es, daß es eiterig einschmilzt, oder durch Degenerationsvorgänge derartig an Widerstandskraft verliert, daß den Keimen in ihm ein weiteres Vordringen in den Knochen ermöglicht wird. Durch akute Nachschübe kommt es dann zur Fistelbildung am Zahnfleische, oder zu den Durchbrüchen nach außen.

Alle akuten Nachschübe sind charakterisiert durch eine gewisse Abgegrenztheit und geringere Mitbeteiligung ihrer Umgebung im Gegensatze zu den Erscheinungen bei der rein akuten Periodontitis.

Die Mitbeteiligung der regionären Lymphdrüsen bei Vorgängen im Bereiche der Wurzelhaut ist eine konstante Erscheinung.

Diagnostisch bietet die Röntgenaufnahme zwecks Feststellung der Veränderungen am Knochen das wertvollste Hilfsmittel.

Therapeutisch ist die medikamentöse Behandlung, besonders die Methode der Verseifung des zerfallenen Wurzelkanalinhaltes und nachfolgende Ausfüllung des Wurzelkanales mit verharzenden Flüssigkeiten, wobei die Verbindungen des Kaliums eine Hauptrolle spielen, in vielen Fällen zum Ziele führend, immer zu versuchen.

Erst wenn sie nicht einschlägt, soll man zur Schleimhautaufklappung schreiten.

Die Notwendigkeit der Resektion der Wurzelspitze wird man am besten bei der Operation entscheiden können.

Aus der Städtischen Zahnklinik Köln (Prof. Dr. Zilkens).

Blutungen im Munde und Blutstillung nach zahnärztlichen Eingriffen.

Von

Hermann Prechner.

Blutungen im Munde und die Blutstillung ist für den Zahnarzt von großer Wichtigkeit, da er in der zahnärztlichen Chirurgie neben der Wundversorgung sich auch mit der Blutversorgung, und zwar bei stark auftretenden Nachblutungen mit der Stillung derselben befassen muß. Abnorm starke Blutungen treten unter folgenden pathologischen Bedingungen auf:

1. abnormer Blutdruck, z. B. bei vikariierender Menstruation, chronischer Nephritis.
2. Veränderungen des Blutchemismus.

Diese entstehen bei Infektionskrankheiten, Skorbut, Anämie, Chlorose, Diabetes, Purpura und der Hämophilie.

Blutungen nach zahnärztlichen Eingriffen finden statt bei der Exstirpation der Zahnpulpa, bei Zahnfleischinzisionen, z. B. in der Therapie der Dentitio difficilis Molaris III., bei Schleimhautaufklappungen zur Wurzelspitzenresektion, und am häufigsten bei der Zahnextraktion.

Die Blutstillung kommt zustande:

I. Spontan durch den künstlichen Vorgang der Blutgerinnung.
II. Künstlich.

Die künstliche Blutstillung geschieht:

1. auf mechanischem Wege,
2. auf chemischem Wege.

Die mechanische Blutstillung nach zahnärztlichen Eingriffen wird herbeigeführt:

a) durch Anwendung von Wärme in Form der Heißwassereinträufelung,
b) durch Tamponade. Als Tamponmaterial dient sterile Watte, Penghawar Djambi, geschmolzenes Wachs und ferner die Jodoformgaze.

Die chemische Blutstillung wird herbeigeführt:

a) durch Ätzmittel infolge der Verschorfung, z. B. durch Karbolsäure, Eisenchlorid usw.;
b) ferner durch adstringierende Mittel, wie z. B. Tannin;
c) weiter durch Oxydation, z. B. mittels des Wasserstoffsuperoxyds.

Chemisch-physiologische Styptika sind:

1. das Styptizin; zahnärztliche Anwendung geschieht in der Form der Styptizinwatte;
2. das Adrenalin; Anwendung für zahnärztlichen Gebrauch geschieht durch in Suprareninlösung 1:1000 getauchte Tupfer, ferner durch subkutane Injektion einer 2proz. Novokainlösung und 2 Tropfen Suprarenin;
3. durch Zufuhr von Kalksalzen, um die Gerinnungstüchtigkeit zu erhöhen; Anwendung per os in Form der Kalzantabletten, oder durch Injektion von 20 ccm Kalzine, einer Verbindung von Kalksalzen und Gelatine;
4. Gelatine; Anwendung entweder mittels Tamponade oder Subkutan-Injektion bis zu 40 ccm; Gelatina sterilisata „Merck";
5. Koagulen; Anwendung in Form der Tamponade;
6. Klauden; Anwendung mittels Tamponade von in 3proz. Klaudenlösung getauchte Watte oder Gaze;
7. Serum-Injektionen in bedrohlichen Fällen mittels Diphtherie- oder reiner Pferdeserum-Injektionen;
8. Kochsalzsinfusion;
9. Bluttransfusion durch Übertragung von Menschenblut;
10. Unterbindung der Hauptgefäßstämme, der Karotis.

Leitsätze in bezug auf das Verhalten des Zahnarztes bei der Blutstillung:

1. Stellung der Anamnese auf Blutkrankheiten vor Ausführung eines blutigen Eingriffes.
2. Bei Vermutung hereditärer Hämophilie oder sonstiger schwerer Konstitutionsanomalien Vermeidung des blutigen Eingriffes soweit als möglich.
3. Im Falle der Unvermeidlichkeit in Fällen wie Nr. 2, prophylaktische Maßnahmen in bezug auf die Steigerung der Blutgerinnungsfähigkeit.
4. Jede Blutung soll nicht unbeachtet und unbeobachtet gelassen werden, bei Nachblutung schwächeren Grades zuerst Ausführung der Lokalanästhesie, am besten Leitungsanästhesie mit doppeltem Zusatz eines Adrenalinpräparates, alsdann Tamponade mittels Styptizin- oder Jodoformgaze.
5. Reicht die Tamponade zur Blutstillung nicht hin, so wäre zuerst die Hydrastinin-Injektion angebracht.
6. In hämopathologischen Fällen leistet die Klauden-Tamponade sehr gute Dienste.
7. Schwere Formen von Nachblutungen sind durch Serum-Injektionen zu bekämpfen.
8. Ärztliche Hilfe. Bluttransfusion, eventuell Karotisunterbindung.

Aus der Städtischen Zahnklinik Köln (Prof. Dr. Zilkens).

Volkstümliche Schmerzstillungsmittel in der Zahnheilkunde.

Von

Karl Pork.

Bis zum 13. Jahrhundert wurde in Deutschland die Heilkunde von allen Leuten ausgeübt, die sich dazu befähigt glaubten. Von da ab wurde zum erstenmal in Nürnberg ausschließlich den geschworenen Ärzten das Recht gegeben, Arzneimittel zu verordnen. Kurpfuscher und Quacksalber fanden aber doch noch Mittel und Wege, ihre Tätigkeit fortzusetzen. Von einer wissenschaftlichen Zahnheilkunde kann man erst seit Anfang des vorigen Jahrhunderts sprechen, und daher haben sich gerade auf diesem Spezialgebiet der Medizin besonders viele volkstümliche Heilmittel und Quacksalbereien bis auf den heutigen Tag erhalten.

Zur Beseitigung der Zahnschmerzen verwandte man zunächst heilkräftige Pflanzen. Etwaige Erfolge sind meistens den in ihnen enthaltenen Stoffen, die eine lähmende Wirkung haben, den antibakteriellen und anästhesierenden Eigenschaften der ätherischen Öle, der adstringierenden Wirkung der Gerbsäure und schleimhaltigen Stoffen zuzuschreiben. Zur Schmerzstillung werden auch Mittel aus dem Tierreich entnommen, wie Hirschhorn, Marienkäferchen, Läuse u. a.

An mineralischen Stoffen verwendet man Salz, Salpeter, Alaun und Pechkohle.

Auch durch mechanische Mittel sucht das Volk die Zahnschmerzen zu beseitigen. Man kaut auf irgendeinen Gegenstand, fährt mit einer glühenden Nadel in den hohlen Zahn oder verschließt den Zahn mit Wachs oder anderen Mitteln. Man stochert mit einem Nagel oder Span in den Zahn herum bis er blutet und verbindet damit verschiedene abergläubische Gebräuche. Weiter ist das Reiben und Streichen des schmerzhaften Zahnes üblich. Andere Mittel werden außerhalb der Mundhöhle angewandt, um den Schmerz zu beseitigen. Das geschieht durch Einatmen von betäubenden Dämpfen und dadurch, daß man versucht den Schmerz von der kranken Stelle abzuleiten. Das soll erreicht werden durch Zugpflaster, Fußbäder, Umschläge und Schwitzmittel. Wenn alle diese Mittel nicht helfen, ruft das Volk in seiner Not die Heiligen an und betet vor allem zur heiligen Apollonia. Außerdem werden Wallfahrtsorte aufgesucht und Weihegaben dort niedergelegt. Durch geheimnisvolle

Gebräuche und sympathische Kuren sollen die Dämonen vertrieben werden, die nach dem Volksglauben die Zahnkrankheiten hervorgerufen haben. Zu den sympathischen Kuren gehören das Vergraben, Vernageln, Wenden und Knüpfen der Zahnschmerzen. Zahnwehmittel und Beschwörungsformeln sollen helfen, die bösen Geister zu bannen. Durch Amulette und Talismann will man sie überhaupt fernhalten.

Der therapeutische Wert der meisten Volksmittel ist sehr gering mit Ausnahme einzelner heilkräftiger Pflanzen. Wenn wirklich eine Linderung des Schmerzes durch Anwendung eines solchen Mittels eintritt, so ist diese Wirkung nur unter der Voraussetzung denkbar, daß es in sachgemäßer Weise unter Stellung der Diagnose angewandt wird. Da man dieses aber von einem Laien kaum erwarten kann, so wird ein etwaiger Erfolg mehr einer Zufallstherapie zu verdanken sein. Bei vielen Heilmethoden spielt die suggestive Wirkung, die sowohl von der Persönlichkeit des Heilkundigen, als auch von der geheimnisvollen Art und Weise der Kur ausgeht, die Hauptrolle. Durch alle diese Mittel wird im Grunde genommen nur der Schmerz beseitigt, der bloß ein Symptom der durch Zahnkaries hervorgerufenen Folgeerscheinungen ist, nicht die Krankheit selbst. Das kann nur durch sachgemäße zahnärztliche Hilfe geschehen, und es wäre deshalb wünschenswert, wenn das Volk gerade über diesen Punkt hinreichend aufgeklärt würde.

Aus der Städtischen Zahnklinik Köln (Prof. Dr. Zilkens).

Beitrag zur Frage der Kariesbeeinflussung durch Kalk und Phosphor.

Von

Reinhard Raude.

Nach kurzer Aufführung der alten Ansichten über das Wesen der Zahnkaries wird die heute allgemein anerkannte chemisch-parasitäre Theorie von Miller näher besprochen. Hierbei wird besonders der Bakterientätigkeit gedacht, wie sie sich nach Goadby und Kautorowicz in den oberflächlichen und tiefen Kariesschichten verschieden abspielt, sowie ihrer proteolytischen Fermente.

Es folgt die Besprechung der chemisch-physiologischen Zusammensetzung der harten Zahnsubstanzen und die Veränderung derselben durch Allgemeinkrankheiten, besonders durch Rachitis, kongenitale Lues und Unterernährung, wobei die großen Zerstörungen an den Zähnen und der veränderte Kalkstoffwechsel bei diesen Krankheiten eingehender dargelegt werden. Die hierbei sich aufdrängende Frage nach Ausgleich der mangelhaften Kalkablagerung durch künstliche Zufuhr von geeigneten Kalkpräparaten leitet auf die Anfänge der Kalktherapie der Zahnkaries des vorigen Jahrhunderts über, die bis auf die Neuzeit verfolgt werden, wobei auch dem Phosphor die ihm gebührende Berücksichtigung als Aktivator des Kalkstoffwechsels zuteil wird. Alsdann wird die Frage des Stoffwechsels in den harten Zahnsubstanzen näher erörtert und die Möglichkeit, durch künstlich zugeführte Mineralsalze denselben anzuregen und zu unterstützen, besonders in der Zeit bis zum Wachstumsabschluß des Zahnes mit vollendeter Wurzelbildung.

Diese theoretischen Darlegungen werden erhärtet durch praktische Versuche mit einem Kalk- und Phosphorpräparat, dem Uvakol, hergestellt in den Chemischen Werken von Schuster & Wilhelmy, A.-G. in Reichenbach O/L. Der Gang und Verlauf dieser Versuche, angestellt bei 8 Kindern im Alter von 6 bis 13 Jahren, wird im folgenden Abschnitt der Arbeit beschrieben, dem sich die Bekanntgabe der Resultate anschließt, die in Tabellenform wiedergegeben, den Prozentsatz der Kariesheilungen, des Stillstandes der Krankheit und auch die Erfolglosigkeit der Uvakol-Behandlung erkennen lassen.

Den Schluß der Arbeit bilden epikritische Bemerkungen mit der Feststellung, daß Uvakol bei genügend langer Darreichung imstande ist, einen günstigen Einfluß auf die bleibenden Zähne auszuüben, sei es, daß eine Ausheilung kariöser Stellen herbeigeführt wird, sei es, daß es zum Stillstand der Erkrankung kommt. Die vermehrte Kalk- und Phosphorablagerung nach Uvakol-Fütterung hat aber auch große prophylaktische Bedeutung insofern, als dadurch das Zahngewebe allgemein fester und widerstandsfähiger gegen Karies wird. Und nicht nur das Zahngewebe profitiert von der therapeutischen Verwendung des Uvakols, sondern auch das ganze Knochenskelett. Das ist von weittragender Bedeutung für den jugendlichen Organismus, da hierdurch die Kinder befähigt werden, sich mehr in frischer Luft zu bewegen und ihren gesteigerten Lebensdrang im Tollen und Spielen zu betätigen, was zur Förderung der Gesundheit wesentlich beiträgt. Ist Uvakol auch kein Allheilmittel bei Zahnkaries, so darf es als unterstützender Faktor bei der Behandlung und Prophylaxe dieser Volksseuche doch weitgehende Berücksichtigung beanspruchen.

Aus der Städtischen Zahnklinik Köln (Prof. Dr. Zilkens).

Beiträge zur Kasuistik der pathologischen Dentition.

Von

Hans Richter.

Der praktische Zahnarzt hat sehr häufig Gelegenheit, Erscheinungen von pathologischer Dentition bei seiner Tätigkeit zu beobachten. Vielfach handelt es sich nur um zufällige Nebenbefunde. Oft jedoch auch kommen die Patienten wegen der Beschwerden, die ihnen die Dentitionsanomalien verursachen, zur Behandlung. Mittels der wachsenden Technik der Diagnosestellung gelingt es heutzutage immer mehr, von Dentitionsanomalien herrührende Beschwerden aufzuklären, die früher anders gedeutet und dementsprechend behandelt wurden (z. B. Durchbruch eines Zahnes in die Kieferhöhle). Andererseits ist man größtenteils davon abgekommen, mancherlei Erkrankungen im frühen Kindesalter als sogenannte Zahnkrankheiten der ersten Dentition zur Last zu legen. In meiner Arbeit steuere ich 15 von mir selbst beobachtete und zum großen Teil behandelte Fälle zur Kasuistik der pathologischen Dentition bei, gleichzeitig mit dem Versuche, ihre Ätiologie, so weit es mir möglich ist, zu beleuchten.

Bei den beiden ersten Fällen handelt es sich um Zahnüberzahl.

Bei Fall 1 um einen überzähligen Schneidezahn (Zapfenzahn) palatinal hinter dem linken lateralen Schneidezahn, auch im Milchgebiß war ein genau entsprechender überzähliger Zahn vorhanden.

Bei Fall 2 um einen überzähligen vierten Molarzahn im rechten Unterkiefer, fast zur normalen Größe entwickelt, nicht krank, in regelrechter Stellung, kein Raummangel, keine Durchbruchsbeschwerden. Die Ätiologie dieser Art Fälle ist nicht klar. Heredität liegt in beiden Fällen nicht vor.

Die nächsten vier Fälle bringen Beispiele von Zahnretention.

Fall 3. 12jähriges Mädchen, allgemeine Entwicklungshemmung, Zeichen von Rachitis. Es fehlen sämtliche Zähne, unter der Schleimhaut fühlt man deutlich angelegte Zähne. Das Röntgenbild zeigt sämtliche Milch- und bleibenden Zähne. Verhinderung des Zahndurchbruchs durch schwere endogene Entwicklungsstörungen, verbunden mit Rachitis.

Fall 4. 14jähriges Mädchen. Anamnestisch rachitisch, stark verlängerter und verschmälerter Oberkiefer, hoher Gaumen, Fehlen beider Eckzähne im Oberkiefer. Röntgenbild zeigt beide retiniert im Knochen liegen.

Ätiologie: Verhinderter Durchbruch infolge Platzmangels bei rachitisch verändertem Oberkiefer.

Fall 5. 25jähriger Mann. Stehenbleiben des zweiten Milchmolaren rechts oben, dagegen Fehlen des zweiten Prämolaren. Das Röntgenbild zeigt den Zahn retiniert in der Kieferhöhle.

Ätiologie: Verlagerung der Entwicklungsbahn des Zahnkeimes, und zwar quer zum Alveolarfortsatz.

Fall 6. 41jährige Frau, retinierter dritter Molar rechts unten. Platzmangel, starke Beschwerden. Sehr häufiger Fall, der Vollständigkeit halber angeführt.

Fall 7. 13jähriger Junge. Statt des bleibenden rechten unteren Eckzahnes steht der Milcheckzahn. Röntgenbild zeigt als Ursache der Retention des angelegten Zahnes eine follikuläre Zyste. Patient wurde von mir operiert.

Meine weiteren drei Fälle (8 bis 10) sind Beispiele für Zahnunterzahl.

Fall 8. 23jähriges Mädchen. Dringender Verdacht auf Tuberkulose, sehr schwächlich. Es stehen im Oberkiefer 11 Zähne, im Unterkiefer 10 Zähne, sämtliche anderen Zähne fehlen und sind auch nicht angelegt. Keine Heredität. Bezüglich Anomalien jedoch Tuberkulose in der Familie. Ursache wahrscheinlich endogene Entwicklungsstörung.

Fall 9. 28jähriges Mädchen. Es stehen nur 19 Zähne im Munde, die übrigen Zähne fehlen und sind auch nicht angelegt. Bei zwei Brüdern und der Mutter der Patientin findet sich ebenfalls Zahnunterzahl.

Fall 10. 7jähriges Mädchen, bei dem eine Osteomyelitis des Unterkiefers sämtliche Zahnanlagen zerstört hat.

Fall 11 bis 14 behandelt Fälle von nicht rechtzeitigem Zahndurchbruch bei Skrofulose. Bei Fall 13 und 14 finden sich außerdem noch Erscheinungen von Strukturveränderungen an den harten Zahngeweben, sogenannte Schmelzhypoplasien.

Bei Fall 15 endlich handelt es sich um einen Säugling mit hereditärer Lues. Im Alter von 3 Wochen Durchbruch eines Schneidezahnes, der kurz darauf wieder ausfiel, im zweiten Monat der zweite Schneidezahn, der im fünften Monat wieder ausfiel.

Aus der Städtischen Zahnklinik Köln (Prof. Dr. Zilkens).

Therapeutische, funktionelle und kosmetische Ziele der Zahnfüllung.

Von

Alfred Riesbeck.

Im allgemeinen handelt es sich im Altertum bei zahnärztlichen Funden um prothetische Arbeiten. Die Versuche, konservierende Zahnheilkunde auszuüben, setzte erst verhältnismäßig spät ein. Zur Zeit Christi Geburt wird zum erstenmal ein Füllungsmittel, Blei und Eisen, erwähnt. Im Mittelalter finden wir die erste Anregung zur Verwendung von Goldplättchen. Genauere Anweisung, kariöse Zähne zu füllen, gibt uns 1720 Fauchard, und seit dieser Zeit hat sich die konservierende Zahnheilkunde stetig weiter entwickelt, so daß heute eine große Anzahl Bedingungen erfüllt sein müssen, um eine Füllung als korrekt und einwandfrei gelten zu lassen.

Nach peinlichst genauer Entfernung aller erkrankten und schwachen Teile des Zahnes ist nach dem Trockenlegen, direkt vor dem Einfüllen der Füllungsmasse, ein nochmaliges Ausschaben der Kavitätenränder notwendig, um absolut wasserdichten Randschluß zu erzielen. Dieser ist besonders gut beim Gold, weil es durch die Elastizität des Dentins und seine eigene möglich ist, es so in die Kavität hineinzuhämmern, daß es dauernd festgehalten wird.

Die Pulpa schützen wir durch Überdecken mit indifferenten Mitteln gegen chemische Insulte der Füllungsmassen und thermische Reize, welche durch Metallfüllung von den Speisen hindurchgeleitet werden.

Die Form der Höhle gestalten wir so, daß die Kavitätenränder durch Reibung der Speisen beim Kauen und durch die Bürste beim Putzen sauber gehalten werden. Um ein Festklemmen von Speiseresten zu vermeiden, geben wir der Füllung die genaue Form des gesunden Zahnes auf der Kaufläche wie an den Approximalflächen wieder und achten, daß besonders der Kontaktpunkt gut hergestellt ist.

Ferner darf besonders am Zervikalrand der Kavität kein Füllungsmaterial überstehen, um eine Periodontitis zu vermeiden. Diese mühsame Arbeit wird sehr erleichtert bei Einlagefüllung, die wir vor dem Einsetzen polieren können. Das von Black eingeführte Prinzip der „Extension for prevention“, mit welchem man in Amerika versucht, ein Wiederauftreten der Karies möglichst zu verhindern, hat in Deutschland keine volle Anerkennung gefunden. Nur Teile seiner Ideen sind als sehr vorteilhaft übernommen worden.

Während sonst dünne Wände entfernt werden müssen, darf man an Frontzähnen dünne labiale Wände aus ätshetischen Gründen stehen lassen, wenn man diese durch Phosphatzement-Unterlage verstärkt.

Bei den Einlagefüllungen darf man sich nicht auf die Klebkraft der Zemente verlassen, wir müssen vielmehr die Höhle so formen, daß die Einlage nicht hineingelegt, sondern hineingeschoben wird, und zwar in der Richtung des auf sie wirkenden Kaudrucks. Hierüber hat Wustrow in letzter Zeit bestimmte Grundsätze aufgestellt. Der Kaudruck gefährdet aber nicht nur unrichtig eingelegte Einlagefüllung, sondern deformiert auch Amalgame, wenn diese so hergestellt sind, daß sie unter Druck „fließen". Dies und etwaige Kontraktion ist die größte Gefahr für die Haltbarkeit der Amalgamfüllung, während die Phosphatzementfüllungen am meisten durch die im Speichel auftretenden Säuren gefährdet werden. Die hiergegen widerstandsfähigeren Silikatzemente leiden ebenso wie die Porzellaneinlagen an zu großer Sprödigkeit des Materials, weshalb man diese an dem Kaudruck aufgesetzten Ecken etwas abschrägen muß.

Das beste Füllungsmaterial, welches wir haben, ist das Gold. Walkhoff betont, daß wir mit ihm die vollkommenste Dauerheilung eines Zahnes erreichen. Es gibt dauernd exakten Randschluß und behält auch, dank seiner Elastizität, seine Form unter dem Kaudruck; ferner ist es gegen Säure unveränderlich. Der einzige Nachteil ist die Farbe. Hier kann es Millers bekannte Forderungen an unsere Füllungsmaterialien nicht erfüllen und ist der Porzellaneinlage unterlegen. Die Silikatfüllungen, die ja auch am Anfang die Zahnfarbe sehr ähnlich wiedergeben, verlieren sehr oft nach kurzer Zeit durch Auflösung der Oberfläche in den Mundsäuren ihre Zahnähnlichkeit und färben sich dunkel.

Die Amalgame behalten im Munde silberweiße Farbe nur, wenn nach Angabe Fenchels alle Komponenten vollkommen amalgamiert sind. Tritt beim Füllen Speichel in die Kavität, so verfärbt sich auch das anliegende Dentin durch sich bildendes Schwefelsilber und -kupfer.

Um kosmetisch und funktionell gute Erfolge zu erzielen, verwendet man auch Goldfüllungen, in die auf der labialen Fläche eine Porzellaneinlage eingelegt ist, oder sucht durch den Verlauf des Kavitätenrandes die Füllung dem Auge gefälliger zu machen. Bei ganz kleinen approximalen Kavitäten der Frontzähne ist es allerdings ratsam, das Gold bis zur labialen Fläche reichen zu lassen, da dieses einen dunklen Schatten durch den deckenden Schmelz werfen würde, so daß der Eindruck einer kleinen nicht gefüllten Höhle bestehen bleiben würde. An den Rückseiten der Frontzähne sollte man aus gleichem Grunde an Stelle von dunkel durchscheinenden oder das Dentin dunkel färbenden Amalgamfüllungen Zinngoldfüllungen verwenden.

Aus der Städtischen Zahnklinik Köln (Prof. Dr. Zilkens).

Die physiologische und pathologische Abnutzung der Zähne bei Menschen und Tieren.

Von

Wilhelm Rinschede.

Man unterscheidet eine physiologische und pathologische Abnutzung der Zähne. Die physiologische Abnutzung wird hervorgerufen durch die Reibung der Zähne aneinander infolge der Okklusion (Kontaktschliff), durch die Wirkung der Nahrungsbestandteile (Kauschliff), und durch die seitliche Verschiebung benachbarter Zähne gegeneinander (interstitiäre Reibungsfacetten).

Sowohl Milch- wie bleibende Zähne sind der Abnutzung unterworfen. An den Backzähnen, die durch mächtige Schmelzlagen geschützt sind, kommt es nicht so schnell zur Abnutzung wie an den minder geschützten Schneide- und Eckzähnen. Die Abnutzung geht mit einem Substanzverlust an der Außenfläche des Zahnes einher, dem ein Anbau neuen Dentins an der Innenwand folgt. Der Grad der Abnutzung hängt ab von dem Alter des Individuums, von der Beschaffenheit und Zubereitung der Nahrung, und von der Härte der Zahnsubstanz. Besonders rasch nutzen sich die mit Hypoplasien behafteten und die kongenital syphilitischen Zähne ab.

Beim Menschen bildet die Abnutzung ein sehr unzuverlässiges Merkmal zur Altersbestimmung, während bei den Haustieren, insbesondere beim Pferde, die Abnutzung der Schneidezähne wesentlich sichere Anhaltspunkte für die Altersbestimmung abgeben. Beim Pferde wird besonders die Abreibung der Kunden zur Feststellung des Alters benutzt.

Jede Störung in der regelmäßigen Abnutzung der Zähne ist eine pathologische. Jeder Defekt, Zahnverlust, jede falsche Kiefer- und Zahnstellung führt zu einer unregelmäßigen (pathologischen) Abreibung der Zähne.

Eine besondere Art der pathologischen Abnutzung stellen die keilförmigen Defekte dar, die nicht nur bei Menschen, sondern auch bei Pferden und Rindern vorkommen. Durch regelwidrigen Gebrauch der Zähne kommt es ebenfalls zur pathologischen Abnutzung derselben. Zu erwähnen sind hier einige professionelle Schädigungen der Zähne; durch das Festhalten der Nägel, Nadeln usw. bekommen die Tapezierer, Näherinnen, Schneider usw. die typischen Auskerbungen an den Schneidezähnen. Bei Zigarrenarbeitern wurden früher starke Abschleifungen an den Vorderzähnen hervorgerufen durch das Abbeißen des sogenannten Zigarrenwickels. Glücklicherweise ist diese recht unhygienische Methode der Zigarrenfabrikation verboten, da sie Infektionskrankheiten tuberkulöser und luetischer Art häufig zur Folge hatte. Eine Folge des regelwidrigen Gebrauchs der Zähne sind auch die sogenannten „Pfeifenlöcher", die durch das jahrelange Festhalten des Pfeifenmundstückes zwischen bestimmten Zähnen entstehen.

Eine pathologisch zu nennende Abreibung infolge regelwidrigen Gebrauchs der Zähne kommt nicht nur bei Menschen, sondern auch bei Tieren vor. Aus Langeweile und Nachahmungstrieb gewöhnen sich Pferde das Krippen- und Barrenwetzen an, wodurch sich besonders der labiale Rand der Inzisivi abnutzt.

Ausführlicher möchte ich noch auf eine bis jetzt in der Literatur noch nicht erwähnte Abnutzung der Zähne bei den Bergarbeitern hinweisen, die ich in meiner langjährigen Tätigkeit als Knappschafts-Zahnarzt täglich zu beobachten Gelegenheit habe. Die Bergleute unter Tage, d. h. die tief unten in der Grube arbeiten, sind gezwungen, bei den verschiedensten Arbeitsverrichtungen die unbedingt notwendige Grubenlampe zu gebrauchen. Die gewöhnlichen Benzinlampen haben ein Gewicht von 3 bis 5 Pfund, die in letzter Zeit in einigen Gruben eingeführten elektrischen Lampen sind sogar bis zu 10 Pfund schwer. Obgleich die Bergbehörde und der Allgemeine Knappschaftsverein das Tragen der Lampen mit den Zähnen nicht gern sehen, weil der so gefürchteten Wurmkrankheit (Anchylostomiasis) hierdurch Vorschub geleistet wird, und auch häufig durch herabfallendes Gestein auf die im Munde gehaltene Lampe, Zähne und Kiefer verletzt werden, so sind doch die Bergleute sehr häufig gezwungen, die Lampe mit den Zähnen zu halten. Beim sogenannten Fahrtensteigen, beim Arbeiten in „steiler Lagerung" beim Schachtenausbau, Ausbau und Auswechselung der Zimmerung eines modernen Bergbaubetriebes, beim Arbeiten in Sumpf- und Wasserstrecken wird der Bergmann fast immer die ihm Licht spendende Lampe mit den Zähnen festhalten. Jeder Knappschafts-Zahnarzt, der täglich eine Anzahl Bergleute behandelt, wird Gelegenheit haben, die typischen Ausschleifungen, bedingt durch das Festhalten der Grubenlampe mit den Zähnen, in den verschiedensten Formen und Stadien zu beobachten. Sowohl die oberen wie die unteren Zähne werden betroffen, aus physikalischen Gründen die letzteren stärker als die ersteren. Besonders gut zu sehen sind die Defekte bei geschlossenen Zahnreihen und kräftigen Zähnen. Nicht selten kann man hier dreierlei Abnutzungen beobachten: die physiologische Abnutzung, die interstitiäre Abnutzung und die „Lampenlöcher". Schwache Zähne werden durch den Druck der Lampe leicht gelockert, und die Ausschleifungen sind dann nicht so typisch. Bei langjähriger Benutzung der Zähne zum Halten der Grubenlampe entstehen oft sehr große Löcher, ja die betreffenden unteren Zähne sind fast ganz abgenutzt und erscheinen nur noch als Stumpen, während im Anfangsstadium kaum erkennbare Auskerbungen sichtbar sind.

Zwischen diesen beiden Graden kann man eine Reihe von Zwischenstufen, betreffend die Größe und Ausdehnung der Lampenlöcher beobachten. Sie haben große Ähnlichkeit mit den Pfeifenlöchern, während jedoch diese analog dem Halten der Pfeife mehr nach vorn verlaufen, ist der durch die Grubenlampenlöcher gebildete Ausschleifungsbogen mehr nach hinten gerichtet. Letzteres erklärt sich durch die mechanischen Druckverhältnisse seitens des auf die im Halbkreis stehenden Zähne einwirkenden Lampenbügels. An den oberen Zähnen wird der labiale Rand nur wenig abgenutzt. Die Kaufläche ist rinnenförmig ausgehöhlt, der linguale Rand erfährt dagegen stärkere Abschleifung. An den unteren Zähnen ist das Abschleifungsverhältnis umgekehrt.

Die rinnenförmige Auswetzung ist bedingt durch die Form des Lampenbügels. In der Regel wird die Grubenlampe unter annähernd gleich starkem Druck von den Zähnen gehalten. Früher konnte ich daher das allmähliche Fortschreiten der Ausschleifung gut verfolgen, während ich nach dem Kriege eine oft rapide Entwicklung der Lampenlöcher bei einzelnen, noch verhältnismäßig jüngeren Arbeitern beobachtete. Dieses führe ich auf die inneren Erregungszustände der betreffenden Bergleute zurück, die durch die politischen und sozialen Verhältnisse der gegenwärtigen Zeit ausgelöst werden. Zu dieser Erklärung bin ich durch das aufgeregte Verhalten der Betreffenden während der Behandlung gekommen. Derartige Naturen werden ihrem Ärger, Zorn, ihrer Unzufriedenheit und sonstigen physischen Erregungen durch wütendes Zubeißen der Zähne auf den Lampenbügel Ausdruck und Befriedigung verleihen. So erkläre ich in manchen Fällen besonders das unnatürliche Absprengen von größeren Schmelzpartikelchen an den Rändern mancher Lampenlöcher. Aber nicht nur am natürlichen, sondern auch beim künstlichen Gebisse sind zuweilen die Lampenlöcher zu beobachten. Wenngleich der Allgemeine Knappschaftsverein darauf bedacht ist, die Zähne der Bergleute durch sachgemäße, konservierende Behandlung zu erhalten und nicht gerne Arbeiter annimmt, die ein sehr schlechtes, lückenhaftes Gebiß besitzen, so muß doch häufig künstlicher Zahnersatz angefertigt werden. Auch bei diesen künstlichen Zähnen bilden sich, wie schon gesagt, die charakteristischen Ausschleifungen infolge des Lampentragens. Natürlicherweise werden dann die in Betracht kommenden künstlichen Zähne infolge ihres spröden Materials mehr oder weniger abgebrochen. Werden diese Zähne nicht durch neue ersetzt, so wird durch das weitere Tragen der Lampe im Munde auch die Kautschukplatte in derselben typischen Weise ausgeschliffen.

Die Therapie besteht bei Abrasio in der Wiederherstellung der anatomischen Form des Zahnes, in der Erhöhung der Kauflächen zur normalen Okklusionslinie (Aufbau durch Gußfüllungen), in dem Ersatz fehlender Zähne durch Brücken und Prothesen; dadurch Wiederherstellung der Vollständigkeit des Gebisses und Entlastung überangestrengter Zähne und Zahngruppen. Die Prophylaxe besteht in ausgedehnter zahnärztlicher Kontrolle des Milchgebisses. Die Schulzahnpflege kann hier Bedeutendes erreichen. Regulierungen der Anomalien bekämpfen wirksam die Abkauung.

Aus der Städtischen Zahnklinik Köln (Prof. Dr. Zilkens).

Wiederherstellung des Vestibulum oris nach Kieferverletzungen und -erkrankungen zwecks Anfertigung von Zahnersatz.

Von

Robert Rönsberg.

Bei ausgedehnten Verletzungen der Kieferknochen und der umgebenden Weichteile sowie durch zerstörende Erkrankungen der Kieferknochen und ihrer Schleimhautbedeckung kommt es häufig zu einer Zerstörung des Vestibulum oris. Für die spätere Anfertigung einer brauchbaren zahnärztlichen Prothese sind folgende Maßnahmen erforderlich:

1. Eine Zerstörung des Vestibulum oris ist möglichst zu verhindern.

2. Dasselbe ist, wenn narbige Verwachsungen vorhanden sind, operativ wieder herzustellen. Das erstere gelingt meistens bei Verletzungen, wohl nie bei bösartigen Erkrankungen. Bei Verletzungen können wir durch folgende Maßnahmen der Zerstörung des Vestibulum entgegenwirken:

1. Bei Kieferverletzungen mit Knochenfrakturen sind zerstörte Zähne und Zahnwurzeln im Bereiche der Frakturstelle, wenn sie nicht konserviert werden können, zu entfernen, wegen Gefahr der Fistelbildung.

2. Abgerissene Schleimhautlappen sind durch Situationsnähte an ihrer Unterlage zu befestigen, solange noch keine Eiterung besteht.

3. Die Kieferschienung ist so zu gestalten, daß sie den zerrissenen Weichteilen als Stütze dient und die verletzten Schleimhäute getrennt hält.

Ganzer bewirkte dies durch Anbringung eines Zinnzwischenstückes an die Drahtschiene. Bei Trümmerbrüchen ist dies nicht immer angängig. Bis zur Abstoßung der Sequester und dem Sistieren der Eiterung brachte ich in diesen Fällen eine Drahtschiene mit Drahttamponhalter zur Anwendung. Nachdem die Eiterung zum Stillstand gekommen war, kam dann das erwähnte Zinnplättchen an die Stelle des Tamponhalters, aber in etwas anderer Form als bei Ganzer. Der Drahtbogen wurde an der für das Zinnplättchen bestimmten Stelle verbreitert, hierüber alsdann ein Neusilberblechplättchen gebogen, das an der Vorderseite mit Zinn belegt war und durch Schräubchen gehalten wurde. Die Vorteile dieser

Art der Schienung bestehen in der Möglichkeit der leichten Reinhaltung der Wunde und der bequemen Entfernbarkeit des Zinnschildes zwecks notwendiger Änderung.

An den Hauptmeyerschen Zinnschienen lassen sich Zinnzwischenstücke so anbringen, daß zwischen dem Zinn und der Wundfläche ein Zwischenraum für die Wundreinigung verbleibt. In manchen Fällen kann hierbei das Zinnschild gleichzeitig als Unterlage für die spätere Lappenverschiebung der äußeren Weichteile dienen.

Wenn am Oberkiefer große Zertrümmerungen am Alveolarfortsatz vorliegen und sämtliche Zähne der einen Seite zerstört sind, so ergeben sich zwei Möglichkeiten für die Schienung. Liegt kein Bruch an der Basis vor, so kann zur Stütze der zerrissenen Schleimhautteile ein mit Gaze gepolstertes Drahtnetz angebracht werden, das an den Zähnen der unverletzten Seite seine Befestigung findet. In manchen Fällen läßt sich hierbei auch mit Vorteil ein Zinnschild mit einem Stiel in eine Vierkantkanüle einschieben, wie dies B r u h n beschreibt. Ist der Oberkiefer an seiner Basis frakturiert, so muß die Schiene an extraoralen Bügeln suspendiert werden. Bei Weichteilverletzungen im Bereiche des Oberkiefers, wo keine Knochenfraktur vorliegt, wandte ich in vielen Fällen extraoral befestigte Stützapparate für den Schutz des Vestibulum an. Sie waren an einer Gipskopfkappe befestigt und regulierbar konstruiert. Als Stütze für die Weichteile benutzte ich auch hierbei ein Zinnschild. In ganz homologer Weise wurden auch bei Verletzungen am Unterkiefer derartig extraoral befestigte Apparate für die Stütze der verletzten Weichteile mit Erfolg angewandt.

Bei großen Zertrümmerungen am Kieferknochen mit starken Zerreißungen der bedeckenden Weichteile ist durch prophylaktische Maßnahmen eine Zerstörung des Vestibulum oris nicht immer zu verhindern. Ebenso geht das Vestibulum meistens verloren bei malignen Tumoren, tuberkulösen und luetischen Prozessen, Intoxikationen durch Phosphor oder Quecksilber, Aktinomykose und Skorbut. Es ist dann vor Anfertigung einer zahnärztlichen Prothese eine operative Neuformung notwendig.

Hierfür kommen zwei Methoden in Frage. Bei der ersten erfolgt die Epithelisierung durch den natürlichen Heilungsprozeß, bei der zweiten durch Transplantation eines Thiersch'schen Hautlappens. Für die erste Operation gibt R u m p e l ein Verfahren an. Er trennt die Schleimhaut von der Oberfläche des Kieferperiostes und läßt bis zur Epithelisierung eine Tamponprothese aus Kautschuk mit einem Guttaperchakloß tragen. G a n z e r geht etwas anders vor. Er trennt ebenfalls die Schleimhaut bis zum Periost ab, legt aber besonderen Wert darauf, die Wangenschleimhaut gut einzuklappen oder zu unterminieren und durch Katgutnähte in der Tiefe zu befestigen. Für das Offenhalten der Wunde benutzt er ein Zinnplättchen an einer Drahtschiene. Ich verfuhr bei der Operation so, daß die Schleimhaut nicht vom Periost abgetrennt wurde, sondern um die noch vorhandenen Teile der Submucosa zu schonen, der früheren Form der Gingiva folgend abpräpariert und dann die Schleimhaut in der Tiefe der Wange eingeklappt und vernäht wurde. Hierbei erhielt ich eine möglichst kleine Wundfläche. Hierbei brauchen die Granulationen auf dem Periost keinen größeren Defekt auszufüllen und die Epithelisierung kann gleich einsetzen. Für die Trennung sorgt ein Drahttamponhalter. Unter diesen wurde ein bis zwei Wochen kräftig tamponiert mit Vioformgaze, die mit Mastisol durchtränkt und reichlich mit Tandoform bestreut war. Nach Einsetzen der Epithelisierung wurde der Tamponhalter durch ein abnehmbares Zinnplättchen ersetzt.

Bei allen Fällen, wo sich wegen Verlustes der Zähne eine Schiene nicht anbringen läßt, muß bei der operativen Wiederherstellung des Vestibulum ein Thierschlappen transplantiert werden, da sonst eine Epithelisierung nicht zu erzielen ist. Diese Operationsmethode ist ausführlich von Esser beschrieben worden. Sie besteht im wesentlichen darin, unter der Schleimhaut einen Hohlraum zu schaffen, in den ein mit einem Thiersch umwickelter Stentskloß unter Spannung eingenäht wird, der später nach Einheilung des Thiersch'schen Lappens entfernt wird, indem man die Schleimhaut an der dünnsten Stelle auftrennt. Der Stentsabdruck der Wunde soll so groß sein, daß sich die Wundränder bequem aneinander legen lassen.

Welche von den angegebenen Behandlungswegen die ärztliche Therapie einzuschlagen hat, ist in jedem Falle nach der Art und dem Grade der Zerstörung am Knochen und den Zähnen besonders zu entscheiden. Immer muß als höchstes Ziel bei der Behandlung erstrebt werden, die Störungen der Kaufunktionen zu beseitigen und den Patienten in die Lage zu versetzen, durch Tragen einer zahnärztlichen Prothese sein Los zu erleichtern.

Aus der Städtischen Zahnklinik Köln (Prof. Dr. Zilkens).

Beiträge zur Atrophie der Pulpa.

Von

Louis Rosendahl.

Unter Atrophie versteht man die Volumenabnahme eines Organs oder der Zellen, bei der die Struktur oder der Aufbau erhalten bleibt. Als Beispiel für die aktive, von den Zellen selbst ausgehende Atrophie wird die senile Atrophie geschildert, im Gegensatz zur passiven, die von außen herantritt. Z. B. die Inaktivitätsatrophie an Knochen und Muskeln Gelähmter, die Druckatrophie, neurotische Atrophie und Atrophie hervorgerufen durch Chemikalien, wie Jod usw.

Auch die Zahnheilkunde kennt viele Arten von Atrophie, besonders an der Pulpa, die von Zirkulationsstörungen, denen sie durch ihr enges Gehäuse leicht ausgesetzt ist, eher betroffen wird, als andere Organe des menschlichen Körpers. Ausgehend von der gesunden Pulpa mit ihrer homogenen Grundsubstanz, den sternförmigen, dreieckigen und spindelförmigen Zellen mit den charakteristischen Ondontoblasten, wird eine atrophische Pulpa beschrieben, die schon makroskopisch platt und geschrumpft aussieht. Die Odontoblasten, mit ihren langen Fortsätzen im Dentin verankert, halten das ganze Pulpengewebe wie ein Netz ausgespannt, so daß eine Atrophie nur eintreten kann, wenn sich Lücken im Gewebe bilden. Trifft ein Reiz die Pulpa, z. B. bei abgekauten Zähnen, so wie bei vielen Berufen, deren Vertreter die Zähne als Werkzeug benutzen, z. B. Schuster, die mit den Zähnen den Pechdraht halten usw., so reagiert die Pulpa schon, wenn das Dentin freiliegt. Die Odontoblasten bilden Reizdentin und verengern den ohnedies schon knappen Raum der Pulpa. Gleichzeitig entsteht eine Hyperämie der Gefäße. Die Karies macht ähnliche Erscheinungen, und im Laufe der Zeit kommt es zur Entzündung der Pulpa in den verschiedensten Stadien. Sie bildet oft den Vorläufer der Atrophie. So sehen wir die regionäre Atrophie, die sich fernhält von den großen Gefäßen der Pulpa. Auch kommt es zu Kalkablagerungen zwischen den einzelnen Zellen. Oft folgen diese Kalkablagerungen den großen Gefäßen und können diese ganz umschließen. Im Alter ersehen wir ein Erlöschen der Reproduktionskraft der Zellen, wie bei der senilen Atrophie der Pulpa. Hier wird das Pulpengewebe zu Bindegewebe. Die kleinen Gefäße veröden, die großen werden schmäler und gestreckt, die Blutzirkulation verlangsamt. Auch Dentikel machen ähnliche Erscheinungen. Die wichtigste Art der Atrophie, die retikuläre, die von der Odontoblastenschicht ausgeht, drückt die letztere zusammen. Es bilden sich Vakuolen, die Gefäße degenerieren und es kommt durch Blutextravasate zur Pigmentbildung. Später werden die Kernzellen in Bindegewebe umgewandelt. Die Achsenzylinder der Nerven zerfallen, die Kerne der Odontoblasten rücken auseinander, es entstehen feine Bläschen, die schließlich die ganzen Odontoblasten an das Dentin drücken. Auf einer beiliegenden Mikrophotographie ist dieser Zustand der retikulär atrophischen Pulpa im Bilde festgehalten. Beim Weiterschreiten der Karies kommt es zur Eiterung bei vermehrter Leukozytose, zur Pulpitis ulcerosa, granulomatosa und zur Bildung des Pulpenpolyps. Fortschreitende Entzündung und Eiterung kann zu Gangrän führen. Selbst das Periodontium kann erkranken, wenn Bakterien durch das Foramen apicale hindurchtreten.

Geringe klinische Erscheinungen, bei Dentikelbildungen ausstrahlende, anfallsweise auftretende Schmerzen können zur Verwechslung mit echter Trigeminusneuralgie führen. Daher ist gründliche Untersuchung der Zähne notwendig, die durch Walkhoffs Thermometrie, den elektrischen Strom und oft auch durch das Röntgenbild unterstützt wird. Die Behandlung besteht in Exstirpation der Pulpa nach voraufgegangener Arseneinlage. Schwierigkeiten bei engen Wurzelkanälen, als Hilfsmittel Schwefelsäurebehandlung nach Callahan. Führt das alles nicht zum Ziele, dann bleibt nur noch die Extraktion übrig. Zum Schluß werden noch die neuesten Versuche von Prof. Steinach erwähnt, alte, männliche Ratten zu verjüngen. Die Versuche sind bis heute noch nicht abgeschlossen. Sicher ist, vom zahnärztlichen Standpunkt aus betrachtet, daß eine Regeneration der atrophisch gewordenen Pulpa unmöglich ist.

Aus der Städtischen Zahnklinik Köln (Prof. Dr. Zilkens).

Kasuistischer Beitrag zur Genese der Oberkiefer-Osteomyelitis.

(Diffuse Osteomyelitis durch Brückenersatz.)

Von

Wilhelm Sacken.

Die akute infektiöse hämatogene Osteomyelitis ist klinisch, pathologisch, anatomisch und experimentell sehr eingehend erforscht und die Literatur über diese Form sehr reichhaltig. Im Oberkiefer ist die hämatogene Osteomyelitis hauptsächlich im Säuglingsalter beobachtet, während Erwachsene äußerst selten davon betroffen sind. Einerseits wird dies durch das beim Säugling sehr reichliche, beim Erwachsenen dagegen äußerst geringe Vorhandensein von Spongiosa bedingt. Andererseits sind die im Säuglingsalter häufigen Zirkulationsstörungen und Stauungen besonders ungünstig, während beim Erwachsenen durch die überaus günstige reichliche Blutversorgung dem Entstehen hämatogener Osteomyelitis wirksam entgegengearbeitet wird. Von besonderer Bedeutung ist bei Osteomyelitis im Oberkiefer, daß das Antrum häufig in Mitleidenschaft gezogen wird. Außerdem kann es, bedingt durch die direkten Verbindungen zwischen Oberkiefer- und Orbitalvenen, zur Orbitalphlegmone mit nachfolgender Meningitis kommen. Die retromaxillären Phlegmonen können vom Tuber maxillae aus unter dem M. temporalis in die Höhe steigen und zu Temporalabszessen führen. Alle diese Komplikationen beobachten wir auch bei der Osteomyelitis nach fortgeleiteter Infektion. Bei dieser Form der Osteomyelitis kommen im Bereich der Kiefer als Ursache in Betracht: 1. kranke Zähne, 2. Trauma, 3. Allgemeinerkrankungen, 4. Intoxikationen, 5. akute Infektionskrankheiten.

Erkrankungen der Zähne ziehen nur dann den Kiefer in Mitleidenschaft und können zur diffusen septischen Osteomyelitis führen, wenn die Pulpa gangränös zerfallen ist. Der den Hauptinhalt der Arbeit bildende Fall zeigt uns, wie gerade durch Brückenarbeiten bei nicht sachgemäßer Vorbehandlung und Ausführung äußerst günstige Vorbedingungen für diffuse Osteomyelitis geschaffen werden. Gründlichste Vorbehandlung resp. Voruntersuchung der Brückenpfeiler ist aus dem Grunde schon erforderlich, weil eine gewisse Mehrbelastung der Brückenpfeiler stets der Fall ist. Überbelastung derselben durch Fehler in der Artikulation führen bei lebender Pulpa sehr häufig zu Irritationen mit nachfolgender Gangrän. Die in der infolge mangelhafter Voruntersuchung nicht festgestellten Gangrän vorhandenen latenten Keime können bei Brückenpfeilern durch deren Überlastung zu erhöhter Virulenz gebracht werden und Osteomyelitis hervorrufen. Nicht exakt schließende und zu hoch reichende Ringe rufen zugleich akute marginale aszendierende Entzündung und damit verbundene venöse Stauung hervor, wodurch überaus günstige Vorbedingungen zur Fortleitung und Ausbreitung einer Infektion durch diese virulent gewordenen Keime geschaffen werden.

Bei diffuser phlegmonöser Osteomyelitis ist sofortige tiefe Inzision erforderlich. Möglichst frühzeitige gründliche Ausräumung der nekrotischen Partien soll die Zerstörung des Knochens auf möglichst kleinen Herd beschränken. Denselben Zweck verfolgt das mit Erfolg angewandte Karbolalkoholverfahren. Auch übermangansaures Kali hat sich als Spezifikum gegen Staphylokokken bewährt.

Die Prognose bezüglich des Erhaltens der Zähne ist bei Fällen schwerer diffuser Osteomyelitis im Oberkiefer sehr ungünstig, da fast immer die Alveolen total zerstört und die Zähne dadurch jeden Haltes beraubt werden. Günstig ist, daß sich im Oberkiefer die Osteomyelitis fast stets auf die betreffende Kieferhälfte beschränkt und entstehende Defekte am Kiefer durch zahnärztliche Prothesen leicht ersetzt werden können. Äußere Narben entstehen nicht, da stets von innen operiert werden kann.

Unser Fall zeigt uns, wie gerade beim Brückenersatz auf sachgemäße Vorbereitung und Ausführung die größte Sorgfalt verwendet werden muß, um schlimme Folgen zu verhüten.

Aus der Städtischen Zahnklinik Köln (Prof. Dr. Zilkens).

Argentum nitricum bei Behandlung wurzelkranker Zähne.

Von

Arthur Salomon.

Da das Instrumentarium zur Ausführung der Wurzelspitzenresektion auf den Militärzahnstationen fehlte, habe ich als Feldzahnarzt bei periapikalen Erkrankungen eine Behandlung mit dem Höllensteinstifte angewandt, deren Erfolge mich veranlaßten, sie weiterhin beizubehalten. Die Vorteile meiner Behandlungsart werden zunächst e contrario dargelegt; die Apikoektomie ist nur an den sechs oberen Frontzähnen eine für den Durchschnittspraktiker leichte Operation; in allen anderen Fällen ist sie schwierig und kann von unangenehmen Zufällen begleitet sein.

Zur Beseitigung der periapikalen Erkrankungen, cessante causa cessat effectus, ist zunächst Ausräumung und Sterilisierung des infektiösen Kanalinhaltes erforderlich. Als beste Dauerdesinfektion habe ich die Albrechtsche Wurzelfüllungsmethode oder die Einbringung einer 50—60proz. Höllensteinlösung mit Kataphorese erkannt; aus technischen Gründen habe ich die letztgenannte Anwendungsart, die ich für äußerst aussichtsreich halte, wieder aufgeben müssen.

Nach abgeschlossener Wurzelbehandlung drücke ich mit ziemlicher Kraft den Höllensteinstift senkrecht auf den Knochen, um dann eine rotierende Bewegung zu machen, bei Vorhandensein einer Fistel an der Stelle des Fistelmaules, bei Fungositäten an der stärksten Vorwölbung des Alveolarknochens, bei subakuten Periostitiden in Höhe des vermutlichen Endes der Wurzelspitze. Nach der ersten Behandlung des Wurzelkanals und der geschilderten Anwendung des Höllensteinstiftes mache ich nach 2 Tagen dieselbe Behandlung und schließe nach 8 Tagen den Wurzelkanal definitiv ab; daran anschließend wende ich zum dritten Male den Stift an. Bei starken Fungositäten wiederhole ich das Eingehen mit Stift in Zwischenräumen von 8—10 Tagen noch einige Male, bis ein vollständiger Schwund der Fungosität festzustellen ist. Die günstige Wirkung dieser Behandlung führe ich zurück auf:

1. die Dränagewirkung,
2. die aktive Hyperämie und den Reiz auf die Gewebe zur Granulationsbildung,
3. die oligodynamische Wirkung des Silbers.

Über die Ursache der keimtötenden Wirkung der Metalle besteht auch heute noch keine Einigkeit. Laubenheimer führt die oligodynamische Wirkung auf chemische Einflüsse zurück und gibt folgende drei Möglichkeiten für die oligodynamische Wirkung des Silbers an:

1. Metalle wirken durch Auflösung.
2. Die Wirkung beruht auf elektrischen Vorgängen.
3. Es findet eine Auflösung statt, die in Verbindung und unter wechselseitiger Beeinflussung mit elektrischen Erscheinungen die oligodynamische Wirkung hervorruft.

Ich selbst neige zur Ansicht, daß es sich meist um die unter 3. aufgeführten Vorgänge handelt; die beste Wirkung des Silbers konnte ich bei Vorhandensein größerer Goldarbeiten im Munde der Patienten beobachten. Ähnliche Lösungsvorgänge beobachten wir bei Patienten, die große Cu-Füllungen im Munde haben, wenn deren Speichel stark angesäuert ist.

Bemerkenswert ist die Tatsache, daß schon seit altersher Argentum von den Malaien als Antiseptikum gegen Wundsekret und Schlangengift angewandt wurde.

Aus der Städtischen Zahnklinik Köln (Prof. Dr. Zilkens).

Foetor ex ore.

Von

Eugen Sarrazin.

Der Foetor ex ore entsteht fast ausschließlich durch Fäulnis von Eiweiß infolge Einwirkung meist anaerober Bakterien unter Entbindung von stinkenden Produkten. Die letzteren werden gebildet durch den Bakterien-Stoffwechsel oder durch Fermentwirkung. Bei Plaut-Vincentscher Angina, Gingivitis und in Kariesherden finden sich z. B. spießförmige Stäbchen, „Stinkgasspieße". Widerlichen Gestank erzeugen auch in Verbindung mit Eiweiß die häufigen aeroben Proteusarten. — Zersetzung von Fett und Kohlehydraten kommt im Munde für Fötor kaum in Frage. Als sichere Bestandteile übler Exspirationsluft kennt man bisher nur H_2S, CS_2, NH_3. Ohne Zweifel sind aber auch organische Gase wesentlich am Fötor beteiligt, ähnlich den flüchtigen Fettsäuren, Merkaptan und den Begleitstoffen von Phenol, Indol und Skatol der Faeces.

1. Ursachen des Foetor ex ore. A. In der Mundhöhle: zersetzte Speisereste in den Zahn-Zwischenräumen; versteckte Karies oder Pulpengangrän; putride Wurzeln; unsaubere Prothesen; behinderter Kau- und Schlingakt durch kleinere, schmerzhafte Prozesse; Gingivitiden und Stomatitiden. B. Außerhalb der Mundhöhle: a) im Nasenrachenraum: Zersetzung von Schleimmassen; Ozaena, Rhinitiden, Eiterpfröpfe in den Tonsillen, Wucherungen derselben. b) Bronchial- und Lungenerkrankungen. c) Erkrankungen der Speiseröhre und des Magens. d) Störungen der Darmverdauung. e) Stoffwechselerkrankungen. f) Vergiftungen.

Der üble Mundgeruch unter a) ist selten in gesundem Munde und bei geringem Grade von Karies. Starke Zahnstein-Ablagerungen, tiefe, kariöse Herde, unzugängliche Winkel und feine Spalten zwischen den Zähnen begünstigten ihn, noch mehr putride Wurzeln, vor allem, wenn schlecht gepflegter Zahnersatz darauf ruht. Ferner geben Anlaß zu üblem Mundgeruch tote Ecken an eigenen oder künstlichen Zähnen, Spiralfedern, Gummisauger, Richtapparate, Ränder von schlecht sitzenden Metall- oder Porzellankronen. Foetor ex ore ist auch die häufige Folge kleiner, schmerzhafter Prozesse in der Mundhöhle, die zur Behinderung des Kauaktes führen: Entzündung der freiliegenden Pulpa oder der Wurzelhaut, mechanische Verletzungen, Verbrennungen, Insektenstiche. Durch behinderten Kau- und Schlingakt entstehen auch höchst übelriechende Zersetzungen bei Kieferbrüchen und bei erschwertem Durchbruch des dritten unteren Molaren. Örtlich begrenzte Gingivitiden geben selten Anlaß zu Foetor ex ore, stets aber die Stomatitis ulcerosa. Die Stomatitis aphthosa weist keinen konstant fötiden Geruch auf, wohl aber mit durch behinderten Kauakt die Stomatitis catarrhalis, die Parotitis und bei größerer Ausdehnung die Mundtuberkulose. Auch einige Allgemeinerkrankungen haben Mundgeruch im Gefolge: Skorbut, echte Pocken, Pemphigus im Munde, Osteomyelitis nach Masern und Scharlach, ferner Munddiphtherie und — mit besonders scheußlichem Gestank — alle größeren Nekrosen und manche größeren, zerfallenen Geschwülste im Mundbereich.

B. Von den Ursachen außerhalb der Mundhöhle für den Foetor ex ore liegt ein großer Teil in den oberen und tieferen Luftwegen: Zunächst im Nasenrachenraum die Zersetzung angesammelter Schleimmassen, Ozaena, Rhinitiden und Erkrankungen mit Geschwürsbildung, z. B. Anginen, selten auch wuchernde oder zerklüftete Tonsillen können der Sitz faulender Speisereste, käsiger Pfröpfe und eitriger Abszesse sein. Schlechter Geschmack und Geruch sind oft erste Anzeichen für Antrum-Empyem. Auch chronische Kehlkopferkrankungen, Bronchitis, Bronchiektasien, tuberkulöse Kavernenbildungen sind oft von üblem Geruch begleitet. Divertikel und Krebs der Speiseröhre geben zu Zersetzungen von Speiseteilen Anlaß, auch Magenerweiterung und Magenkrebs. Ein Fötor macht sich dann aber nur beim Aufstoßen bemerkbar. — Akuter Magenkatarrh führt nur mittelbar — durch schließenden Rachen- und Mundhöhlenkatarrh — zu Mundgeruch. Bei chronischen Magen- und Darmerkrankungen, Zurückhaltung von Fäkalmassen, und bei vorwiegender Eiweißnahrung werden faulige Gase (s. Einleitung) in die Blutbahn aufgenommen und durch die Lungen ausgeschieden. Sie können sich auch den Hautausdünstungen und dem Schweiß deutlich mitteilen. Dieselbe Feststellung macht man bei anderen Stoffwechselstörungen: Chlorose, Anämie, Menstruation. Bei Diabetes tritt ein charakteristischer, azetonartiger Geruch auf, bei Bleivergiftung der Bleiatem, bei Phosphorvergiftung Knoblauchgeruch. Geisteskrankheiten mit schmerzhaften Mundhöhlenentzündungen und Bewußtseinsstörungen haben Fäulnis in der Mundhöhle und Geruch im Gefolge.

2. Die Therapie richtet sich nach den Einzelursachen. Nachlässigkeit in der Mundpflege ist zu bekämpfen, Zahnstein, kranke Zähne, tote Ecken an eigenen oder künstlichen Zähnen sind zu beseitigen, ebenso kleinere, schmerzhafte Krankheitsprozesse. Bei Nekrosen müssen tote Gewebsteile entfernt und eine gründliche, mechanische Säuberung durchgeführt werden. (Eingehende Darstellung derselben nach Williger-Partsch u. a.) Kauen von Rhabarberstücken oder getrockneten Heidelbeeren, Gebrauch von Spül-

und Gurgelwässern und Mundpastillen wird kurz besprochen. Die Behandlung der außerhalb der Mundhöhle liegenden Ursachen des Foetor ex ore wende sich gegen das Grundleiden. Fäulnisherde in den Tonsillen sind durch blutigen Eingriff zu entfernen. Anhäufungen von übelriechenden Zerfallprodukten bei leichteren Magendarmerkrankungen können schon durch Beschleunigung des Stoffwechsels beseitigt werden, Speiseteilchen und Schleimmassen im Rachenraum durch häufiges Kauen von Brot u. dgl. Gelingt die Heilung des Grundleidens nicht ganz oder gleich, so können Mundwässer und andere Hilfsmittel den üblen Mundgeruch doch mildern. Bemerkenswert sind noch Geruchempfindungen ohne reale Ursache: Cacosmia subjectiva. — Der Foetor ex ore stellt nur ein Krankheitssymptom dar, keine selbständige Krankheit. Er ist oft wichtig für die Diagnose, aber kein untrügliches differential-diagnostisches Merkmal.

3. Die Prophylaxe erfordert eine gute Pflege des gesunden und rechtzeitige Sanierung des erkrankten Mundes. Die Verhütung des Foetor ex ore bei Erkrankung der Luftwege und des Magendarmkanals fällt mit der Verhütung dieser Krankheiten zusammen.

Die ungemein feinen Vorgänge des den Foetor ex ore bedingenden Stoffumsatzes im tierischen Organismus sind noch nicht genügend erforscht und werden uns, nach dem jetzigen Stande der Wissenschaft zu urteilen, wohl auch auf lange Zeit hinaus ein Rätsel bleiben.

Aus der Städtischen Zahnklinik Köln (Prof. Dr. Zilkens).

Die Anwendung der Hyperämie als Heilmittel in der Zahnheilkunde

mit besonderer Berücksichtigung der Bierschen Behandlungsmethode.

Von

Bernhard Schade.

Ausgehend von der Tatsache, daß jeder mechanische, chemische oder thermische Reiz auf das Gewebe eine Entzündung auslöst, gründete Bier seine Lehre von der Anwendung der Hyperämie als Heilmittel. Während schon in frühesten Zeiten die heilsame Wirkung aller hautreizenden Mittel erkannt wurden und wir ihrer Anwendung in Form von heißen und kalten Umschlägen, Eisbeutel, Alkoholverband und Derivantien begegnen, bedient sich Bier zur Erzeugung einer arteriellen Hyperämie der heißen Luft, einer venösen Hyperämie der Stauungsbinde und des Saugers. Bei Anwendung dieser Mittel beobachtet man, daß die allgemeinen Wirkungen der Hyperämie sich äußern, sowohl in einer schmerzstillenden als auch bei allen akuten Infektionen in einer bakterientötenden bzw. die Infektion abschwächenden Eigenschaft. Ferner fördert die Hyperämie die Resorption, verändert und löst die Krankheitsprodukte. Auch wird die Kallusbildung und Knochenneubildung nicht nur gefördert, sondern auch eine Volumenzunahme des gestauten Gliedes beobachtet.

In der zahnärztlichen Praxis benutzt man zur Erzeugung der Wärme das Kopflichtbad, den Fön, das elektrische Heizkissen oder eine elektrische Birne in Verbindung mit einem Reostaten. Mit Erfolg angewendet wird die Hitzebehandlung bei entzündlicher und narbiger Kieferklemme bei Trigeminusneuralgie, beim katarrhalischen Empyem, für die Nachbehandlung des chronischen Empyems nach der Radikaloperation, ferner zur Vermeidung der Bildung von Keloidnarben in Verbindung mit Fibrolysin-Injektionen. Zur Erzeugung einer passiven Hyperämie benutzt man die um den Hals angelegte Stauungsbinde, deren Anwendungsmöglichkeit sich erstreckt auf: Dolor post extractionem, periodontitische Zahnschmerzen, Dentitio difficilis des dritten Molaren mit seinen Folgeerscheinungen, auf die während der Schwangerschaft und Menstruation sich einstellenden Zahnschmerzen, als auch zur Schmerzbeseitigung bei der Stomatitis ulcerosa und der Stomatitis chronica. Die Versuche von Fischer, welcher nach Novokain-Suprarenin-Injektionen Kopfstauung anwendete, zur Erhöhung der Wirksamkeit des Anästhetikums, haben nur experimentellen Wert. Bei Gesichts- und Kieferverletzungen, ebenso bei der Nachbehandlung der Parulis werden das subjektive Wohlbefinden und die objektiven Symptome durch die Stauung günstig beeinflußt. Sowohl zur Unterstützung des operativen Eingriffs bei akuter Parotitis und Lymphadenitis zwecks Verringerung der Schmerzen, als auch bei akuter Periostitis bzw. Osteomyelitis der Kiefer, frühzeitig die Stauungsbinde angewendet, vermeidet nach den Erfahrungen von Bier die Nekrose des Knochens. Die Anwendung des Klappschen Saugers, bei besonderer Gesichtsformung mit einem Zinnansatz versehen, befördert bei Wangenfisteln den Heilungsprozeß durch beschleunigtes Entfernen des eitrigen Sekrets und der Sequester, und vermeidet die trichterförmigen Einziehungen der Narben.

Kontraindiziert ist die Anwendung der Stauungshyperämie bei Diabetes, Arteriosklerose und Venenthrombose, dagegen wird die Gefahr der Nachblutung aus Wunden in keiner Weise verstärkt.

Aus dem bisher Gesagten geht hervor, daß sich in der Zahnheilkunde reichlich und täglich Gelegenheit bietet, das Biersche Verfahren anzuwenden. Allerdings ist eine genaue Indikationsstellung und Beherrschung der Technik für den Erfolg Voraussetzung.

Der Hebel als Extraktionsinstrument in der Zahnheilkunde.

Von

Klamer Schmidt.

In der Einleitung gibt Verfasser eine kurze Erläuterung der physikalischen Verhältnisse der Hebelanwendung und -wirkung. Zu berücksichtigen ist die Kraftrichtung, der Arm der betr. Kraft und das Gewicht des Hebels. In der Zahnheilkunde wirkt der Hebel zwei- und einarmig, meist als Brechstange zweiarmig, da der Nachbarzahn bzw. die Alveole des zu extrahierenden Zahnes als Hypomochlion benutzt wird.

Es folgt ein historischer Rückblick auf die Zahnextraktion, aus welchem sich ergibt, daß ein zangenartiges Instrument das älteste war, sehr früh aber auch hebelartige Instrumente zur Anwendung kamen. Erwähnt werden: der Überwurf, ein „Impulsorium", der Pelikan, der dreizackige Hebel. Besonders wichtig ist der pyramidenförmige Hebel von Lecluse (1754), sowie das gebräuchlichste Hebelinstrument des 18. Jahrhunderts: der „Schlüssel".

Unter den heute benutzten Hebelarten ist die älteste der Geißfuß, bestehend aus dem birnenförmigen Handgriff und der Stemmstange. Weiter ist zu nennen der Lecluse, eine runde Stahlstange mit Quergriff und keilförmiger Spitze. Aus diesem entwickelte sich der rechts- und linksseitige löffelförmige Thompson, der löffelförmig gebogene Vajnahebel. Loos gibt 1899 seine Messerhebel mit Pistolengriff bekannt, welche Scheff durch Umwandlung des Griffes in eine Krücke zu verbessern suchte; Fließ kombiniert diesen Krückenwurzelhebel mit der Messerkralle. Weiter sind zu nennen: der Partsche Drehmeißel, der Mayrhofersche Bajonettmeißel. Die geraden Hebel von George, Berten und Bein sind in der Folge beschrieben. Alle Hebel werden durch Zeichnungen veranschaulicht.

Der eigentlichen Beschreibung der Hebelanwendung geht ein anatomischer Überblick über das Operationsgebiet mit Abbildungen voraus. Besondere Bedeutung hat der Bau des Proc. alveol. sowie Länge, Form und Divergenz der Wurzeln; schwache Knochenpunkte als auch die natürlichen Verstärkungen an einzelnen Stellen sind zu berücksichtigen.

Der Hebel kann als vorbereitende Maßnahme, als direktes Hilfsmittel, als Extraktionsmittel an sich (unterer Weisheitszahn!) in Frage kommen und ist geeignet, die gefährliche Resektionszange sehr oft zu verdrängen. Nachteile des Hebels sind: die Gefahren des Ausgleitens bei der Operation, Eröffnung von künstlichen und natürlichen Höhlen, Verletzung der Tuberositas. Gefährlich kann der Hebelgebrauch auch in Narkose werden, bei Kindern und krankhaften Knochenprozessen an den Kiefern.

Für den Gebrauch des Hebels ist der Zahnbestand, Sicherheit der Führung von besonderer Bedeutung. Der gerade Beinsche Hebel ist als Universal-Extraktionsinstrument zu betrachten. Er wird verwandt im Oberkiefer bei engen oder anormal stehenden Frontzähnen, bei retinierten sowie tiefzerstörten kleinen und großen Backzahnwurzeln; bei letzteren wird zweckmäßig vorher die von Prof. Zilkens propagierte „Separation des Wurzelstumpfes“ vorgenommen. Dieselbe wird eingehend, auch bildlich, beschrieben.

Das Hauptprinzip bei dem geraden Beinschen Hebel besteht in langsam rotierender Bewegung mit mäßigem Druck.

Im Unterkiefer bewährt sich der Beinsche Hebel bei enger Frontzahnstellung, Bikuspidaten und Molaren bzw. deren Wurzeln. Für den Weisheitszahn kann man durch Eintreibung des Hohlmeißels eine Führung für den Beinschen Hebel schaffen, Lecluseche, Partsch'sche und Mayrhofer'sche Meißel benutzen. Bei den Molarenwurzeln entferne man die erste Wurzel mit dem Beinschen Hebel, die zweite mit dem Messerhebel. Man vermeide besonders die gefährlichen Mundbodenverletzungen. Die gebogenen Beinschen Hebel sind weniger zur Extraktion als zur Schleimhautlösung von der Wurzel verwendbar, hauptsächlich beim unteren Weisheitszahn. Der zuletzt beschriebene Geißfuß arbeitet weniger mit Hebel- als mit Stoßkraft. Er ist indiziert bei losen unteren Molarenwurzeln, losen Milchzähnen und deren Resten. Die Stellung des Operateurs und Haltung der Hebel wird des weiteren bildlich und schriftlich dargestellt; auch wird die Pyramidenschraube, verbessert nach Mayrhofer, erläutert.

Die Arbeit schließt mit der Feststellung, daß die Lokalanästhesie ein guter Sekundant des Hebels geworden, die Verbreitung der Hebelextraktion dringend erwünscht und erforderlich sei. Die Kenntnis der Beinschen Hebelanwendung gehört zum Fundament der zahnärztlichen Extraktionstechnik.

Aus der Städtischen Zahnklinik Köln (Prof. Dr. Zilkens).

Die Pulpitis und ihre Behandlung.

Von

Ewald Schnautz.

Die Pulpitis und ihre Behandlung ist ein so umfangreiches Gebiet, daß in wissenschaftlicher Beziehung noch längst nicht alle Fragen gelöst sein können. Hieraus erklärt sich auch der Mangel an Vereinheitlichung hinsichtlich der diagnostischen und therapeutischen Seite, der unbedingt im Laufe der Zeit beseitigt werden muß.

In ätiologischer Hinsicht sind sich die meisten Autoren darüber einig, daß ein chemischer, parasitärer Prozeß, ein Zusammenwirken von Säuren und Mundbakterien die Karies hervorruft, welche die Ursache zu dem späteren Zerfall des Schmelzes, des Dentins, und damit zusammenhängend der Zahnpulpa bildet, wobei naturgemäß wesentliche histologische Veränderungen eintreten. Die Pulpa trifft Maßnahmen, um dem Umsichgreifen der Karies Widerstand entgegenzusetzen. Zu diesem Zwecke bildet sie Ersatzdentin, das den Kampf mit den Bakterien aufnimmt. Zu den eigentlichen Karieserregern rechnet man Streptokokken, Bacterium necrodentalis Goadby und die Staphylokokken. Infolge Fernwirkung, durch den Einfluß ihrer Toxine, schädigen diese Mikroorganismen die Pulpa noch ehe dieselbe freigelegt ist. Die verschiedenen Formen der Pulpitis können sich inzwischen entwickeln.

Nach eingehenden anatomisch-mikroskopischen Studien und mehrjähriger Erfahrung bin ich zu folgender Einteilung der Pulpakrankheiten gekommen. Eine oberflächliche Karies übt bereits Reize chemischer und thermischer Art auf die Pulpa aus, die zu Irritation oder Hyperämie der Pulpa führen. Es kommt dann im weiteren Verlauf an den irritierten Stellen zur Pulpitis acuta partialis und dann zur Pulpitis acuta totalis. Schließlich kommt es zum teilweisen, weiter zum vollständig eitrigen Zerfall des Zahnnervs (Pulpitis acuta purulenta partialis und totalis).

Bevor die Entzündung sich ausbreitet, versucht in den meisten Fällen die Natur den Prozeß durch Bildung eines Schutzwalles aus Reizdentin zum Stillstand zu bringen. Nach kurzer Zeit kommt es trotzdem zu chronischen Pulpitisformen und zuletzt zum Pulpentod. (Gangraena pulpae.) Als weitere Form der Pulpitis kommt noch die Atrophia pulpae in Betracht. Diese Einteilung habe ich ausführlich begründet, namentlich was die Pulpagangrän anbetrifft, der ich besonderen Raum gewidmet habe, da ich über die Einteilung einiger

Forscher anderer Ansicht bin. Die einzelnen pathologisch-anatomischen Erscheinungen habe ich besonders betont. Die Irritation der Pulpa ist nur die Vorstufe zur eigentlichen Erkrankung, infolgedessen ist eine Restitutio ad integrum noch möglich. Sowohl akute wie chronische Pulpitis führen schließlich zur Gangraena pulpae mit ihren eventuellen periapikalen Erscheinungen. Auf die verschiedenartigen Formen der Atrophie der Pulpa habe ich eingehend hingewiesen.

An Hand der patho-histologischen Vorgänge lassen sich die klinischen Symptome leicht erkennen. Schwierigkeiten bereitet nur die Grenze zwischen Pulpitis acuta partialis und Pulpitis acuta totalis. Die Schmerzhaftigkeit bei den einzelnen Erkrankungsformen ist verschieden.

Die direkte und indirekte Verkappung der Pulpa wird eingehend geschildert unter ausdrücklicher Betonung der Vorsicht beim Gebrauch desinfizierender Medikamente. Daran wird die genaue Beschreibung der eigenen Methoden angeschlossen, um irritierte Pulpen lebenswichtiger Zähne zu erhalten. Sobald es sich um eine Pulpitis handelt, wird zur Devitalisation geschritten, der dann die möglichst restlose Exstirpation der Pulpa folgen muß. Das Bedürfnis nach einer einheitlichen Wurzelbehandlung tritt dabei klar zutage. Befürworter und Gegner der Amputations- resp. der Exstirpationsmethode kommen zu Wort und der Standpunkt des Verfassers wird mit gewissenhaften Beobachtungen und Erfahrungen, sowie eigenen wissenschaftlichen Untersuchungen begründet. Die Devitalisation der Pulpen geschieht durch Arsen, Druckanästhesie und Lokalanästhesie. Alle drei Arten werden kritisch beschrieben und die Technik der Amputations- und Exstirpationsmethoden wird eingehend erläutert und auf mögliche Komplikationen eingegangen. Auch die zur Wurzelbehandlung benötigten Medikamente werden bezüglich ihrer Vor- und Nachteile besprochen, und die eigene Methode der Wurzelbehandlung angeführt.

Zum Schlusse gibt Verfasser dem Wunsche Ausdruck, daß die Wurzelbehandlung aus dem Bereiche der Empirie bald auf sicheren, durch exakte Experimente begründeten Boden gestellt werden möge.

Aus der Städtischen Zahnklinik Köln (Prof. Dr. Zilkens).

Die Gangrän der Zahnpulpa und ihre Behandlung.

Von

Siegfried Schnautz.

Die Gangraena pulpae ist eine von Fäulnisprozessen begleitete Nekrose der Zahnpulpa, bei der jedoch die abgestorbenen Teile im Pulparaum eingeschlossen bleiben und sich dort mit Hilfe weiterer Fäulnisbakterien zu einer stinkenden Masse umwandeln. Immer ist gangränöse Pulpa einer Streptokokkeninfektion erlegen, die Tätigkeit der Fäulnisbakterien kommt erst in zweiter Linie. Man darf nicht von einer Pulpagangrän als Krankheit sprechen, sondern nur von einer Pulpafäulnis als Zustand. Der Fäulnisprozeß ist folgender: Aus den Kohlehydraten wird Kohlensäure und Essigsäure gebildet; es folgt die Zersetzung der Eiweißstoffe in Schwefelwasserstoff, Putrescin, Kadaverin und Neuridin, und im weiteren Verlauf in Ammoniak. Die Fette bleiben unzersetzt. Diesem Prozeß muß die Therapie Rechnung tragen. Die Gase entweichen bei Eröffnung des Zahnes. Die ungelösten Fette werden durch auslaugende Medikamente verseift oder durch Säuren in gasförmige Verbindungen überführt. Die Mikroorganismen werden durch die bei diesem chemischen Prozeß sich bildenden antibakteriziden Elemente oder durch die in der Folge benutzten starken Desinfizientien vernichtet. Aus diesem geht schon die Art der Behandlung hervor:

Ausräumung der putriden Massen auf mechanischem Wege und mit Hilfe von Chemikalien, Desinfizierung des gereinigten Wurzelkanals und Füllung desselben mit einer antiseptischen Dauerfüllung. Sagrotan, ein molekulares Gemisch aus Chlorxylenol und Chlorkresol, wurde von mir zu gleichen Teilen mit Antiformin, einer Hypochloridlösung mit einem Zusatz von Natronlauge, vermengt, als Mittel zur Auflösung und Desinfizierung der gangränösen Pulpamassen mit bestem Erfolge verwendet. Sofort nach Gebrauch angestellte Versuche (Impfung steriler Bouillon) ergaben Keimfreiheit des Wurzelkanals. Weitere Versuche zeigten die ätzende Wirkung des Antiformins auf ein Minimum herabgesetzt, die Verseifung und Chlorentwicklung ging ruhig vor sich. Das Mittel wird berufen sein, die Säurebehandlung bei Gangrän zu verdrängen. Die meisten Autoren halten die Einteilung in eine Gangraena pulpae humida und sicca nicht für nötig, weil der zufällige Feuchtigkeitsgehalt uns keinen Aufschluß gebe, mit welchem der beiden Zustände wir es zu tun haben. Diese Ansicht muß ich bezweifeln. Es kann m. E. Pulpenatrophien geben, die durch einen typischen Gangrängeruch auffallen. Der Unterschied zwischen einer trocknen Gangrän und einer Atrophie ist nach meiner Meinung meist nur mikroskopisch festzustellen. Bis zu welchem Grade die Bakterien Produkte erzeugen, welche die Pulpa zu einer spezifisch gangränösen umwandeln, ist noch nicht geklärt. Meiner Überzeugung nach ist aus der bisherigen Literatur nicht ersichtlich, ob der exakte Nachweis von Ammoniak und Schwefelwasserstoff und anderen Fäulnisprodukten in gangränösen Kanälen geglückt ist. Wenn wir wüßten, ob und bis zu welchem Grade die zahlreich im Ackerboden vorkommenden Bakterien, welche NH_3 bzw. NH_4OH zu Nährstoffen der Pflanze restlos abbauen, beim Assimilationsprozeß mitwirken, und wenn es gelänge, in der gangränösen Pulpa Bakterien-Reinkulturen zu erzeugen, welche die fraglichen Fäulnisprodukte zerlegen, so wäre m. E. das Problem der Gangrän und ihrer Behandlung gelöst. Der Bacillus fusiformis, den Adloff als einen Erreger der Gangrän bezeichnet, kommt im Bereiche der ganzen Mundhöhle vor, „Stomatitis ulcerosa Plaut Vincenti". Er kann in die offene Pulpahöhle bzw. den Kanal eingewandert sein. Auch kann er mit Spirochäte in Symbiose pathogen sein, denn diese findet dort das Optimum der Lebensbedingungen, wo im Munde durch Stase u. a. m. die vitale Energie der Schleimhaut gleich Null ist. Die definitive Wurzelfüllung muß bakterien- und wasserdicht das Foramen apicale abschließen und den Kanalwänden dicht anliegen. Die meisten Wurzelfüllungsmaterialien entsprechen diesen Anforderungen nicht. In einer von mir hergestellten Wurzelpaste verwendete ich wiederum das Sagrotan (Sagrotan, Thymol, Glyzerin, Zinkoxyd) und stellte folgende Versuche an:

1. Versuch: Mit Sagrotan gefüllte Zähne wurden in Stearin gebettet (Foramen frei) und 14 Tage in Farblösung gelegt (Methylenblau). Resultat: Keine Verfärbung der Paste und des Zahnes, mithin keine Durchdringung der Flüssigkeit.

2. Versuch: Eine Pipette wurde an ihrem engen Teil mit Sagrotanpaste gefüllt, darauf infizierte Bouillon gebracht, die Pipette in sterile Bouillon gestellt und 24 Stdn. im Thermostat bei 37° aufbewahrt. Resultat: sterile Bouillon ungetrübt, mithin sind keine Keime durch die Paste hindurchgewandert.

3. Versuch: Eine Pipette ist in einen mit Sagrotanpaste gefüllten Zahn einplombiert und nach Versuch 2 behandelt. Resultat: Einwandsfrei.

4. Versuch: Bei diesem Versuch wurde aus einem vor längerer Zeit gefüllten Zahn die Sagrotanpaste entfernt und sterile Bouillon mit dem Kanalinhalt geimpft.

Resultat: Bouillon nach längerem Aufenthalt im Thermostat (2 Tage) steril. Die antiseptische Wirkung war von Dauer.

Die Paste läßt sich leicht einführen, übt keinen Reiz auf das periapikale Gewebe aus und verfärbt den Zahn nicht. Bei Komplikationen (Gangraena complicata) hat nur die Lege artis intra operationem (Wurzelspitzenresektion, Entfernung von Granulomen) gelegte Wurzelfüllung Aussicht auf einen Dauererfolg.

Ich komme zu folgendem Ergebnis:

Wir sind noch weit davon entfernt, das Problem der Gangraena pulpae als gelöst zu betrachten. Der Vorgang bei der Eiweißfäulnis ist noch nicht bekannt, ein spezifischer Erreger der Pulpagangrän noch nicht gefunden. Trotzdem ist man bemüht, auf Grund der erkannten Tatsachen und mit Hilfe der die Fäulnis zersetzenden und desinfizierenden Chemikalien eine Methode der Behandlung der Gangrän zu finden, die den Anforderungen, die man an eine solche stellt, gerecht wird. Durch meine Mischung von Sagrotan und Antiformin zur Auflösung und Desinfizierung putrider Massen und durch die Wurzelfüllung mit meiner Sagrotanpaste glaube ich dem Ideal einer Gangränbehandlung näher gerückt zu sein.

Aus der Städtischen Zahnklinik Köln (Prof. Dr. Zilkens).

Die Herstellung der künstlichen Zähne und ihre Bedeutung für die Volksgesundheit.

Von

Joseph Schneider.

Die künstlichen Zähne bestehen aus dem Körper oder Basis und dem Schmelz oder Email. Die Hauptbestandteile sind Kaolin, Kieselerde und Feldspat; die Farbenschattierungen werden durch Metalle und deren Oxyde in feinster Verteilung erzeugt. Zur Herstellung werden Messingplatten benutzt, in denen die Formen der Zähne eingraviert sind. Die gründlich verarbeitete Zahnmasse wird in diese Formen gefüllt, daraufhin gepreßt, einer mäßigen Hitze ausgesetzt und schließlich gebrannt.

Den künstlichen Zähnen fällt die Aufgabe zu, die verloren gegangenen natürlichen zu ersetzen und ihre Funktionen zu übernehmen. Die hohe Bedeutung des Gebisses für die Verdauung und für die Gesundheit des Menschen besteht in der gründlichen Zerkleinerung und ausgiebigen Einspeichelung der Nahrungsmittel im Munde. Diese Arbeit kann es aber nur verrichten, wenn es gesund, d. h. intakt ist. Der Mundverdauung unterliegt nur die Stärke. Diese wird durch das Speichelferment Ptyalin in Maltose und letztere durch Maltose in Traubenzucker gespalten. Dieser physiologische Prozeß ist aber nur möglich, wenn die vegetabilische Nahrung im Munde gründlich zermahlen und der Bissen mit Speichel innig durchknetet wird. Durch diese Zerkleinerung wird die Zellulosemembran gesprengt, und die stärkemehlhaltigen Zellen dem Ptyalin zugängig gemacht.

Ist nun das Gebiß insuffizient, d. h. besitzt es weniger als acht aufeinander treffende Mahlzähne und Bikuspidaten, dann ist eine ausreichende Mundverdauung nicht mehr möglich. Die Folge hiervon ist eine Amylorrhoe mit ihren gesundheitsschädlichen Folgen; diese Menschen werden zu Mußschlingern. Daß dem so ist, haben die umfangreichen Kotuntersuchungen von Oefele und Michel erwiesen. Oefele hat den Beweis erbracht, daß die echte Kardialgie, vom Laien als Magendruck oder Schmerz bezeichnet, meist primär eine Folge von ungenügender Stärkeausnützung, und letztere eine Folge von Defekten im menschlichen Gebiß ist. Besonders beim Fehlen der Molaren werden die Speisen ungenügend zerkleinert und eingespeichelt.

Michel, der die Befunde Oefeles nachgeprüft hat, stellte an Hand seiner Ergebnisse fest, daß die Menschen mit intaktem Gebiß eine ausreichende Stärkeausnützung zeigten, während diejenigen mit insuffizientem Gebiß Amylorrhoe hatten. Ferner unterschied Michel die zu untersuchenden Menschen in Kauer und Schlinger. Die letzteren zeigten in allen Tabellen Stärkeverschleuderung, gleichviel ob das Gebiß intakt oder insuffizient war. Weiter hat Michel bewiesen, daß die Menschen (Kauer) mit insuffizientem Gebiß durch Prothesen recht bald von ihrer Amylorrhoe geheilt wurden, während bei den Schlingern nur mit Hilfe der persönlichen Energie eine Heilung erfolgen kann. Diese Heilung ist aber nur zu ermöglichen, wenn die Schlinger sich an die Kautätigkeit gewöhnen und die Inaktivitätsatrophie der Speicheldrüsen überwinden, was eine große Ausdauer und Geduld erfordert. Michel hat weiter Kotanalysen bei Patienten vorgenommen, die seit langer Zeit Prothesen richtig verwendeten und die dieselben wegen Reparaturen einige Tage entbehren mußten. Beim Fehlen der Prothese zeigte sich sofort eine starke Amylorrhoe, welche bei Wiederbenutzung des Zahnersatzes gleich verschwand. Hierdurch ist wohl erwiesen, daß die künstlichen Zähne, an gutsitzenden kaufähigen Prothesen, imstande sind die Aufgaben des natürlichen Gebisses zu lösen.

Die künstlichen Zähne bilden also für die Mehrzahl der Menschen einen unentbehrlichen Faktor. Dies resultiert zunächst aus der Zusammensetzung der Nahrungsmittel, welche zu $^3/_4$ aus Kohlehydraten besteht, und somit eine gründliche Gebißarbeit verlangt. Ferner ist der Zahnersatz eine unbedingte Notwendigkeit bei der großen Zahl von Menschen, die teils zahnlos geworden sind, teils an Insuffizienz ihres Gebisses leiden. Sie bewahren die betreffenden vor allen möglichen Krankheiten und retten sie vor chronischem Siechtum. Ihre Bedeutung für die Volksgesundheit ist wohl damit erwiesen.

Aus der Städtischen Zahnklinik Köln (Prof. Dr. Zilkens).

Nebenerscheinungen nach Lokalanästhesie an den Kiefern

mit besonderer Berücksichtigung motorischer Lähmungen.

Von

Ludwig Schubert.

Trotz der Vervollkommnung der Lokalanästhesie begegnet man doch gelegentlich noch unerwünschten Nebenwirkungen. Diese können einmal allgemeine, zum anderen nur lokale Nebenerscheinungen sein.

Zu den ersteren gehören vor allem die Intoxikationserscheinungen, besonders zur Zeit der Kokainverwendung, aus zu hoher Dosierung oder aus der Indisposition des Patienten für Kokain resultierend. Weiter müssen hier die psychischen Störungen, erotischer Dämmerzustand, hysterische Anfälle, genannt werden, die auch nach dem weniger toxischen Novokain beobachtet wurden. Die Ursache mag zum Teil mit in der Dosierung des Nebennierenpräparates zu suchen sein.

Als lokale Nebenerscheinungen sind anzuführen:

1. Infektion, infolge mangelnder Asepsis des Operationsfeldes oder Instrumentariums, oder durch Injektion in infektiöses Gewebe.
2. Nadelfraktur.
3. Erscheinungen infolge Verletzungen:
   a) durch Muskelinfiltration, die behindertes Mundöffnen und Schluckbeschwerden im Gefolge hat;
   b) durch Gefäßverletzung, die je nach Schwere anämischen Fleck, Sugillationen, Ekchymosen oder Hämatom bedingt, letzteres verursacht durch Druck evtl. Sensibilitätsstörung von längerer Dauer;
   c) durch Nervverletzung, die jedoch m. E. nicht die Ursache von Daueranästhesie sein kann, da sie nur nach gleichzeitiger Extraktion, nicht nach Mandib.-Injektion für Dentinanästhesie auftrat. Das gleiche gilt für N. lingualis.
4. Gewebsschädigung, die durch mangelhafte Sterilität, zersetzte oder hypertonische oder zu lange anämisierende Lösungen verursacht wurde. Nur Stovain und Geheimpräparate waren stets gewebsschädigend. Für Pulpentod ist die Lokalanästhesie als Ursache nicht zweifelsfrei erwiesen.
5. Sekretionsbehinderung der Glandula submaxillaris und sublingualis durch Anästhesie des N. lingualis, der Parotis durch Anästhesie des N. auriculotemporalis.

6. Motorische Lähmungen. Beobachtet wurden:
   a) Augenmuskellähmungen, insbesondere des N. oculomotorius nach Infraorbital-Injektion oder nach Tuberanästhesie, infolge Eindringens des Novokain in die Fissura orbitalis inf. Als Folge tritt Ptosis, Verschiebung des Bulbus nach außen und unten und Akkomodationsstörung mit gekreuzt erscheinenden Doppelbildern ein. Die alleinige Lähmung des N. abducens erscheint wegen seiner geschützten Lage und ohne Verbindung mit dem Trigeminus zweifelhaft.

      Mitteilungen über Lähmungen der Kaumuskeln fehlen.
   b) Facialisparesen: 1. nach Infraorbital-Anästhesie, bedingt entweder durch direkte Beeinflussung der Endäste der R. zygomatici und R. buccales des N. facialis infolge über dem Periost liegendem Anästhesiedepot oder durch die Anastomose des N. infraorbitalis mit jenen. Als Folge tritt partielle Gesichtslähmung der Stirn-, Augen-, Nasen- bis Mundwinkelpartie ein. — 2. Nach Mandibular-Anästhesie tritt entweder totale halbseitige Gesichtslähmung ein durch die Lähmung der Chorda tympani, die eine direkte Verbindung vom N. lingualis zum N. facialis bildet, oder durch Ausschaltung des N. auriculotemporalis, der durch R. anastomotici cum nervo faciali mit den R. temporales, evtl. R. zygomatici des N. facialis anastomosiert, nur eine Parese der Stirn-, Schläfen-, Ohren- und evtl. Augenpartie nebst Versiechen der Parotis. Ferner kann durch die Anästhesie des N. buccinatorius infolge seiner Anastomose mit den R. buccales des N. facialis eine Lähmung der Schläfen-, Wangen- und Mundwinkelpartie eintreten. — 3. Nach Mentalanästhesie wird entweder durch direkte Beeinflussung des R. marginalis mandibulae infolge Anästhesiedepot über dem Periost oder durch seine Anastomose mit dem N. mentalis eine Lähmung der Unterlippen- und Kinnpartie ausgelöst.
7. Krampfartiger Lidschluß, für den die Anästhesie als Ursache nicht in Betracht kommt, da seine Dauer von 5 Minuten von der Wirkungsdauer der Anästhesie abweicht.
8. Nachschmerz, für den die Anästhesie in den seltensten Fällen die Ursache bildet, da dieser besonders nach gleichzeitiger Extraktion, selten aber nach Dentinanästhesie und nach Operationen mit vernähten Wunden zur Beobachtung kommt.
9. Nachblutung, die als Ursache mehr die jeweilige Konstitution des Patienten als die Beimengung des Nebennierenpräparates zur Injektionslösung aufweist.

Aus der Städtischen Zahnklinik Köln (Prof. Dr. Zilkens).

Dolor post extractionem.

Von

Wilhelm Schumacher.

Verfasser schreibt zunächst über den Schmerz, der neben anderen Kardinalsymptomen eine in der Entwicklung begriffene Entzündung eines Gewebes im menschlichen Körper anzeigt, besonders im Bereiche der Zähne.

Nachdem die hier einschlägigen älteren Arbeiten von Bruck und Salter kurz erwähnt sind, werden vor allem die grundlegenden Arbeiten von Partsch, Luniatschek, Williger und Gobbi einer genauen Durchsicht unterzogen.

Nach Ansicht dieser Autoren sind es hauptsächlich zwei Ursachen, die den Dolor post extractionem veranlassen, nämlich:

1. Lympdrüsenentzündung, die durch Wundinfektion entsteht,
2. Reizung der Schleimhaut durch scharfe Ränder.

Krankheitsfälle aus der Praxis vorstehender Autoren und aus der eigenen Praxis des Verfassers beweisen die erste Hauptursache. Nach kurzer Beschreibung der anatomischen Verhältnisse der Lymphdrüsen geht Verfasser auf die zweite Hauptursache ein. Arbeiten von Brobacher, Sauer, Partsch und Gobbi, sowie Fälle aus der Praxis des Verfassers werden als Belege angeführt. Besonders der Arbeit Gobbis, der den mit Eiterung einhergehenden Entzündungen der Zähne eine große Rolle beim Entstehen des Dolor zuschreibt, wird eine eingehende Würdigung zuteil.

Es wird auf die Wichtigkeit des Blutgerinnsels hingewiesen und der Schmerzen gedacht, die durch die Gravidität, Menstruation und den Beginn der Menopause eintreten kann. Auch Fraktursplitter können den Dolor herbeiführen. Durch die freiliegenden Zahnhälse, erkrankte Nachbarzähne, ist schon öfter der Dolor vorgetäuscht worden. Sehr eingehend wird dann geprüft, welchen Anteil die örtliche Betäubung beim Entstehen des Nachschmerzes haben kann.

Auch die Schmerzen, die auf hysterischer Grundlage entstehen können, werden mit in die Erörterung gezogen und durch einen interessanten Fall von Heinemann belegt.

Zum Schluß geht der Verfasser eingehend auf die Therapie ein und weist auf die Notwendigkeit hin, den Patienten über sein Verhalten nach der Extraktion nachdrücklich zu belehren.

Aus der Städtischen Zahnklinik Köln (Prof. Dr. Zilkens).

Über Befestigungsmethoden von Zahnersatz-Stücken.

Von

Theo Schwickerath.

Die ältesten Beweise von dem Vorhandensein von Zahnersatz-Stücken liefern Gräberfunde etwa aus dem dritten vorchristlichen Jahrtausend. Weitere Funde und Überlieferungen bringen jahrhundertelang in unserem Sinne nichts Neues. Erst mit dem Wirken und dem Werke Fauchards um 1700 n. Chr. über den Ersatz verlorengegangener Kauwerkzeuge kommt in die bis dahin geübte Empirie ein wissenschaftlicher Zug, der in weiterem Ausbau und Forschung das erreichen ließ, auf das wir heute mit gewissem Stolze blicken können. Von der einfachen und doppelten Achterligatur, die noch heute in geeigneten Fällen angewandt wird, kommen wir über die Schienung mittels eingelassenen flachen Goldstreifens, um nur eines zu erwähnen, zu der Fülle von Abarten, die die heutige Prothetik kennt. Eine Reihe von Abbildungen soll den Stand der zahnärztlichen Prothesenkunde um die Zeit Fauchards, dem eigentlichen Vorkämpfer eines wissenschaftlichen Ausbaues dieses Zweiges der Gesamtmedizin, demonstrieren. Die Fortschritte gingen Hand in Hand mit der Verwendung geeigneter Materialien und nicht zum geringsten durch die Erfindung des Abdruckverfahrens durch **Pfaff**.

Heute gebräuchliche Befestigungsmethoden sind zunächst die Adhäsion. Je größer die Fläche, desto sicherer muß die Befestigung durch kapillare Attraktion sein. Unterstützend wirkt beim oberen Ersatz die Leichtigkeit der Platte. In anderen Fällen greifen wir zur verstärkten Adhäsion durch eingebaute Sauger. Hier ist zunächst die Form zu beachten, die den vorliegenden Verhältnissen angepaßt sein muß. Zu diesem Zwecke ist der künstlichen Gaumenfalten, Saugkammern und Perlsaugkammern Erwähnung getan. Die häufigst angewandten Sauger sind die Gummisauger, die in auswechselbarer Vorrichtung für sofortigen festen Sitz in Frage kommen. Ihre Anbringungsstelle ist sehr bedeutungsvoll.

Die Anwendung einer Klammerbefestigung verlangt ebenfalls die Beachtung verschiedener Punkte, wie Lage, Form, Gesundheitszustand des zu umgreifenden Zahnes und Art der Klammer selbst. Als geeignete Legierung hat sich Gold mit Kupfer, Silber und Platin erwiesen.

Der Ringklammer gebe ich häufig den Vorzug; aber auch andere Formen von Klammern haben in geeigneten Fällen ihre Berechtigung. Zur Sicherung der Lage kann man sich der sog. Raster bedienen, doch gelingt das selbst an konischen Zähnen ohne dieselbe, wenn man die parallele Form durch Gipsverkleidung konstruiert und die leichte Abnehmbarkeit durch richtige Größe den Interdentalräumen sichert.

Die Anwendung von Federn kann den Sitz ganzer Unterstücke durch Verbindung mit ebensolchen oberen sichern. Ihr Nachteil läßt sich doch in bezug auf Unbequemlichkeit und Hygiene nicht ganz beseitigen. Die Anbringungsstelle und Länge der Feder muß daher aufs genaueste konstruiert werden.

Das schwierigste Problem ist heute noch die Erzielung eines einwandfreien Sitzes von ganzen oberen und unteren Prothesen. Um dieses Ziel zu erreichen, bedarf es zunächst eines naturgetreuen Gipsabdruckes, wobei, wie bekannt, auf Stellung und Haltung der Zunge, Schluckbewegung, Ausstreichung der Labialfalten zu achten ist. Des Muskelzuges ist durch entsprechende Ausarbeitung am Modell stets zu gedenken. Dieser Punkt erscheint mir so wichtig, daß er an Hand eines Beispiels aus meiner Praxis besprochen wird. Die Platte muß so lang sein, daß sie im Oberkiefer stets über das Tuber maxillare reicht. Ferner empfehle ich einen erhöhten Abschlußrand um die ganze Platte zu legen, durch Anbringung einer entsprechenden Rinne im Modell. Dadurch wird versucht, die ganze Platte in eine große Saugkammer umzuwandeln.

Bei Unterstücken soll das Bestreben sein, möglichst die Gesetze der Schwere auszunutzen. Das erreicht man u. a. durch die Erhöhung des Bisses, wodurch gleichzeitig die normale Kaubewegung, die infolge des stattgefundenen Alveolarschwundes fehlte, wiederhergestellt wird.

Zum Schluß soll man den Patienten zum richtigen Gebrauch des Gebisses im Munde anhalten und ihm Vorschriften für die richtige Art des Kauens geben.

Aus der Städtischen Zahnklinik Köln (Prof. Dr. Zilkens).

Kasuistischer Beitrag zur Hämophilie.

Stillung einer übermäßigen Nachblutung nach Zahnextraktion durch Röntgenbestrahlung der Milz.

Von

Wilhelm Specks.

Die Arbeit zeigt, daß bei hämophilen Blutungen der sichere Erfolg der Röntgenbestrahlung der Milz ohne Zweifel den Vorzug vor den bisher geübten, allgemeinen und speziellen Therapien verdient, insbesondere der medikamentösen Injektionen, deren Anwendung auch mit Gefahren verknüpft ist. Die Bösartigkeit der hämophilen Blutungen ließ eine Menge der verschiedenartigsten Behandlungsmethoden erstehen, von denen sich heute die Röntgenstrahlenbehandlung als wirksamste Therapie durchgesetzt hat. Schloeßmann und Stephan gebührt das Verdienst der wissenschaftlichen Begründung dieser Methode. Sie benutzten den Einfluß der elektromagnetischen Schwingungen zur Anregung der spezifischen Organfunktion der Milz, indem sie durch diese einen Reiz der Endothelien des Milzretikulums herbeiführten. Als Folge der Bestrahlung trat schneller Zerfall der Leukozyten und Lymphozyten, vielleicht auch der Endothelien selbst ein, wodurch eine schnelle Vermehrung der Thrombokinase erzielt wurde.

Der von mir beobachtete Krankheitsfall betraf einen 19 Jahre alten Patienten, der stark unterentwickelt war, und dessen Vater und zwei Brüder Bluter sind. Die übermäßige Blutung erfolgte im Anschluß an eine Zahnextraktion und gab Gelegenheit, die Wirkung der bekanntesten Therapien zu studieren. Nachdem die gebräuchlichsten Heilverfahren versagt hatten, schritt ich am 5. Tage, als der Zustand des Patienten einen höchst bedrohlichen Charakter annahm, zur Röntgenbestrahlung der Milz. Eine angeführte Tabelle und genauer Behandlungsplan zeigen die Ergebnisse eigener Beobachtungen. Kritisch verwertet wurde dabei die Stephansche Erklärung des Gerinnungsverlaufes bei röntgenologischer Milzbestrahlung.

Er beobachtete, daß die Retikulumzelle der Milz der Träger der spezifischen Gerinnungsfunktion ist. Der ganze retikuloendotheliale Zellapparat der Milz stellt das Zentralorgan des Gerinnungssystems dar, welches bei Blutern vor operativen Eingriffen durch die Bestrahlung prophylaktisch in Bereitschaft gesetzt werden sollte, zumal Nachteile bisher nicht beobachtet worden sind.

Aus der Städtischen Zahnklinik Köln (Prof. Dr. Zilkens).

Die verschiedenen Arten der atrophischen Erscheinungen an den Kiefern

unter besonderer Berücksichtigung der durch die odontogenen Kiefertumoren hervorgerufenen Druckatrophie.

Von

Gustav Sproedt.

Die vorliegende Arbeit beginnt mit der Definition der Atrophie, bespricht die einzelnen Arten der atrophischen Erscheinungen an den Kiefern, Senile-Inaktivitäts- und trophoneurotische Atrophie, um dann zu dem Hauptteil, der durch die odontogenen Kiefertumoren hervorgerufenen Druckatrophie überzugehen.

Bei den Granulomen, radikulären und follikulären Zysten und Zystomen werden Symptome, Ursachen, Vorkommen, Verlauf und Therapie näher beschrieben. Bei den Adamantinomen werden zwei Fälle aus persönlicher Anschauung angeführt und ein weiterer Fall aus dem Reserve-Lazarett Köln ergänzend hinzugefügt.

Es handelt sich hier um echte Adamantinome, von denen die ersten beiden Fälle eingehend besprochen werden.

Patienten im Alter von 17 und 25 Jahren.

Vorhandene Beschwerden im Anfang gering, nach und nach dumpfes Druckgefühl und Auftreibung des Kiefers, letztere Erscheinung erst gab Veranlassung, den Arzt aufzusuchen.

Die Diagnose machte anfänglich Schwierigkeiten, da nach Art und Beschaffenheit der Geschwulst zunächst auf eine große Zyste geschlossen wurde. Erst bei wiederholter mikroskopischer Untersuchung und durch Röntgenaufnahmen, die die typische Sprossenbildung aufwiesen, wie aus den der Arbeit beigefügten Bildern ersichtlich, ließen sich einwandfrei Adamantinome nachweisen.

In der Arbeit wird Verlauf und Behandlung ganz ausführlich dargelegt. An Hand der Bilder ist klar zu erkennen, wie groß die durch diese Geschwülste entstandene Zerstörung an den Kiefern ist.

Die Schlußfolgerung ergibt, daß die Verhütung der Druckatrophie oder deren mögliche Beseitigung nur durch frühzeitige Operation der Geschwülste zu erlangen ist, wie sie auch (nach Partsch) in allen angeführten Fällen mit einer Ausnahme ausgeführt wurde.

Differentialdiagnostisch werden Osteofibrome und Chondrome erwähnt.

Aus der Städtischen Zahnklinik Köln (Prof. Dr. Zilkens).

Die Gewerbekrankheiten mit besonderer Berücksichtigung der Zähne.

Von

Gustav Steinkamm.

Die Gewerbekrankheiten mit Bezug auf ihre Dokumentierung als Zahn-Mundhöhlen-Kiefererkrankungen, mitunter auch als Nebenhöhlen-Erkrankungen, bilden einen ungemein wichtigen Abschnitt der Gewerbehygiene.

Da der Mund die beste Eingangspforte in den menschlichen Organismus für alle Infektionskeime darstellt und andererseits die wachsende Industrie immer mehr Gewerbekrankheiten mit sich bringt, ist auch gerade für den Zahnarzt die Erkenntnis, die Lehre und Heilung dieser Krankheiten von größter Wichtigkeit.

Für den Zahnarzt kommen hierbei in erster Linie in Betracht und haben der vorliegenden Arbeit als Unterlage gedient:

1. mechanische Schädigungen,
   a) einmalige,
   b) dauernde Einwirkungen;
2. Staubarten,
   a) Graphitstaub,
   b) rußiger Staub,
   c) Perlmutterstaub,
   d) Mehlstaub,
   e) Zuckerstaub;
3. gewerbliche Gifte,
   a) Quecksilber,
   b) Blei,
   c) Phosphor.

Was die erstgenannte Gruppe betrifft, so bieten diese momentanen Gewalteinwirkungen wenig Charakteristisches, sie sind von den äußeren Verhältnissen abhängig. Hier beschränkt sich die Erkrankung meistens auf eine Periodontitis, eventuell eine Kieferverletzung: Krankheiten, die in wenigen Tagen oder Wochen zum Abklingen und Ausheilen kommen. Dauernde Schädigungen führen zu Veränderungen der Zähne, Scharten, bogenförmigen Ausschnitten an den Zähnen, ja ganze Zähne können ausfallen.

Bei den Staubarten ist außer Graphitstaub und dem rußigen Staub bei der Zwirnfabrikation der Perlmutterstaub eine Gefahr für die Mundhöhle. Er befällt nur jugendliche Drechsler und kann zu schweren Auftreibungen der Kieferknochen führen.

Von den Staubarten sind wiederum die Mehl- und Zuckerstaub-Erkrankungen die gefährlichsten. Die Erfahrung hat gezeigt, daß hier der Zuckerstaub mehr seine verheerende Kraft auf die Zähne ausübt. Kunart hat das Verdienst, dies durch eingehende Untersuchungen an einschlägigem Material klargelegt zu haben.

Viel schlimmer als obenerwähnte Staubarten sind die gewerblichen Gifte Quecksilber, Blei und Phosphor.

Durch die Verdampfung des Quecksilbers kann neben dem Magendarmkanal vor allem auch die Mundhöhle stark in Mitleidenschaft gezogen werden. Schlecht gepflegte Mundhöhlen bilden einen ätiologischen wichtigen Faktor für die Entstehung der Stomatitis mercurialis, die nicht mit der syphilitischen Merkurialstomatitis verwechselt werden darf. Der Quecksilbervergiftung sind die Arbeiter in Quecksilber-Bergwerken, die Spiegelbeleger, Thermometer- und Barometer-Verfertiger, Hasenhaarschneider, Glühkörper- und Röntgenröhren-Arbeiter ausgesetzt.

Das Blei besitzt unter allen gewerblichen Giften die weitaus größte Bedeutung, da außerordentlich viele Berufe dieser Vergiftung anheimfallen. Es sind dies die Arbeiter in Fabriken für Bleirohre, Bleibleche, Bleigeschosse, ebenso die der Bleiweiß- und Bleifarben-Fabriken, die Schriftsetzer, Klempner usw.

In fester, flüssiger und dampfförmiger Form tritt es den Arbeitern entgegen und verursacht hier durch Einwirkung auf den Organismus eine schleichende, d. h. chronische Vergiftung.

Eine typische Begleiterscheinung ist stets der schiefergraue Bleisaum des Zahnfleisches und an den Zähnen.

Bei allen toxischen Erkrankungen, die sich in der Mundhöhle abspielen können, verursacht die Phosphornekrose, die bei der Verarbeitung des weißen Phosphors in den Zündholzfabriken entsteht, die größten Zerstörungen. Fast 10 Jahre wurde die Fabrikation dieser Hölzer vorgenommen, als man erst auf die gesundheitlichen Schäden aufmerksam wurde.

Hier sind es in erster Linie der Ober- und Unterkiefer, die unter den schwersten Erscheinungen durch die Phosphordämpfe erkranken, ja direkt absterben können. Viele Autoren sind der Ansicht, daß diese Dämpfe durch kariöse Zähne dem Periost und von hier wieder den Kieferknochen zugeführt werden können. Erfahrungen in der Zündholzwarenfabrik von Stahl & Nölke in Kassel haben jedoch gezeigt, daß auch bei vollständig gesunden Zähnen die Nekrose eintritt und daß selbst die früheren Behauptungen, der Unterkiefer würde zuerst ergriffen, nicht aufrecht erhalten werden kann.

Wenn wir auch durch die zunehmende Industrie die Gewerbekrankheiten nicht ganz verhindern können, so muß es doch das eifrigste Bestreben der Zahnärzte sein, dazu beizutragen, daß die durch Hungerblockade geschwächte Gesundheit des Volkes in jeder Weise gefördert wird.

Aus der Städtischen Zahnklinik Köln (Prof. Dr. Zilkens).

Über Schädigungen infolge der lokalen Anästhesie an den Kiefern.

Von

Walther Stüttgen.

In der zahnärztlichen Literatur sind mehrfach Schädigungen infolge einer lokalen Anästhesie erwähnt. Besonders hervorgehoben sind folgende Neben- und Nacherscheinungen:

1. Intoxikation,
2. Infektion,
3. Gefäßverletzungen,
4. Verletzung und Lähmung von Muskeln,
5. Verletzung und Schädigungen von Nerven,
6. Gewebs- und Knochenschädigungen,
7. Nachschmerzen und Nachblutungen,
8. Abbrechen der Injektionsnadel.

Die Toxizität des Novokains ist weitaus geringer als die des Kokains. Bei kritischer Prüfung einiger in meiner Arbeit angeführten Fälle über Novokain-Intoxikationen gelangen wir zu der Auffassung, daß beim Gebrauch einer 2proz. Novokainlösung mit dem üblichen Suprareninzusatz bei der für zahnärztliche Eingriffe benötigten Menge eine Intoxikation im allgemeinen *nicht* zu befürchten ist. In den meisten über Novokain-Intoxikationen veröffentlichten Fällen ist das Novokain nicht als *Ursache*, sondern als auslösendes Moment eines schon bestehenden Krankheitszustandes (Hysterie) zu bezeichnen. In einigen anderen Fällen haben wir es mit Schockwirkungen zu tun. Bei besonders sensiblen Naturen vermag das Novokain *ausnahmsweise* eine Irritation der Großhirnrinde hervorzurufen. Erscheinungen eines erhöhten Blutdruckes sind dem Suprarenin zuzuschreiben.

Infektionen können hervorgerufen werden durch unsauberes Instrumentarium, nicht sterile Lösungen und durch Injektionen in einen schon bestehenden Entzündungsherd. Bei richtiger Technik und aseptischem Vorgehen ist das Vorkommen solcher Infektionen im allgemeinen *nicht* zu befürchten. Die Ätiologie einer Reihe angeblich durch eine Injektion hervorgerufener Infektionen steht nicht fest. Später zustandegekommene Wundinfektionen können ebenfalls die Ursache sein.

Gefäßverletzungen sind nach *Kühns* bei jeder Art der Leitungsanästhesien beobachtet worden. Klinisch nachweisbar sind diese Verletzungen meistens durch eine unter der Wirkung des Suprarenins entstandene anämische Zone auf der äußeren Haut. Bei

Durchstechung des Gefäßes kann es zur Bildung von Hämatomen kommen, die, wie wir gesehen haben, dem Patienten längere Zeit Beschwerden bereiten können. Da ein Teil der Gefäßverletzungen infolge der tiefen Lage der Gefäße klinisch nicht erkannt wird, nehme ich das Vorkommen solcher Verletzungen, namentlich mit Rücksicht auf die anatomischen Verhältnisse am Foramen mandibulare und infraorbitale, häufiger an, als uns die Statistik von Kühns vermuten läßt.

Dauernde Nervenschädigungen infolge einer lokalen Betäubung sind als sehr selten zu bezeichnen. In den bekannt gewordenen Fällen stellte sich die Schädigung als Daueranästhesie des Nervus mandibularis dar. Bei kritischer Prüfung finden wir jedoch als Ursache hierfür eine Zerreißung des Nerven durch die der Anästhesie folgende Extraktion des unteren Weisheitszahnes. Bei richtiger Technik und einwandsfreier Lösung und Kanüle sind Nervschädigungen nach einer lokalen Betäubung nicht zu erwarten.

Lähmungen von Muskeln werden in Gestalt von Schluckbeschwerden und Kieferklemme, namentlich nach der Mandibularanästhesie, beobachtet. Diesen Erscheinungen kann man aus dem Wege gehen, wenn bei einer Injektion am Foramen mandibulare eine Infiltration des Musc. pterygoid. int. vermieden wird.

Gewebs- und Knochenschädigungen sind häufig nach einer lokalen Anästhesie beobachtet worden. Abgesehen von nicht aseptischem Vorgehen ist eine zu lang dauernde Anämie als häufige Ursache für derartige Schädigungen beobachtet worden. Aus diesem Grunde ist peinlichste, individuelle Dosierung des Suprarenins zu fordern.

Nachschmerzen haben sehr oft ihre wahren Urheber in scharfen Alveolarrändern, fehlerhaften Eingriffen oder in schon vor der Extraktion bestehenden entzündlichen Vorgängen. Bei sachgemäßem Vorgehen, namentlich Versorgung der blutleeren Alveolen, werden die Nachschmerzen auf ein geringes Maß beschränkt. Ebenso beruhen die Nachblutungen, als deren Urheber das Suprarenin angesehen wird, meistens auf Verletzungen von kleinen Gefäßen oder auf Hämophilie.

Das Abbrechen einer Injektionsnadel, besonders am Foramen mandibulare, kann verhängnisvolle Folgen haben, da das Suchen nach einer solchen Nadel, wie einige Fälle zeigen, als eine häufig resultatlose, folgenschwere Operation sich erwiesen hat. Der größte Teil dieser Nadeln heilt reaktionslos ein. Man kann also mit gutem Gewissen, wenn durch subjektive Beschwerden oder Anzeichen einer Infektion keine Indikation gegeben ist, von einer operativen Entfernung der Nadel absehen.

Aus der Städtischen Zahnklinik Köln (Prof. Dr. Zilkens).

Die Hypertrophien (Neubildungen) der harten und weichen Zahnsubstanzen.

Von

Clemens Ulbrich.

Der Zahnarzt hat in seiner Praxis recht oft Gelegenheit, hypertrophische Prozesse zu beobachten.

I. Hypertrophien der harten Zahnsubstanzen.

1. Schmelztropfen mit und ohne Dentinkegel, von verschiedenen Autoren als zwerghafte Zähne, Divertikel des Molarenschmelzkeimes, Aussprengung von Odontoblasten und deren späteren Wiedervereinigung mit dem Zahnbeinkörper betrachtet (Abb. 1).

2. Zementhyperplasien, je nach ihrer Ausbreitung als Zementexostosen, Hyperostosen und Zementikel bezeichnet. Neubildung des rein lamellösen und Zementkörperchen enthaltenden Zementes, deren Ausläufer sich fast alle nach dem Periodontium hin erstrecken (s. Tafel I). Die Ursachen dieser Hyperplasien sind chronische Reize, die eine Entzündung der Wurzelhaut veranlassen: Infektion, Überbelastung des Zahnes (Druckhypertrophie), Störung des Gleichgewichtes, Mangel an Belastung (Hypertrophie durch verminderten Gebrauch) usw. Auch Allgemeinleiden werden als Ursachen angegeben. — Beschwerden verursachen die Neubildungen durch Druck auf die Nerven (Neuralgien). Bei der Extraktion des betreffenden Zahnes verursachen sie auch oft Schwierigkeiten.

Die Odontome, besonders die sog. Wurzelodontomes, stehen in naher Verwandtschaft mit den Zementhyperplasien. Odontome sind Tumoren aus Zahnsubstanz. Perthes unterscheidet einfache und zusammengesetzte, bei den ersteren wieder selbständige und anhängende Odontome. Entstehung, Charakter und Behandlung dieser Tumoren werden kurz beschrieben (Abb. 2 u. 3). — Erwähnt wird dann noch der vereinzelt beobachtete Riesenwuchs der Zahnkrone, besonders der der Schneidezähne.

II. Hypertrophien der weichen Zahnsubstanzen: Pulpa und Periodontium, mit kurzer Erwähnung der Zahnfleischpolypen und der Dentikel.

1. Hypertrophie der Pulpa. Die Pulpa kann nach einer ulzerösen Entzündung eine progressive Metamorphose eingehen, indem es zur Pulpitis hypertrophica und dann zur Bildung eines Pulpapolypen kommt. Bedingung hierfür ist ein energischer Widerstand der Pulpa gegen mechanische, thermische und infektiöse Reize und

ihr Freiliegen an irgendeiner Stelle. Beschreibung des mikroskopischen Bildes des Pulpapolypen. Die Prognose eines Pulpapolypen ist abhängig von dessen Ausdehnung und Beschaffenheit der Zahnwände.

2. Hypertrophie der Zahnfleischpapille, Zahnfleischpolyp. Die Zahnfleischpolypen treten allein, multipel und in Gesellschaft mit dem Pulpapolypen auf; verursacht durch den äußeren scharfen Rand an der kariösen Zahnhöhle. Verwechslung mit dem Pulpapolypen oft möglich. Die Feststellungsmerkmale werden angegeben.

3. Dentikel. Die Dentikel werden von verschiedenen Autoren als Produkte physiologischer und pathologischer Prozesse aufgefaßt. Nach ihrer Lage unterscheidet man freie und wandständige, nach ihrer histologischen Zusammensetzung hoch- und niedrigstehende Dentikel. Erwähnt werden dann noch die durch den Dentikel hervorgerufenen Beschwerden.

4. Hypertrophische Erscheinungen an der Wurzelhaut, je nach Sitz, Ausdehnung und Ursachen als paradentale Erkrankung der Wurzelhaut, Periodontitis chronica ascendens, Periodontitis chronica hyperplastica diffusa bezeichnet. Als Hauptsymptome dieser Erscheinungen gelten primäre und sekundäre Lockerung des Ligamentum circulare, Lockerung des ganzen Zahnes, jedoch kein Eiterabfluß. Prognose und Therapie werden angegeben. Eine weitere hyperplastische Erscheinung einer Wurzelhaut nekrotischer Zähne ist das Granulom und die Zahnwurzelzyste, von denen nur das Granulom, um das Thema nicht allzu weit auszudehnen, kurz beschrieben wird.

Aus der Städtischen Zahnklinik Köln (Prof. Dr. Zilkens).

Die Wirkung des Arsens auf Pulpa und Perizement.

Von

Peter Veith.

Das am häufigsten gebrauchte Mittel zum Devitalisieren der Pulpa ist das Arsen-Trioxyd As_2O_3, Arsenik genannt. Es ist nachgewiesen, daß die Römer und die Araber bereits dieses Mittel verwandten, um die Zähne zum Ausfallen zu bringen. Im Mittelalter wurde dieses Mittel für zahnärztliche Zwecke wenig benutzt. Im Jahre 1836 hat Spooner Arsen wieder allgemein in die Zahnheilkunde eingeführt. Über die Wirkung der arsenigen Säure finden wir sowohl bei ärztlichen wir bei zahnärztlichen Autoren keine Übereinstimmung. So hält Meyer Arsen für ein Plasmagift, Schmiedeberg und Kobert halten es für ein Ätzgift, Tappeiner und Heubner vertreten die Kapillargiftwirkung. Von den zahnärztlichen Autoren sind Miller, Arkövy und Witzel der Meinung, daß die Wirkung einem chemischen Prozesse zugeschrieben werden muß, Greve tritt für die Ätzwirkung ein, Römer für die Kapillarwirkung, Schröder hält Arsen für ein Plasmagift, Klein und Böddecker für ein Nervengift.

Das von mir untersuchte Material bestand aus Zähnen von Personen jugendlichen und mittleren Alters. Benutzt wurden Zähne, die an verschiedenen Pulpiditien erkrankt waren, teils mit Dentindecke, teils solche, bei denen die Pulpa entblößt war. Verwandt wurde reines Arsen-Pulver unter geringem Zusatz einer indifferenten Flüssigkeit.

Auf Grund meiner Beobachtung habe ich festgestellt, daß die ersten Erscheinungen eine hochgradige Hyperämie und Erweiterung der Blutgefäße, besonders an den Kapillaren, hervorrufen, deren Wandungen vielfach alteriert waren. Sie zeigten sich als viele dünne, wellenförmig verlaufende Züge, die meist in der Längsrichtung angeordnet und sich bis zum Foramen apicale erstreckten. Gerinnungen innerhalb der Gefäßwände, die das Aussehen von Gerinnungsthromben zeigten, waren sowohl in den Kapillaren als auch in den größeren Blutgefäßen sichtbar. Infolge der enormen Ernährungsstörung und Stoffwechselunterbindung einerseits und infolge der Giftwirkung des Arsens andererseits gehen auch die Nerven der Pulpa und die Pulpenzellen verhältnismäßig schnell zugrunde. In gleicher Weise wirkt das Arsen durch die Dentindecke hindurch. Der

Zelltod ist im allgemeinen nach 2—3tägiger Einwirkungsdauer zu beobachten.

Was die Wirkung der arsenigen Säure auf Periodontium betrifft, so kann man stark alterierte Gefäße an dem apikalen Teil der Pulpa feststellen, besonders an der Stelle, wo die zahlreichen Kanälchen in das Foramen apicale eindringen. Eine direkte zerstörende Wirkung scheint das Arsen nicht hervorzurufen, sondern das Periodontium macht vielmehr den Eindruck, daß es infolge pathologischen Gewebstoffwechsels gefäßerweiternd und entzündend und auf die dort befindlichen Nerven nur schmerzvermittelnd wirkt. Therapeutisch geht ja in diesen Fällen nach Entfernung der Pulpa der periodontale Reiz und das Gefühl des Längerseins des Zahnes bald vorüber. Ich bin auch der Ansicht, daß das Arsen von der Applikationsstelle bis zur Wurzelspitze an Giftwirkung in dem Maße einbüßt, daß es nicht mehr nekrotisch auf die Wurzelhaut und das periapikale Gewebe wirkt.

Um auch die Anwesenheit des Arsens in den Pulpen und in der harten Zahnsubstanz nachzuweisen, wandte ich das sogenannte biologische Reagenzverfahren an. Dieses beruht darauf, daß gewisse Schimmelpilzarten, die einen Nährboden bewachsen, der Spuren von Arsen-Verbindung aufweist, flüchtige Arsen-Bildungen produzieren, und zwar in Form eines Gases, das sich durch einen ausgesprochenen knoblauchartigen Geruch charakterisiert. Die flüchtigen Arsen-Verbindungen werden dann durch die Marshsche Röhre geschickt, wobei sich dann der typische Arsen-Spiegel zeigt.

Das untersuchte Material bestand aus Pulpen und harter Zahnsubstanz nach stattgehabter Einwirkung der arsenigen Säure von 1—8 Tagen außerhalb des Mundes. Es wurden gesunde und an verschiedenen Pulpididen erkrankte Zähne benutzt.

Die Untersuchung ergab, daß Arsen nur von lebendem Gewebe aufgenommen wird, da sich bei den Pulpen und bei den harten Zahnsubstanzen ein gut wahrnehmbarer Geruch bemerkbar macht. Dieselben Versuche dehnte ich auch auf lebendes Material aus. Nach Extraktion derselben wurde verfahren wie bei dem eben beschriebenen Versuch. Um auch den Arsen-Spiegel aus den angehäuften Wasserstoffverbindungen zu erzielen, wurde auch die Marshsche Röhre benutzt.

Die Untersuchung ergab, daß in den meisten Fällen nach 48stündiger Arsen-Einwirkung Pulpa, Dentin und Periodontium schon Arsen aufgenommen hatten. Da, wie aus den Versuchen hervorgeht, Arsen nur auf lebendes Gewebe wirkt, so bin ich mit Schröder der Ansicht, daß Arsen ein Plasmagift ist. Unter Zugrundelegung auf die eben beschriebenen Versuche wird also die Pulpa soviel Arsen absorbieren, als sie zu ihrer Zerstörung bedarf. Infolge der sich rasch vollziehenden Veränderung wird das Leben der Zellen ohne nachweisbar gröbere chemisch strukturelle Veränderungen der Zellsubstanz aufgehoben, deren Wirkung wahrscheinlich auf Veränderung der Molekulärstruktur beruht und in kleinsten Mengen eine verhältnismäßig große Wirkung entfalten kann. Dabei ist aber die Wirkung der arsenigen Säure sowohl als Kapillar- und Nervengift nicht zu unterschätzen.

Die arsenige Säure ist immerhin mit einiger Vorsicht zu verwenden, da sonst leicht eine Zerstörung des Zahnfleisches und des Alveolar-Periostes sowie der Zwischen-Alveolarwand erfolgen kann. Das Arsen ist aber auch ein heftiges Gift für den Gesamtorganismus, so daß beim Verschlucken sehr geringer Quantitäten und vorhandener Idiosynkrasie leicht eine Vergiftungserscheinung eintreten kann.

Aus der Städtischen Zahnklinik Köln (Prof. Dr. Zilkens).

Kritische Betrachtungen über die Ursachen von Daueranästhesien im Bereiche des Unterkiefers nach operativen Eingriffen mit und ohne Injektion.

Von

Otto Vietmeyer.

In der zahnärztlichen Literatur sind seit 1885 bis in die letzte Zeit vereinzelte Fälle von Daueranästhesien in der Gegend des Nervus mandibularis nach operativen Eingriffen am Unterkiefer mit und ohne Injektion bekanntgegeben. Als Ursache werden von den Autoren teils Verletzungen des Nervus mandibularis sowohl bei der Operation, als auch bei der Injektion, teils Hysterie angesehen.

Bei der kritischen Betrachtung dürften als Ursachen für die Daueranästhesien im Unterkiefer nach operativen Eingriffen mit und ohne Injektion folgende Möglichkeiten als evtl. Ursachen angesehen werden.

A) Unterbrechung der Leitungsbahn des Nervus mandibularis infolge lokaler Schädigung,
   1. durch die am For. mandibulare deponierte Injektionslösung,
      a) bei nicht isotonischen Lösungen,
      b) bei chemisch zersetzten Lösungen,
      c) bei infizierten Lösungen,
      d) bei verwechselten Lösungen,
   2. durch Infektion in der Gegend des Nervus mandibularis durch infizierte Nadeln,
   3. durch Verletzung des Nervus mandibularis durch die Injektionsnadel,
   4. durch Verletzung des Nervus mandibularis bei operativen Eingriffen am Unterkiefer.

B) Störung der psychischen Vorgänge in Verbindung mit den rein körperlichen Innervationsvorgängen — Hysterie.

Die in der Literatur angeführten Fälle und der von mir selbst beobachtete zeigen uns Daueranästhesien im Anschluß an die Extraktion zweiter und dritter unterer Molaren und in einem Falle im Anschluß an eine tiefgreifende Operation einer sehr ausgedehnten Unterkieferzyste. Es handelt sich also bei allen Fällen um operative Eingriffe, die in nächster Nähe des Nervus mandibularis stattgefunden haben. Ein reiches Anschauungsmaterial über das Lagenverhältnis des Nervus mandibularis zu den Wurzeln der zweiten und dritten unteren Molaren liefern uns häufig Unterkiefer-Röntgenogramme. In illustrativer Weise stellt Julius Witzel in Heft 1 der „Deutschen Zahnheilkunde in Vorträgen“ sehr klare Unterkiefer-Röntgenogramme zusammen, die einwandfrei dieses nahe Lageverhältnis klarmachen. Wir sind also in all diesen Fällen berechtigt anzunehmen, daß wir es mit einer Verletzung des Nervus mandibularis, und nicht etwa, wie es in der Literatur stellenweise vertreten wird, mit einer Hysterie zu tun haben. Als ein weiterer Beweis dafür, daß es sich in den angegebenen Fällen um eine Unterbrechung der Leitungsbahn und nicht um eine Hysterie handelt, mag gelten, daß die eingetretenen Daueranästhesien sich eng auf den Bereich ganz bestimmter anatomischer Nervengebiete, des Nervus mandibularis und Nervus lingualis, erstreckte und darauf beschränkte. Gerade der Umstand, daß Anästhesien nicht an anatomisch und physiologisch bestimmte Nervenregionen gebunden sind, sondern sogar mit den anatomischen Verhältnissen oft nicht in Einklang zu bringen sind, stellt Strümpell als ein Hauptcharakteristikum hysterischer Anästhesie hin.

Zusammenfassend möchte ich feststellen, daß bei jeder eingetretenen Daueranästhesie zunächst zu prüfen ist, ob die anästhetische Erscheinung an bestimmte anatomische Nervenregion gebunden ist. In diesem Falle würde man es zweifellos mit einer Unterbrechung der Leitungsbahn zu tun haben. Es wird dann immer nahe liegen, auf Grund der engen Beziehungen zwischen dem Nervus mandibularis und dem Operationsgebiet im Unterkiefer an eine Verletzung des Nervus mandibularis bei Ausführung der Operation zu denken. Erst wenn keine Möglichkeit einer Annahme besteht, daß wir es mit einer Unterbrechung der Leitungsbahn zu tun haben, dürfen wir die Daueranästhesie als auf hysterischer Unterlage beruhend ansehen. Dann soll es uns aber auch klar sein, daß wir es mit einem schwer nervenleidenden Patienten zu tun haben, der von uns zur weiteren Behandlung einem Nervenarzte zuzuführen ist.

Aus der Städtischen Zahnklinik Köln (Prof. Dr. Zilkens).

Beitrag zur Behandlung der durch Trauma verursachten Frakturen der Vorderzähne.

Von

Emil Voigt.

Definition der Begriffe Trauma und Zahnfraktur. — Zusammenstellung der häufigsten Ursachen: Schlag, Stoß und Fall. — Beispiele. — Die sog. Spontanfrakturen. — Es wird untersucht, welche Umstände die Frakturmöglichkeiten begünstigen. Neben den eigentlichen traumatischen Frakturen kommen noch traumatische Schädigungen vor. — Die Arten der Verletzungsmöglichkeit bei Frontzähnen. Sprünge im Schmelz stellen die geringste traumatische Schädigung dar. — Der Zahl nach am häufigsten sind solche Brüche, die nur Teile des Schmelzes absplittern. Größere Frakturen gehen immer auch durch das Dentin. Es kann sich entweder um eine Kronen- oder um eine Wurzelfraktur oder um eine Kombination dieser beiden Arten handeln. Der Verlauf der Bruchlinien zeigt alle Zwischenstufen von der horizontalen bis zur vertikalen Richtung. — Wichtiger ist eine Einteilung der Brüche in einfache und komplizierte. Zu der letzteren Kategorie gehören solche Fälle, wo entweder die Pulpa freigelegt oder der Zahn stark luxiert oder ein Teil der Alveole eingerissen ist. Geht der Bruch durch die Pulpenkammer, so kommt es meistens zu einer Infektion. — Die subjektiven Symptome der Zahnfraktur sind im allgemeinen vom Verhalten der Pulpa abhängig. Die Diagnose wird in zweifelhaften Fällen durch Röntgenaufnahmen sichergestellt.

Der folgende Abschnitt beschäftigt sich mit der Frage, ob Zahnfrakturen heilbar sind. Aus der älteren Literatur werden eine ganze Anzahl von Berichten über erfolgte Heilung mitgeteilt. Diese Angaben sind jedoch meist unvereinbar mit den Ergebnissen der Pathologie. Zwischen Knochen- und Zahnfrakturheilungsmöglichkeit besteht ein ganz bedeutender Unterschied. Das Dentin unterscheidet sich vom Knochen wesentlich dadurch, daß es zu einer Kallusbildung nicht befähigt ist. Die theoretische Möglichkeit der Vereinigung der Frakturenden eines Zahnes ist die, daß von der Pulpa aus irreguläres Dentin dritter Ordnung (nach Reich) gebildet wird, zugleich vom Zement und Alveolarknochen aus Kallus. Praktisch kann das nur in den allerseltensten Fällen eintreten, weil immer eine Nichtinfektion der Pulpa Voraussetzung dafür ist. — Es werden dann die Gründe aufgezählt, die es begreiflich erscheinen lassen, daß trotz der geringen Möglichkeiten doch in relativ häufigen Fällen von „Heilung“ berichtet wird.

Therapie der Zahnfrakturen. — Bei Kindern ist die Reparatur des Defektes zu verschieben, bis das Wurzelwachstum abgeschlossen ist. Dies ist nicht vor dem 14. Lebensjahr der Fall, wie 16 Röntgenaufnahmen von Kindern von 7—14 Jahren aus der Städtischen Zahnklinik zu Köln beweisen, die auf einer Tafel wiedergegeben werden. — Fixierung luxierter Zähne geschieht durch den Parreidtschen Verband. — Die Hauptfrage ist, ob man die Pulpa erhalten kann. — Zur Herabsetzung der Sensibilität des freigelegten Dentins dienen verschiedene Mittel. — In fraglichen Fällen ist zeitweilige Untersuchung des Zahnes auf seine Vitalität durch Anwendung des Induktionsstromes erforderlich. — Ist die Pulpa abgestorben oder infiziert, so muß Wurzelbehandlung lege artis durchgeführt werden. — Bei reinen Querbrüchen genügt bisweilen Abschleifen der scharfen Kanten, namentlich bei Jugendlichen, bei denen der verkürzte Zahn von selbst in das Niveau der Nachbarzähne wächst. Bei älteren Patienten kommt auch Kürzerschleifen der Nachbarzähne in Betracht. — Bei Wurzelfrakturen erfolgt Heilung durch Wurzelspitzenresektion. — Bisweilen ist Replantation angebracht. — Orthodontische Maßnahmen können oft zu einem guten Resultat führen. — Auch Extraktion ist in manchen Fällen angezeigt, wenigstens bei Kindern. — Der Ersatz abgebrochener Zahnecken kann durch Füllungsmaterialien geschehen (Amalgam, Silikatzement). — Ferner kommen gehämmerte Goldfüllungen sowie Gold- und Porzellaneinlagen zur Anwendung. — Zahntechnische Maßnahmen im engeren Sinne, die zum Thema gehören, sind folgende: Ringe aus 18karätigem Goldblech oder aus Platiniridiumblech; Innenringe nach der Methode Cigrand; Querschrauben sind weniger zu empfehlen; Goldkappen, Stiftzähne der verschiedenen Methoden und Brückenarbeiten.

Die Prognose der Zahnfrakturen ist bezüglich Heilung durchaus ungünstig, aber betreffs Erhaltung und Nutzbarmachung des Zahnes eine relativ günstige. — Zum Schluß Mitteilung dreier eigener Beobachtungen, wo Zahnfrakturen ohne Behandlung geblieben waren und doch keine Schädigung eintrat.

Literaturverzeichnis.

Geschichte der Zahnextraktionsinstrumente.

Von

Paul Georg Waldera.

Die Zahnheilkunde, deren Wert heute als ein vollwertiges Glied in der allgemeinen Medizin anerkannt wird, hat sich nur sehr langsam zu ihrer heutigen Höhe entwickelt. Die Geschichte der Zahnextraktionsinstrumente gibt uns ein Beispiel dafür. Über die Zahnextraktionsinstrumente der ältesten Kulturvölker ist uns fast nichts überliefert worden. Weder bei den Ägyptern noch bei den Juden, Völker, die doch auf einer hohen Kulturstufe standen, finden wir irgendwelche Angaben über derartige Instrumente. Es sind lediglich Vermutungen auf Grund von spärlichen Bemerkungen in der Literatur oder Funde, die uns einen Anhalt dafür geben, daß doch vielleicht Extraktionsinstrumente im Gebrauch gewesen sein könnten. Erst bei den Griechen finden wir die erste Erwähnung einer Zahnextraktionszange.

Mehr finden wir in der römischen Literatur. Die Angaben werden noch erhärtet durch verschiedene Ausgrabungen von Zangen, so in Pompeji und in Homburg v. d. H., welche von verschiedenen Autoren als Zahnzangen angesprochen werden. Später sind es die Araber, die auf dem Gebiete der Heilkunde Hervorragendes geleistet haben, und die auch die ersten Abbildungen von Extraktionsinstrumenten bringen. Im Mittelalter gehen diese ersten Ansätze einer Zahnheilkunde fast vollständig verloren. Es ist dies die Zeit, wo finsterer Aberglaube herrschte, auch auf dem Gebiete der Zahnheilkunde, und wo man die unglaublichsten Mittel anwandte, Zahnschmerzen zu vertreiben und den schmerzenden Zahn zum Ausfallen zu bringen. Zu Beginn der neueren Zeit sind es Rivius (Ryff) und Scultetus, die uns eingehend über die Zahnheilkunde berichten und uns Abbildungen von Instrumenten der damaligen Zeit bringen. In der späteren Zeit sehen wir neben den Zangen, die aber anscheinend an Ansehen verloren haben, den Pelikan und den Überwurf, und es ist besonders Pierre Fauchard, welcher die Anwendung dieser Instrumente in seinen Schriften warm befürwortet. Später kommt noch der Schlüssel hinzu.

Bücking gibt uns recht gute Abbildungen aller am Ende des 18. Jahrhunderts gebräuchlichen Extraktionsinstrumente.

Serre bringt am Anfang des 19. Jahrhunderts noch einmal eine Abhandlung über Extraktionsinstrumente mit Abbildungen, die aber weiter keine Verbesserungen aufweisen. Erst mit John Tomes tritt ein völliger Umschwung in den Extraktionsinstrumenten ein. Die Zange wird das ureigenste Instrument zum Entfernen von Zähnen, und sie ist es auch bis jetzt geblieben. Neben der Zange wird auch der Hebel gebraucht, der im Laufe der letzten Jahre die mannigfaltigsten Formen angenommen hat.

Aus der Städtischen Zahnklinik Köln (Prof. Dr. Zilkens).

Die Bedeutung der Kiefer und Zähne für die Identifizierung von Leichen und Verbrechern.

Von

Bernhard Weckmann.

Die Zähne liefern durch ihre physiologischen und pathologischen Eigenschaften wichtige Hinweise für die Identifizierung einer toten oder lebenden Person. Sie zeigen eine hohe Resistenz sowohl gegen Hitze wie auch gegen die Einflüsse der Verwesung und geben uns deshalb selbst da noch fast untrügliche Aufschlüsse, wo alle anderen Merkmale verloren gegangen sind. Wir können an ihnen Alter, Geschlecht, Rasse, Beruf des zu Identifizierenden erkennen. Von der siebenten Fötalwoche an können wir Altersbestimmungen treffen aus dem Stande der Zahnentwicklung, den Verkalkungszeiten, den Durchbruchszeiten des Milch- und bleibenden Gebisses. Nach erfolgtem Durchbruch können wir in nicht zu engen Grenzen Rückschlüsse ziehen aus der Abnutzung der Zähne. Ebenso wie die Zähne, vermögen uns auch die Wachstumsvorgänge der Kiefer Merkmale für die Altersbestimmung zu geben. Dieses wird möglich sein erstens durch Messungen der Höhe und Breite des Oberkiefers oder durch Messungen der Entfernung des Foramen infraorbitale von bestimmten Punkten des Oberkiefers. Beim Unterkiefer geben uns die Zunahme der Höhenmaße, die Lage des Canalis mandibularis im Verhältnis zum oberen oder unteren Rande der Mandibula, die Lage des Foramen mentale zu den Zähnen des Unterkiefers und die Größe des Winkels, den der aufsteigende Ast mit dem Unterkieferkörper bildet, Fingerzeige. In bezug auf das Geschlecht ist auf die schwächere Ausbildung und das geringere Gewicht des weiblichen Kiefers gegenüber dem männlichen zu achten. Die Rauhigkeiten der Ansatzstellen der Muskeln sind beim Weibe schwächer ausgebildet. Der obere Eckzahn ist beim Manne länger als der große Inzisivus, der untere Eckzahn fällt im Gegensatz zu dem des Weibes durch seine besondere Größe auf. Schwieriger ist es, aus der Beschaffenheit der Zähne und Kiefer die Rasse eines Individuums festzustellen. Durch Einflüsse traumatischer oder chemischer Natur erleiden die Zähne und Kiefer Veränderungen, die uns Rückschlüsse auf den Beruf erlauben. Auffallende Anomalien an Kiefern und Zähnen sind besonders bedeutungsvoll für die Agnoszierung. Es kommen in Frage Biß-Anomalien, angeborene oder erworbene Defekte des Oberkiefers, Veränderungen, die Geschwülste und Infektionskrankheiten an den Kiefern hervorgerufen haben, Abweichungen bezüglich der Form, Größe, Zahl und Stellung einzelner Zähne. Spuren zahnärztlicher Tätigkeit im Munde haben oft zur Identitätsfeststellung geführt. Besondere anatomische Merkmale an den Kiefern und Zähnen der Verbrecher berechtigen uns nicht, wie Lombroso, Ferri und andere von einem Typus des „geborenen Verbrechers" zu sprechen. Für die Erkennung und Überführung eines Verbrechers ist das Vorhandensein von Bißspuren am Täter, Opfer oder an am Tatorte vorgefundenen leblosen Gegenständen mitunter ausschlaggebend, worüber zahlreiche Fälle in der Literatur berichtet werden.

Aus der Städtischen Zahnklinik Köln (Prof. Dr. Zilkens).

Lassen sich aus Stellungsanomalien Rückschlüsse auf die geistigen Fähigkeiten eines Menschen ziehen?

Von

Richard Weichold.

Das häufige Vorkommen von Stellungsanomalien bei Idioten gibt Veranlassung, darüber Untersuchungen anzustellen, ob auch bei normalen mit Stellungsanomalien behafteten Menschen Abweichungen von der Durchschnittsbegabung wahrzunehmen sind. Zu diesem Zwecke habe ich 1720 Schulkinder der beiden oberen Klassen Oberhausener Volksschulen untersucht.

Der erste Teil handelt von der Ätiologie der Stellungsanomalien im allgemeinen. Die Vererbung fast aller Stellungsanomalien, bis zu einem gewissen Grade auch der erworbenen, wird an der Hand von Abhandlungen Pfaffs, Stehrs, Preiswerks, Kingsleys u. a. nachgewiesen. Von den Gegnern der Vererbungstheorie kommt besonders Angle zu Wort. Weiterhin werden die Wechselbeziehungen zwischen Schädelbasis und Kieferwachstum eingehend erörtert. Talbot, Pfaff, Virchow u. a. stellen die Theorie auf, daß einerseits die Zähne auf die Kiefer und diese wieder durch die Muskulatur auf die Schädelbasis formierend wirken. Andererseits könnten krankhafte Wachstumsverhältnisse des Schädels die Stellung des Oberkiefers verändern. Clouston geht so weit, den harten Gaumen gewissermaßen als Anzeiger für die Entwicklung des Gehirns gelten zu lassen. Die Häufigkeit von Stellungsanomalien bei geistig anormalen Menschen, die zwar von Dohrn und Scheele bestritten, durch Statistiken von Petersen, Talbot, Langdon Down u. a. jedoch einwandfrei nachgewiesen ist, scheint ihm durchaus recht zu geben. Mit einem Hinweis auf die neuesten Forschungen von Kranz, die sich mit den Beziehungen der Drüsen mit innerer Sekretion zur Idiotie befassen, schließt der erste Teil.

Im zweiten Teile werden die Resultate meiner an 1720 Schulkindern vorgenommenen Untersuchung gewertet. Bei jeder Art von Stellungsanomalien wird zunächst die Entstehung derselben und dann die mit ihr verbundene geistige Begabung besprochen. Die einzelnen Deformitäten zeigten folgende Abweichungen von der Durchschnittsbegabung:

Prognathie (soweit nicht durch äußere Einflüsse entstanden): Begabung minder.

V-förmiger Kiefer (häufig bei geistig gut entwickelten Individuen beobachtet): *Keine Abweichung.*

Kontrahierter Kiefer (häufig bei Idioten): *Keine Abweichung.*

Offener Biß (häufig bei Idioten): *Begabung meist unter Durchschnitt.*

Progenie (häufig bei brutalen und energischen Individuen): *Begabung über Durchschnitt.*

Kreuzbiß: Begabung auffallend hoch.

(Letztere Beobachtung hat mich zur Wahl dieses Themas veranlaßt).

Gesamtresultat:

In dem vorstehenden Kinn liegt etwas Positives, in dem zurückliegenden etwas Negatives.

Aus der Städtischen Zahnklinik Köln (Prof. Dr. Zilkens).

Die Psychotherapie in ihrer Bedeutung für die zahnärztliche Praxis.

Von

Justinus Westhoff.

In seiner Abhandlung über die Psychotherapie in ihrer Bedeutung für die zahnärztliche Praxis weist Verfasser auf den großen Einfluß der Psyche auf die nervösen, vasomotorischen, sekretorischen und tropischen Funktionen im Gesamtorganismus hin, was besonders durch die Untersuchungen vieler namhafter Forscher der letzten Jahrzehnte bewiesen wird. Die Überzeugung von der Wirksamkeit der Psychotherapie hat sich gerade in den letzten Jahren gefestigt durch die großen Erfolge, die sie insbesondere gegenüber den vielen Kriegsneurosen errungen hat. Auch für die zahnärztliche Praxis ist die Kenntnis der Psychotherapie insofern von Bedeutung, als es durch ihre praktische Anwendung gelingt, übertriebene Angstgefühle und Schmerzempfindungen, nervöse Schwächeanfälle zu beseitigen. Besonders Kinder sind dem psychischen Einfluß leicht zugängig, weshalb der Schulzahnarzt sich mit der Materie theoretisch und praktisch vertraut machen sollte. Ein gutes Maß von Menschenkenntnis, Ruhe und die Autorität gegenüber seinen Patienten sind unerläßliche Bedingungen. Eine weitere conditio sine qua non ist, den Patienten gläubig zu halten und seine Vorstellungskraft und Gedankenkonzentration für die psychische Beeinflussung zu steigern. Man muß dem Patienten das Gefühl aufdrängen, daß er die Angstgefühle, Schmerzempfindungen, Schwächeanfälle erfolgreich bekämpfen kann. Immer ist es zu empfehlen, die Patienten auf bevorstehende oder nachfolgende Schmerzen behutsam hinzuweisen, dabei aber gleichzeitig die geringe Dauer oder das erträgliche Maß zu betonen.

Verfasser beleuchtet die Möglichkeit der Psychotherapie an zwei Beispielen aus der täglichen Praxis. In einem Falle wurde ein bestimmt zu erwartender Ohnmachtsanfall nach einer Injektion durch psychischen Einfluß ausgeschaltet. Bei dem zweiten Falle handelte es sich um eine zwölfjährige, der Behandlung scheinbar ganz unzugängliche Patientin, die durch psychische Einwirkung vollständig umgestimmt wurde.

Zur Psychotherapie gehört als wirkungsvollste Methode die Suggestion in der Hypnose. Nach einem kurzen Überblick über die Geschichte und das Wesen der Suggestion und Hypnose zeigt der

Verfasser an einigen Berichten aus der medizinischen und zahnärztlichen Literatur, daß die Hypnose sehr wohl befähigt ist, die Narkose und Lokalanästhesie in geeigneten Fällen zu ersetzen. Gerade in den letzten Jahren während und nach dem Weltkriege ist die Hypnose wieder in helleres Licht gesetzt worden. Verfasser nennt sie eine verblüffend wirksame Methode zur Beseitigung der nervösen und sensorischen Hemmungen auch in der zahnärztlichen Praxis. An den angeführten eigenen Experimenten beweist er, daß man in der tiefen Hypnose die konservierende und chirurgische Behandlung schmerzfrei und unbehindert ausführen kann. Dennoch glaubt er, daß sich die Hypnose für die zahnärztliche Sprechstunde, wo uns andere schmerzlindernde Mittel zur Verfügung stehen, nicht eignet. Die Erlernung der Technik erfordert viel Zeit und Geduld, die erste Einleitung der Hypnose ist für die zahnärztliche Praxis meist zu umständlich und unsicher. Vielleicht wären eher die Schulzahnkliniken ein geeigneteres Feld für die sogenannte Massensuggestion, der gleichzeitigen Beeinflussung einer Anzahl Kinder. Auch in der Kieferchirurgie mit ihrer langen Behandlungsdauer könnte die Anwendung der Hypnose erwogen werden. Zum Schlusse weist der Verfasser auf verschiedene Gefahren der Hypnose hin. Besonders befürchtet er, daß sich bei unserem großen Patientenmaterial mitunter eine hypnophile Veranlagung einstellen wird. Wenn auch durch entsprechende starke Gegensuggestion der fremde hypnotische Einfluß meist gesperrt werden kann, so dürfte dem praktischen Zahnarzte diese unberechtigte ausschließliche Macht über seine Patienten nicht eingeräumt werden.

Aus der Städtischen Zahnklinik Köln (Prof. Dr. Zilkens).

Beiträge zur Sialolithiasis.

Von

Peter Wirtz.

Über die Ätiologie der Sialolithiasis herrscht heute keineswegs volle Übereinstimmung. Man streitet darüber, ob die Entstehung der Konkremente an das Vorhandensein eines Fremdkörpers gebunden ist, oder ob sie durch entzündliche Prozesse in den Speicheldrüsen und -gängen oder Bakterien zustande kommen.

Jede dieser Theorien hat ihre Anhänger. Für diese Fremdkörpertheorie treten u. a. Czygan, Kaufmann, Fischer, Immisch und Thiele ein.

Mit letzterem möchte ich, da ich in keinem meiner fünf Fälle einen Fremdkörper als Kern des Speichelsteines feststellen konnte, diese Ätiologie nur für die Fälle gelten lassen, in denen tatsächlich ein Fremdkörper gefunden wird.

Die bakterielle Ätiologie betonen andrerseits u. a. Buchwald, Schuh, Wenzel, Rosenberg, und in neuerer Zeit Dal Fabro, F. Kroiß und Küttner.

Zusammenfassend möchte ich mich der Ansicht Brauns anschließen, der bezüglich der Ursache der Speichelsteinbildung zu dem Resultat gekommen ist, daß eine anatomische Veränderung infolge einer Entzündung — gleich, ob durch einen Fremdkörper oder eine andere Läsion innerhalb der Drüse entstanden, oder vom Munde aus fortgeleitet — das notwendige Erfordernis für die Entstehung der Speichelsteine sei.

Über die Lage der Steine ist zu bemerken, daß die von mir erwähnten Konkremente in der Glandula submaxillaris bzw. ihrem Ausführungsgang gefunden wurden.

Die fünf von uns beobachteten Patienten standen im mittleren Alter, und zwar im 1. Falle im 45., im 2. im 43., im 3. im 36., im 4. im 41. und im 5. im 35. Lebensjahre.

Größe und Zahl der Steine wechseln sehr, sie stehen im umgekehrten Verhältnis zueinander.

Ihre Form ist abhängig vom Lagerungsort. In den Drüsen sind sie meist rundlich oder ganz unregelmäßig, in den Gängen länglich-zylindrisch.

Die Oberfläche ist durchweg glatt bei Steinen in den Gängen, rauh bei solchen im Drüsengewebe.

Die *Farbe* der Steine ist weißlich-gelb. Einer meiner Steine hat mehr rötliche Färbung.

Die *Struktur* dergestalt, daß sich die Kalksalze konzentrisch ablagern, was bei dem größten Steine nach Durchgängen in der Mitte mit bloßem Auge deutlich an der schichtweisen Ablagerung der einzelnen Lamellen erkenntlich ist.

In der Hauptmasse bestehen die Steine neben organischer Substanz aus phosphorsaurem und kohlensaurem Kalk, daneben weisen sie Spuren auf von phosphorsaurer Magnesia, Chlornatrium, Eisen, Trippelphosphat, Kieselsäure und Fluor. Die organischen Bestandteile erweisen sich als vorwiegend Bakterien und dazwischen einige Speichelkörperchen.

Das *klinische Bild* der Sialolithiasis ist vielgestaltig. Zumeist kommt es zunächst zur Speichelretention infolge Verlagerung des Duktus-Lumens und damit zu den ersten Schmerzanfällen.

Ferner kann es dann zur Entzündung des Ganges mit Geschwürsbildung und Eiterung zu Abszessen, Durchbruch und Fistelbildung, ja sogar Mundbodenphlegmonen kommen.

Kurz erwähnt sei auch das intermittierende Auftreten des sog. Tumor salivaris.

Die *Diagnose* baut sich auf folgende Symptome auf:

1. Periodisch wiederkehrende Schmerzen (Coliques salivaires).
2. Häufiger Wechsel in der Größe der Geschwulst.

Aus der Städtischen Zahnklinik Köln (Prof. Dr. Zilkens).

Werden die geistigen Leistungen der Schulkinder durch Zahnkaries beeinflußt?

Von

Alfred Zwingmann.

Nachdem bereits im Jahre 1878 zuerst von Pareidt, später von Odenthal, Fenchel u. a. festgestellt wurde, daß ca. 95 Proz. aller Kinder an Zahnkaries erkrankt waren, forderte Ritter zum ersten Male die Anstellung von Schulzahnärzten. Im Jahre 1880 wurde dann auch von Jessen in Straßburg die erste Zahnklinik eröffnet. Röse, der als Leiter der „Zentralstelle für Zahnhygiene" recht umfangreiche Untersuchungen von Militärtauglichen und Schulkindern vorgenommen hat, bezeichnet als Ursache der Zahnverderbnis:

1. den Genuß kalkarmen Wassers und kalkarmer Nahrung,
2. den Genuß eines kleberigen weichen Weizenbrotes.

Röse war der erste Statistiker, der auf Grund seiner umfangreichen, nach einheitlichen Gesichtspunkten vorgenommenen Untersuchungen wechselseitige Beziehungen zwischen Karies und Gesundheitszustand statistisch nachgewiesen zu haben glaubt.

In seiner Arbeit „Zahnkaries und Zensur" geht dieser Autor sogar noch einen Schritt weiter und resumiert in folgender Weise: Da es eine schon von Alters her bekannte Erscheinung ist, daß zwischen Körper und Geist des Menschen wechselseitige Beziehungen bestehen, so wird auch durch einen kranken Körper, oder wenn Organe desselben erkrankt sind, die Spannkraft des Geistes vorübergehend oder gänzlich gelähmt. Also können auch durch Zahnfäulnis die geistigen Kräfte des Körpers ungünstig beeinflußt werden. Für diese Hypothesen glaubt Röse durch umfangreiche statistische Untersuchungen, deren Resultate er in der obengenannten Arbeit veröffentlicht, den Beweis erbracht zu haben.

Da die Literatur wohl Kritiken, aber keine Nachprüfung dieser Röseschen Arbeit aufweist, die unumgänglich notwendig erscheint zur Erhärtung so tiefeinschneidender Schlußfolgerungen, so wurde mir durch Herrn Prof. Dr. Zilkens die Aufgabe gestellt, die Ergebnisse Röses an der Hand von ähnlichen Untersuchungen nachzuprüfen.

Dabei ergab sich folgendes: Bei den annähernd 3000 untersuchten Kindern aus Köln-Mülheim und Bonn konnte ich, was Gewicht und Längenmaß anbelangt, die R ö s e schen Schlußfolgerungen bestätigt finden, d. h.: Je besser die Zensur, um so höher war das Gewicht und um so größer war das Längenmaß der Schulkinder. Dagegen konnte auf Grund meiner Statistiken keine charakteristische Übereinstimmung gefunden werden zwischen Zensur und Karies, weder hier noch in Bonn. Die einzelnen Bausteine, aus denen man eine Übersicht bekommt, weisen soviel Unregelmäßigkeiten auf, daß mir starke Zweifel gekommen sind an dem Vorhandensein wechselseitiger Beziehungen zwischen Karies und geistiger Leistungsfähigkeit auf dem vermittelnden Boden des körperlichen Gesundheitszustandes. Ich glaube vielmehr, daß andere Erkrankungen, besonders Infektionskrankheiten — ich denke vor allen Dingen an die in den Großstädten Deutschlands stark grassierende Tuberkulose — eine viel unheilvollere Wirkung auf den kindlichen Organismus ausüben als die Zahnkaries. Auch aus den Korrelationen zwischen körperlicher Entwicklung und Zahnkaries, die aus beiden Statistiken hervorgehen, bin ich weit entfernt, so weitgehende Schlußfolgerungen zu ziehen, wie das R ö s e in seiner Arbeit getan hat. Dieser sagt: „Das Gebiß beherrscht die Ernährung," diese Behauptung erscheint mir sehr gewagt. Unwillkürlich drängt sich mir die Frage auf: „Was ist das Primäre?" Kann man nicht mit um so größerer Wahrscheinlichkeit sagen: „Weil hier der kindliche Körper in seiner Entwicklung zurückgeblieben ist, sind auch seine Organe, die Zähne, von schlechter Beschaffenheit, und ist auch die Spannkraft des Körpers vermindert." Durch die Untersuchung ist diese Frage jedenfalls noch nicht geklärt und läßt sich auch, meines Erachtens nach, nicht durch Statistiken klären. Zum Schluß wird noch vergleichend darauf hingewiesen, daß die Untersuchungen, was die Kariesfrequenz bei den Schulkindern anbelangt, ein bedeutend günstigeres Resultat ergeben haben als die anderen Statistiker. Jedes Kind hat nur durchschnittlich ca. zwei kranke Zähne. Dieses außerordentlich günstige Ergebnis wird dadurch begründet, daß in beiden Städten seit ca. 10 Jahren die Schulzahnpflege eingeführt ist zum Nutzen der heranwachsenden Jugend.

Die Arbeit schließt mit dem Bemerken, daß die Resultate der Untersuchungen einzelner Zahnärzte nicht mehr nach dem System der absoluten Zentralisation verarbeitet werden können, da die „Zentralstelle für Zahnhygiene" nicht mehr existiert und gibt der Forderung Ausdruck, daß im Interesse zahnärztlicher Wissenschaft die Neuschaffung einer solchen Zentralisation dringend notwendig sei.

Aus dem Pathologischen Institut (Prof. Dr. Dietrich).

Die Geschwülste des Mundbodens
unter besonderer Berücksichtigung der Karzinome.

Von

Alfred Klein.

Am Mundboden stellen Karzinome das Hauptkontingent der hier beobachteten Tumoren dar, wenn sie auch im allgemeinen selten sind. Sie können ihren Ausgang vom Epithel des Mundbodens oder von den unter der Mundbodenschleimhaut gelegenen Speicheldrüsen nehmen. Von den seltenen primären Geschwülsten dieser Gegend sind die häufiger zu beobachtenden metastatischen Karzinome zu trennen, die durch kontinuierliches Übergreifen von der Nachbarschaft her, besonders von Lippe und Zunge, den Mundboden befallen können. Die in der Literatur niedergelegten Beobachtungen über primäre Mundbodenkarzinome sind sehr spärlich.

Einen besonders lehrreichen Fall von Mundbodenkarzinom hatte Verfasser Gelegenheit, im Patholog. Institut der Universität Köln zu untersuchen. Nach der von der Chirurg. Klinik Lindenburg (Geheimrat Prof. Dr. Tilmann) zur Verfügung gestellten Krankengeschichte handelt es sich um einen 72jährigen Mann, von Beruf Heizer. Seinen Angaben gemäß trat nach Extraktion einiger Zähne des Unterkiefers im Mai 1919 eine starke Schwellung des Mundbodens auf. Mehrere Operationen brachten die Geschwulst nicht zum Verschwinden. Am 16. 9. 1919 erfolgte Aufnahme in die Klinik.

Der Status stellte sich kurz wie folgt dar: Die ganze Kinngegend mitsamt dem Unterkiefer beiderseits bis zum aufsteigenden Ast war stark geschwollen. Den ganzen Mundboden nahm ein derber, höckeriger Tumor ein. Die Zunge war derb und unbeweglich. In der Ileozökalgegend bestand ein Anus praeternat. Ein Tumor im Abdomen wie Rektum war nicht zu fühlen.

Eine Röntgenaufnahme vom 17. 9. 1919 ergab eine durch einen Tumor verursachte Aufhellung des vorderen Teiles des Unterkiefers, die sich nach rechts etwas mehr erstreckte. Knochen war in diesem Bereiche nicht zu sehen.

Der Tumor am Mundboden nahm dauernd an Ausdehnung zu. Seit dem 10. 10. 1919 stellten sich ausstrahlende Kopfschmerzen ein. Das Schlucken ging immer schlechter. Bis zum 30. 10. 1919 war die Kachexie so weit vorgeschritten, daß Patient dauernd im Bett bleiben mußte. Am 7. 11. 1919 erfolgte die Erlösung durch den Tod.

Die durch Herrn Privatdozent Dr. Siegmund vorgenommene Leichenöffnung ergab außer der noch zu beschreibenden Geschwulst am Unterkiefer ein stenosierendes Karzinom der Flexura sigmoidea. Als Todesursache fand sich eine ausgedehnte Aspirationspneumonie.

Die Unterkiefergeschwulst bot an der Leiche ziemlich die gleichen Verhältnisse dar, wie sie bereits in der Krankengeschichte kurz dargestellt sind, allerdings mit dem Unterschied, daß die Geschwulst nunmehr erweicht war.

Die aus der Leiche mitsamt dem Unterkiefer, der Zunge und den übrigen Halsorganen entfernte Geschwulst zeigt auf dem nach Formalinhärtung erfolgten Sagitalschnitt die Verhältnisse übersichtlich. Die Größe der Geschwulst beträgt etwa 6:8 cm. Auf der Schnittfläche zeigt sie ein alveoläres Aussehen. Größere und kleinere Einschmelzungsherde sind mit schmierigen, gelben Massen erfüllt. In der Medianlinie lassen sich gar keine knöchernen Bestandteile des Unterkiefers mehr erkennen. Die Geschwulst nimmt die ganzen Weichteile des Mundbodens ein und durchsetzt nach unten die sublingualen Drüsen; sie reicht bis an den Ansatz der Epiglottis und bis ans Zungenbein heran.

Die mikroskopische Untersuchung ergab auf Grund der histologischen Bilder eine epitheliale, alveolär gebaute Geschwulst mit bindegewebigem Stroma. Das Aussehen und die Anordnung der Zellen entspricht Bildern, wie sie den sog. Basalzellenkrebsen ähnlich sind, aber von sehr viel regellroserem Bau, stellenweise auch mit Neigung zu Krebszwiebelbildung. Häufig findet sich in den größeren Geschwulstzapfen ein zur Nekrose führender Zerfall der Geschwulstmasse, während in kleineren Neigung zu konzentrischer Schichtung der Geschwulstelemente nachweisbar ist. Die Geschwulst durchwächst den Knochen unter vollkommener Zerstörung seiner Struktur, unter Zurücklassung nekrotischer, von Riesenzellen umgebener Knochenbälkchen. Im Stroma finden sich frischere und ältere Blutungen, sowie entzündliche Infiltrate. An der Umschlagfalte ist das Einwachsen der Geschwulstmassen in die Zungenmuskulatur nachzuweisen. Es handelt sich um ein Plattenepithelkarzinom mit weitgehender Atypie.

Im Anschluß an den beschriebenen Fall werden einige häufige Gelegenheitsursachen, die bei der Entstehung von Mundbodenkarzinom von Bedeutung sind, kurz besprochen, so insbesondere der Zusammenhang von Leukoplakie und Karzinom, und die Beziehungen zu Nikotingenuß und Geschwulstbildung gestreift. Chronische entzündliche Vorgänge wie Lues, Tuberkulose, kariöse Zähne und chronische mechanische Reize, wie scharfe Zahnränder, Zahnstein, sowie Prothesendruck sind gleichfalls für Krebsentwicklung unter Umständen verantwortlich zu machen.

Aus dem Pathologischen Institut (Prof. Dr. Dietrich).

Über die Zähne in Dermoidzysten.

Von

Hans von Moser.

Es standen mir zur Untersuchung der Zähne in Dermoidzysten fünf Zysten zur Verfügung. Es handelte sich darum, festzustellen, ob Milchzähne oder bleibende Zähne in diesen Zysten vorkommen, um aus diesem Befund Genaueres über das Wachstum dieser Gebilde zu erfahren.

Ich konnte feststellen, daß sich in einer Zyste ein typischer Milchschneidezahn vorfand. Leider war aber nicht mehr das Alter des Trägers der Zyste zu ermitteln. Ferner befanden sich in einer Zyste (Zyste I) Milchmolaren. Weiterhin fand sich ein Gebilde (Zyste V), das einen Zahn vortäuschte, sich aber als reiner Knochen erwies.

Veränderungen, die auf Wechsel oder Resorption hinwiesen, konnte ich nicht feststellen, womit ich aber nicht behaupten will, daß sich an den Milchzähnen der Zysten Resorption einstellen kann. Auch sekundäre Veränderungen (Karies) waren nicht nachweisbar.

Im ganzen ist festzustellen, daß alle Zähne einen jugendlichen Typus darstellen. Bemerkenswert ist auch der jugendliche Typ der Haare. Wenn ich auf die Frage zurückkomme, ob diese Dermoidzysten im Wachstum mit dem Träger gleichen Schritt halten, so läßt sich sagen, daß wohl ausgereifte Gewebe vorhanden sind, aber doch nicht dem Alter des Trägers entsprechend, sondern mehr von jugendlichem Typ.

Wollen wir uns somit der Theorie anschließen, daß die Dermoidzysten koätan sind, so ist das nur möglich, wenn das Wachstum ein anderes ist. Entweder hat es eher aufgehört, was aber ein Widerspruch zum klinischen Befund wäre; oder das Wachstum hat später angefangen. Schließlich aber kann das Wachstum ein ganz perverses sein.

Die Bezeichnung adultes Teratom wäre somit als unzutreffend abzulehnen. Man kann sie wohl als reifende Teratome oder Teratome von erheblicher Reife bezeichnen.

Aus dem Pathologischen Institut (Prof. Dr. Dietrich).

Zur Ätiologie von Geschwulstbildungen im Munde.

Von

Xaver Müller.

Die Ätiologie der Tumoren ist immer noch ein Rätsel. Die einfachste, weil einheitliche Erklärung wäre die Annahme der parasitären Theorie. Sie ist aber bis heute noch völlig unerwiesen.

Für die Entstehung der Geschwulstbildungen im Munde lassen sich folgende Theorien heranziehen:

I. a) Die Cohnheimsche Theorie von der fötalen Geschwulstanlage kommt in Betracht bei der Entstehung der Mischgeschwülste und der Follikular- und Wurzelzysten. Bei letzteren, die ja eigentlich keine Geschwülste sind, ist außer der Geschwulstanlage der Reiz auslösend wirksam.

b) Sobald wir uns die Entstehung der Adamantinome, Kystome und Odontome klar zu machen versuchen, müssen wir die Cohnheimsche Theorie im Sinne Ribberts erweitern. Die Zersprengungen und Verlagerungen von Zellen erfolgen postfötal.

Die zystischen Geschwülste erklären wir im Anschluß an Becker auf dem Mittelweg einer Blutung, die die fötal oder postfötal abgesprengten Zellen reizt.

II. Die Reiztheorie Virchows findet in der Mundhöhle eine große Stütze. Reize werden erzeugt und begünstigt: a) durch Traumenwirkungen, b) durch spitze, scharfkantige Zähne und Wurzeln, c) durch den schlechtsitzenden Ersatz, d) durch die funktionelle Inanspruchnahme. Die Reize können unmittelbar und auslösend Geschwulstbildungen veranlassen. Es entstehen die Fibrome, die Epuliden und öfters auch die bösartigen Karzinome.

III. Weiterhin müssen innere Ursachen (Disposition) für die Entstehung von Geschwulstbildungen im Munde herangezogen werden. Der Organismus wird lokal und allgemein prädisponiert. In diesem Sinne wirken die Leukoplakie, die sekundären und tertiären Symptome der Lues, die Tuberkulose und vor allem das Alter. (Die Schwangerschaft scheint eine Rolle zu spielen bei der Entwicklung der Epuliden.)

Kein Körperteil ist so geeignet, die verschiedenen Geschwulstursachen nebeneinander zu sehen, wie die Mundhöhle. Keine Theorie ist allein befriedigend, doch können sie sich gegenseitig ergänzen. Wenn wir eine letzte Einheit suchen, so ist die Keimversprengung am wahrscheinlichsten. Hinzu treten die anderen Faktoren als auslösende Momente.

Aus dem Pathologischen Institut (Prof. Dr. Dietrich).

Zur Kenntnis der Steinbildungen in Mund- und Bauchspeicheldrüse.

Von

Hans Roehr.

Zur Erforschung der in den verschiedensten Organen auftretenden Steinbildungen sind vor allem zwei Wege beschritten worden: Physikalisch-chemische Untersuchungen, die die Struktur und Zusammensetzung der sehr verschiedenartigen Niederschlagsbildungen als eine Frage der Löslichkeit und des Unlöslichwerdens ansehen und mit den Methoden der Kolloidchemie dem Problem der Steinbildung nachgehen. Nach Lichtwitz, der sich eingehend mit diesen Fragen beschäftigt hat, sind zwei Momente als wesentlich für die Steinbildung hervorzuheben:

1. das Vorhandensein von Steinbildnern in übersättigter kolloidgeschützter Lösung;
2. die Bedeutung neuer Oberflächen (Fremdkörper, Epithelien, Schleim) als Mittel zur Kolloidfällung und Aufhebung des Kolloidschutzes, wodurch erst die Ausfällung der Steinbildner ermöglicht wird.

Diese kolloid-chemischen Grundlagen werden in wertvoller Weise ergänzt durch die nach pathologisch-anatomischen Gesichtspunkten durchgeführten Untersuchungen von Aschoff-Bacmeister über die Entstehung der Gallensteine. Das wichtigste Resultat dieser Feststellungen ist, daß in der einfach gestauten, nicht entzündeten Gallenblase nur solitäre radiäre Cholesterinsteine gebildet werden, während kalkhaltige Steinbildungen nur bei entzündlichen Affektionen in der Gallenblasenwand gefunden werden, einem Zustand, der stets mit der Bildung kalksalzreicher Galle einhergeht. Während für die Harn- und Gallenblase die Umstände, die zur Entstehung der Steine führen, gut bekannt sind, sind Steinbildungen in anderen Organen, vor allem in den Speicheldrüsen, noch nicht nach den oben entwickelten Gesichtspunkten behandelt.

Aus dem Studium der Literatur läßt sich feststellen, daß einfache Stauung in den Speicheldrüsen nie zur Steinbildung führt. Ferner, daß auch Fremdkörper, sofern sie steril sind, keine Steinbildung im Gefolge haben und oft jahrelang reaktionslos in den Speichelgängen liegen können. Auch die Bedeutung von Bakterien, die häufig im Kern von Steinen gefunden werden, kann nicht darin gesucht werden, daß sie als direkte Erzeuger der Inkrustationen anzusehen sind, indem sie fähig wären, aus dem Speichel Kalksalze abzuspalten.

Es geht aus dem Studium der meist kasuistischen Literatur einwandfrei hervor, daß mit der Speichelsteinbildung stets chronisch-entzündliche Veränderungen in der Drüse Hand in Hand gehen, die nicht als die Folge, sondern als die Ursache der Steinbildung zu gelten haben. Erst unter der Einwirkung der Entzündung kommt es überhaupt zur Bildung kalkhaltigen Speichels, der für die Inkrustationsvorgänge unerläßlich ist.

Dasselbe, was für die Mundspeicheldrüse gilt, trifft auch für die Bauchspeicheldrüse und die in ihr seltenen Steinbildungen zu. Das Ergebnis der histologischen Untersuchung zweier im Pathologischen Institut der Universität Köln beobachteten Fälle von Steinbildung in den Speicheldrüsen bestätigt aufs beste die aus dem Studium der Literatur gewonnene Anschauung über die Genese der Steine.

Der eine Fall betrifft eine 65jährige Frau, die eine schmerzhafte Anschwellung in der linken Unterkiefergegend seit mehreren Monaten besaß, die wegen Geschwulstverdachts entfernt und im Pathologischen Institut histologisch untersucht wurde.

Die Untersuchung ergab eine schwielige Verdichtung des interazinösen Bindegewebes bei reichlicher Durchsetzung der ganzen Drüse mit Leukozyten, Lymphozyten und Plasmazellen, sowie eitriger Ausfüllung der Ausführungsgänge.

Der zweite Fall betrifft eine Steinbildung im Pankreaskopf bei einem 65jährigen Manne bei gleichzeitigem Bestehen einer chronischen Cholezystitis mit Cholelithiasis.

Die histologische Untersuchung des makroskopisch schwielig umgewandelten und mit Fettgewebe durchwucherten Prankreas ergab eine hochgradige Substitution des ganzen Drüsengewebes durch schwieliges Binde- und Fettgewebe bei reichlicher Anwesenheit von Lymph- und Plasmazellinfiltraten; hochgradige Erweiterung der Ausführungsgänge und Ablagerung von homogenen eiweißhaltigen Massen in den kleinen, von verkalkten scholligen Massen in den größeren Ausführungsgängen.

Als Ergebnis der histologischen Untersuchungen ist im Einklang mit einer kritischen Durchsicht der in der Literatur niedergelegten Befunde zu betonen: Wesentliches Erfordernis für die Entstehung von Speichelsteinen in Mund- und Bauchspeicheldrüse sind Änderungen in der Zusammensetzung des Speichels, wie sie vor allem durch entzündliche Prozesse bedingt sind. Dabei ist es gleichgültig, ob der entzündliche Prozeß durch Fremdkörper, hämatogen oder aszendierend entstanden ist. Die Niederschlagsbildung erfolgt nach physikalisch-chemischen Gesetzen in der mit Kalksalzen übersättigten Flüssigkeit. Der Ort der Konkrementbildung ist lediglich von der Lage des „Kristallisationszentrums" abhängig, für das Fremdkörper nur in seltenen Fällen, meistens abgestoßene Epithelien, Bakterienhaufen, Schleimklumpen von Bedeutung sind.

Auf dem Boden einfacher Sekretstauung bei nicht entzündeter Drüse kommen Speichelsteine weder in der Mund- noch Bauchspeicheldrüse — im Gegensatz zur Gallenblase — nicht zur Entwicklung.

Aus dem Pathologischen Institut (Prof. Dr. Dietrich).

Über Heilungsvorgänge nach Zahnfrakturen
mit besonderer Berücksichtigung des Verhaltens der Pulpa.

Von

Alwin Steuckardt.

Obwohl Heilungsvorgänge bei Zahnfrakturen schon vor etwa 75 Jahren in der Literatur beschrieben worden sind, sind in neuerer Zeit nur verhältnismäßig wenige Fälle bekannt geworden oder untersucht worden, trotzdem Zahnfrakturen bei der exponierten Lage der Zähne sehr häufig sind. Das mag damit zusammenhängen, daß diese Zahnfrakturen meist vom Zahnarzt durch Wegnahme des Kronenfragmentes und durch Extraktion der Wurzelpulpa zwecks Vornahme von Stiftzahnersatz behandelt werden. So kommt es, daß eigentlich die heutige große Ausbreitung der zahnärztlichen Behandlung und die Vervollkommnung der zahnärztlichen Technik der Grund sind, daß so wenige, besonders den Pathologen interessierende Fälle von Heilung an Zahnfrakturen untersucht werden konnten.

Ein eigener Fall von Heilung einer 8 Jahre zurückliegenden Zahnfraktur konnte im Kronenteil mikroskopisch untersucht werden. Der frakturierte linke, obere Schneidezahn, der nach der Fraktur noch 8 Jahre funktionsfähig geblieben war, war in der ganzen Pulpahöhle mit einem Kallusstift ausgefüllt, der über die Bruchfläche etwa 2 mm herausragte. Die histologische Untersuchung ergab, daß der Kallusstift in allen Schnitten aus Knochenmasse (Zement) bestand. Die Knochenmasse ist mit dem Zahnbein überall fest verbunden und liegt dem Dentin glatt an, Resorptionslakunen sind nicht vorhanden.

Bei den Heilungsvorgängen der Zahnfrakturen, oder wie für die weitaus meisten Heilungsfälle besser gesagt wird: bei den Heilungsvorgängen nach Zahnfrakturen ist die Pulpa durch Ersatz- und Kallusdentinbildung, bzw. nach ihrer Umbildung in Resorptions- und straffes Bindegewebe durch Zementbildung, das Periodont durch Bildung von Granulations-, Knochen- und Zementgewebe, und gelegentlich die Mundschleimhaut durch Epithelwucherung beteiligt.

In sehr seltenen Fällen kann es zu einer wirklichen Heilung der Zahnfraktur, zur Vereinigung der Bruchstücke durch gleichartiges oder ähnliches Gewebe kommen. Diese Wiedervereinigung ist jedoch so äußerst selten, daß eigentlich nur ein einziger Fall beim Menschen mikroskopisch und histologisch als sicher erwiesen erscheint. Bei anderen läßt sich die komplette Heilung aus den klinischen Beschreibungen nur vermuten, während es sich bei sehr vielen als Heilung beschriebenen Fällen nur um Deformationen handeln kann, die durch Trauma oder Ernährungsstörung während des Wachstums oder während der Entwicklung des Zahnes herbeigeführt wurden.

Meistens wird die Heilung darin bestehen, daß der mehr oder weniger breite Zwischenraum der Bruchstücke durch Granulations- bzw. Knochengewebe vom Periodont her ausgefüllt und die Vereinigung des groben Bruchstückes mit dem Wurzelbruchstück durch einen Kallusdentinstift oder einen Kalluszementstift, wie im vorliegenden Fall, herbeigeführt wird, der den Kronenpulparaum ganz ausfüllt und mit einem genügend langen Stück in den Wurzelkanal des anderen Bruchstücks hineinragt, um der Zahnkrone genügend Halt zu geben. Solche Heilungen können, wie dies auch in dem beschriebenen eigenen Fall geschehen, den gebrochenen Zahn viele Jahre funktionsfähig erhalten.

Für diese Heilungsvorgänge sind am günstigsten die nicht komplizierten Brüche, die nicht mit der Mundhöhle kommunizieren, bei denen die Bruchlinie innerhalb der Alveole durch die Wurzel geht. Bei komplizierten Zahnfrakturen wird es dank der vitalen Energie der Zahnpulpa meist, besonders nach Wegnahme der Kronenbruchstücke, zu einer Vernarbung der Pulpawundfläche durch Dentinneubildung kommen.

Bei Zerfall der Pulpa kann vom Periodont her Granulationsgewebe in die Pulpakammer einwuchern und durch Metaplasie Knochenmasse bilden, die eine Verbindung der Bruchstücke durch einen soliden Knochenstift schafft, welcher Heilungsvorgang den Zahn noch jahrelang funktionsfähig erhalten kann.

Aus der Topographisch-anatomischen Abteilung der Universität Köln
(Prosektor: Privatdozent Dr. Oertel).

Gibt es eine Anastomose der beiden Nervi alveolares inferiores in der Mandibula?

Von

Rudolf Breuer.

Die Anastomosen der Nerven mit den Analogen der andern Seite haben die Forscher bis auf den heutigen Tag lebhaft beschäftigt. Wie verhält es sich mit der Verbindung des Nervus alveolaris inferior mit dem der Gegenseite?

Bünte und Moral, Braun, Schleich nehmen auf Grund klinischer Befunde die Anastomose an. Als ein Hauptbeweis wird angenommen, daß, wenn in Fällen gut gelungener Mandibularanästhesie im Gebiete der mittleren Frontzähne keine völlige Betäubung eingetreten ist, durch Anastomosen mit dem Nervus alveolaris inferior der Gegenseite nach dem Gesetze der Rückwärtsleitung in der Nervenbahn Schmerzen geleitet werden.

Nicht immer aber dürfte in den oben erwähnten Fällen anzunehmen sein, daß Anastomosen die Ursachen sind. Wir sind bei der Feststellung immer auf die Angaben der Patienten angewiesen. Die Angaben überängstlicher Patienten schalten aus. Abgesehen von diesen, bestätigten bei meinen zahlreichen diesbezüglichen Nachfragen in der Praxis die übrigen die Unempfindlichkeit auch im Gebiete der Frontzähne. Meine weiteren Untersuchungen gingen darauf hinaus, festzustellen, ob vielleicht über die Medianlinie hinaus eine Anästhesie der andern Seite empfunden werde. Von über 200 befragten Patienten erklärten 15, es sei eine Anästhesie auch auf der andern Seite eingetreten. Von diesen blieben aber nur 5 bei der Empfindlichkeitsprobe mittels einer Sonde bei ihrer Behauptung, auch über die Medianlinie hinaus keinen Schmerz zu empfinden. In 3 Fällen war das Gebiet des ersten Inzisivus der Gegenseite, in 2 Fällen das Gebiet des ersten und zweiten Inzisivus angeblich anästhesiert. Diese 5 Patienten, alle weiblichen Geschlechts, machten auf mich den Eindruck hysterischer Patienten.

Die Art der Untersuchung schien die Patienten zu beeinflussen. Die Suggestion war so stark, daß selbst die Schmerzempfindung ausgeschaltet wurde. Als Beweis für die Anastomosen kommen die Aussagen solcher Patienten nicht in Frage. Um sicher zu gehen, befaßte ich mich mit dem Krankheitsbild der Hysterie. Kron und Ziehen bestätigen den starken Einfluß der Suggestion.

In der Regel wird bei klinischen Befunden die Medianlinie als Grenze der Ausbreitung des Nervus alveolaris inferior gefunden.

Eine Anastomose dieser Nerven läßt sich nur anatomisch einwandfrei feststellen. Die anatomische Literatur bringt darüber nichts. Nur Schumacher hat in seiner Inaugural-Dissertation (Bern 1839) die Anastomosen der Nervi alv. inf. nachgewiesen. Außer am Menschen machte Schumacher an Tieren Versuche. Am Kalbe glaubt er auch Anastomosen gefunden zu haben. Hierdurch angeregt, machte ich Versuche am Unterkiefer des Kalbes. Nach Schumachers Angaben ging ich vor. Durch die Knochenkanälchen und das reichliche Fettgewebe wird die Untersuchung sehr erschwert. Dazu kommt, daß beim Kalbe keine rein knöcherne Verbindung der beiden Unterkieferhälften besteht, sondern eine knorpelige Symphyse. Da, wo der Knochen endigt und der Knorpel beginnt, endet dann regelmäßig das sehr dünne, kaum noch sichtbare Vorderende jedes Alveolarnerven. Daher ist makroskopisch die Anastomose nicht festzustellen.

Mit Hilfe des Herrn Privatdozenten Dr. med. Oertel untersuchte ich Unterkiefer des Menschen in drei Exemplaren. Es müssen Kiefer von Erwachsenen sein, da es beim Kinde unmöglich ist, den Nerven in seinen Einzelheiten zu verfolgen. Bei der Aufmeißelung von der Innenseite her ist es schwierig, den feinen Ästchen, die zu den Schneidezähnen ziehen, beizukommen. Die Aufmeißelung erfolgte vom Foramen mentale aus. Nach Versorgung der Wurzel des Eckzahnes mit einem Ästchen wendet sich der Nervus alveolaris inferior bogenförmig nach oben. Dieser Nervenbogen nähert sich demjenigen der andern Seite auf etwa 2 mm und spaltet sich schließlich in die beiden Endästchen für den Inzisivus 1 und 2 auf. Es gehen dabei eine Reihe kleiner Seitenzweige ab. Ein Ästchen läßt sich immer nach der Spina mentalis interna zu verfolgen. Auch in der Richtung auf die andere Seite zu geht von den Nervenendbogen ein äußerst feines Fäserchen ab. Eine Anastomose mit dem gleichen Fäserchen aus dem anderseitigen Nervenbogen läßt sich trotz vorsichtigster Behandlung des Objektes makroskopisch nicht feststellen. Wegen des äußerst spongiösen Gewebes arbeitet man in einem sehr schwierigen Gebiete, das von reichlich Fett und feinsten Blutgefäßen durchsetzt ist. Beim Meißelschlag drückt sich die spongiöse Masse einfach zusammen. Dadurch wird natürlich das feine Nervengewebe zerrissen.

Nach meinen Erfahrungen erscheint es unmöglich, mit der einfachen makroskopischen Präpariermethode trotz subtilster Technik eine Anastomose der Nervi alveolares inferiores festzustellen.

Wenn auch wenige Autoren die Anastomose postulieren, so wird doch auf Grund *klinischer Befunde* in der Regel *die Medianlinie als Grenze der Endausbreitung des Nervus alveolaris inferior angenommen.* Diese Ansicht deckt sich mit der Tatsache, daß, abgesehen von der Behauptung *Schumachers*, die Anastomosen gefunden zu haben, *bisher anatomisch die Anastomose nicht bewiesen worden ist.*

Aus der Topographisch-anatomischen Abteilung der Universität Köln
(Prosektor: Privatdozent Dr. Oertel).

Die Verbindungen des Trigeminus mit dem Fazialis unter besonderer Berücksichtigung der Auriculo-temporalis-Verbindung.

Von

Nikolaus Sauerwein.

Unter Anastomose versteht man ursprünglich nur die Verbindung zweier röhrenförmiger Gebilde (Arterien, Venen, Lymphgefäße) untereinander durch ein Zwischenstück. Man hat dann den Begriff auch übertragen auf das Nervensystem, bei dem er besser durch das Wort „Plexusbildung" zu ersetzen wäre; denn die feinen Endäste der verschiedenen Nerven bilden zahlreiche Verästelungen und Geflechte, die an vielen Stellen miteinander in innigster Verbindung stehen und ineinander verlaufen.

Solcher komplizierter Anastomosen besitzt der Trigeminus eine große Anzahl, von denen die Verbindungen mit dem Fazialis die interessantesten und wichtigsten sind. (Präparatorisch dargestellt!)

Der Trigeminus ist der sensible Nerv für das ganze Gesicht, führt aber außerdem motorische Fäden für die Kaumuskulatur mit sich.

Der Fazialis versorgt die mimische Gesichtsmuskulatur und ist vorwiegend motorisch. Er erhält aber auch im Canalis facialis sensible und sekretorische Fasern.

Eine innige Anastomose zwischen dem Trigeminus und Fazialis stellen die zum Trigeminus gehörigen Hauptganglien mit ihren Wurzeln und Ästen dar. Besonders beteiligt sind daran das Ganglion spheno-palatinum auf dem Wege über den N. petrosus superficialis major, das Ganglion oticum auf dem Wege über den N. petrosus superficialis minor und das Ganglion submaxillare auf dem Wege über die Chorda tympani.

Die interessantesten Anastomosen bildet der Fazialis mit dem Trigeminus nach dem Verlassen der Ohrspeicheldrüse. Er gibt hier strahlenförmig Äste ab, welche folgende Anastomosen bilden:

1. Rami temporales; dieselben anastomosieren
   a) mit dem sensiblen Auriculo-temporalis durch **Rami** anastomotici,
   b) mit den motorischen Nervi temporales profundi,
   c) mit dem sensiblen N. frontalis,
   d) mit dem sensiblen N. lacrimalis;

2. Rami malares et zygomatici:
   a) die ersteren bilden Anastomosen mit dem sensiblen N. supraorbitalis,
   b) die Rami zygomatici anastomosieren mit dem sensiblen N. zygomaticus;
3. Rami labiales superiores; die Anastomose erfolgt durch den N. infraorbitalis, speziell durch den Plexus infraorbitalis. Diese Anastomose ist eine ziemlich verzweigte, da dessen drei Äste in die Verbindung hineingezogen sind. Es erhalten motorische Fazialisfasern:
   a) die Haut des unteren Augenlides durch Anastomose mit dem Rami palpebrales inferiores,
   b) die Haut der äußeren Nase durch die Verbindung mit den Rami nasales,
   c) die Haut der Oberlippe und des Mundwinkels durch Anastomose mit den Rami labiales superiores;
4. Rami buccolabiales inferiores; sie anastomosieren ebenfalls mit dem Plexus infraorbitalis; eine weitere Anastomose erfolgt hier mit dem sensiblen N. buccinatorius;
5. Rami marginales mandibulae; sie anastomosieren mit dem N. buccinatorius und mit dem sensiblen N. mentalis.

Durch diese zahlreichen Anastomosen erhält der motorische Fazialis auch sensible Fasern; ganz besonders verhilft ihm zu diesen sensiblen Fäden der Auriculo-temporalis mit seinen vielen Ästen, wodurch eine Menge Anastomosen zustande kommen. An Ästen des N. auriculo-temporalis und seinen Anastomosen sind folgende zu nennen:

1. die sensiblen Rami articulares zum Kiefergelenk;
2. Rami anastomotici cum nervo faciali;
3. Rami anastomotici cum ganglio otico;
4. Rami parotidei zur Parotis;
5. Nervi meatus acustici externi zum äußeren Gehörgang und Trommelfell;
6. Rami temporales superficiales zur hinteren Schläfengegend; sie anastomosieren zunächst mit dem N. zygomatico-temporalis.

Die vorderen Rami temporales superficiales treten oben mit den Endästen des N. frontalis in Verbindung, während die hinteren Rami temporales superficiales mit den Endästen des N. occipitalis major anastomosieren.

Eine weitere Anastomose gehen die Rami temporales superficiales mit dem N. facialis ein; es verbinden sich hier die ersten Abzweigungsäste der Rami temporales superficiales mit den Ästen des Temporofazialis.

Der Hauptzweck dieser Anastomosen ist der, daß auf dem Wege dieser Verbindungen vor allem sensible Fasern aus den genannten sensiblen Nerven in die Bahnen des Fazialis hineingelangen. Hieraus erklärt sich, daß, obwohl der Fazialis ein motorischer Nerv ist, seine Verzweigungen, besonders am Gesicht, doch empfindlich sind. Es werden also durch diese Verbindungen die Muskeln des Gesichtes mit sensiblen und motorischen Fasern versorgt.

Praktische Bedeutung dieser Anastomosen: Durch diese innigen Verbindungen der Nerven sind wir in der Lage, ganze Nervenbündel durch Injektion eines Anästhetikums zum Zwecke der Operation vorübergehend unempfindlich zu machen. Wir erreichen dadurch die Unempfindlichkeit aller von dem betreffenden Nerven versorgten Gewebe. Es kommen dabei aber vorübergehende Fazialislähmungen in bestimmten Bezirken auf dem Wege über die Anastomosen vor.

Aus dem Pathologisch-physiologischen Institut
(Geheimrat Prof. Dr. Hering).

Mechanische und physiologische Arbeit der quergestreiften Muskeln des Menschen

mit besonderer Berücksichtigung der Kaumuskulatur.

Von

Carl Rybak.

Die von der Muskulatur geleistete Arbeit ist gleich dem Produkte aus Kraft und Weg. Beide Komponenten haben ihre Ursache in der Kontraktionsfähigkeit der Muskelsubstanz.

Ein kurzer Rückblick auf die Entwicklungsgeschichte führt uns seine Genese vor Augen, und läßt uns in Gemeinschaft mit der Kenntnis der histologisch-anatomischen Struktur seine mechanische Tätigkeit und die dabei vorgehenden physiologischen Prozesse verstehen. Der mechanische Vorgang besteht in der Volumenveränderung des Muskels, der seine Längsachse verkürzt auf einen Reiz hin, der ihm von motorischen Nerven zugeführt wird. Es besteht ein enger Zusammenhang zwischen Kontraktionsvermögen und Doppelbrechung, wobei höchstwahrscheinlich eine Veränderung des Quellungszustandes durch Wasserverschiebung vermittels der Myosingranula Bottazzis mit im Spiele ist. Als eigentliche Verkürzungssubstanz wirkt wahrscheinlich die durch aktive Stoffwechselvorgänge gebildete Milchsäure.

Nach kurzer Betrachtung der speziellen Entwicklungsgeschichte der Kaumuskulatur kommen wir zu deren topographischer Anatomie, die hier nicht wiederholt zu werden braucht. Ihre spezielle Funktion ist folgende:

1. Der M. masseter bewirkt den Kieferschluß, um die Mandibula bei einseitiger Funktion gering nach derselben Seite zu verschieben.
2. Musc. temporalis zieht die Mandibula ebenfalls an, und zwar direkt wie indirekt durch Verschiebung des Processus condyloideus mandibulae vom Tuberculum articulare in die Fossa und bedingt nur ganz geringe Verschiebung nach einer Seite.
3. Musc. pterygoideus-externus zieht den Unterkiefer nach vorn, außerdem öffnet er den Mund indirekt durch Vorziehen des Gelenkköpfchens aus der Pfanne auf den Gelenkhöcker. Dazu kommt noch das Vermögen einer ausgiebigen seitlichen Verschiebung nach der entgegengesetzten Seite.

Alternierende Innervation liefert den Hauptfaktor für die Mahlbewegung.

4. Musc. pterygoid. intern. bewirkt hauptsächlich mit den Kieferschluß. Daneben ist er insofern Antagonist des Masseter, als er dessen seitwärts bewegende Kraft hemmt, so daß beide zusammen die vertikale Hebung der Mandibula gewährleisten. Außerdem unterstützt er noch den Pteryg. extern. bei der Vorschiebung des Unterkiefers.

Die oberen Zungenbein- und Halsmuskeln betätigen sich zum Teil in verschiedenem Grade an dem Öffnen des Mundes.

Obwohl sämtliche Kaumuskeln dem Willen unterworfen sind, arbeiten sie gewöhnlich reflektorisch auf Tiefensensibilität hin. Betrachten wir die Wirkung der einzelnen Kaumuskeln auf den restierenden Kieferast nach erfolgter Resektion, so müssen wir Drehungen sowohl um eine vertikal als auch horizontal von vorn nach hinten durch die Artikulation gedachte Achse unterscheiden.

1. Beim Musc. masseter zeigt sich die Wirkung in einer deutlichen Rotation um die horizontale Achse.
2. Musc. temporalis liefert dasselbe Bild, nur in geringerem Maße, hauptsächlich hebende Bewegung.
3. Musc. pterygoid. ext. bietet keine besonderen Merkmale.
4. Musc. pterygoid. int. hat wieder geringe Drehung um horizontale Achse, doch im entgegengesetzten Sinne wie Masseter, beide zusammen wirken antagonistisch.
5. Musc. biventer zieht den Unterkiefer etwas nach der resezierten Seite, genau wie
6. Musc. mylohyoideus es in stärkerem Maße tut, während
7. Musc. geniohyoid genau wie Musc. digastricus arbeitet.

In den wesentlichen Punkten lieferte mechanischer Zug an menschlicher Leiche und elektrische Reizung des lebenden Muskels dasselbe Resultat. Besonders auffallend ist im histologischen Bild die hohe Differentiation des Musc. masseter in bezug auf das Bindegewebe, die des Musc. pteryg. int. was die elastischen Fasern anbetrifft. Der Grund dazu kann darin liegen, daß die fein abgestuften Bewegungen beim Sprechakt diese Umbildung ausgelöst haben. Aber auch andere Gründe kommen in Betracht, wie: früher Beginn der Entwicklung und Ausbildung des Kauaktes. Der Masseter dient hauptsächlich der Sprachtätigkeit, während die besondere Aufgabe der übrigen Muskeln die Kaufunktion ist. Auch die äußere Form und innere Struktur der Schädelknochen stehen in einem entwicklungsgeschichtlich nachweisbaren Abhängigkeitsverhältnis, das dem Menschen schließlich seine typische Physiognomie gegeben hat.

Die Arbeit, die die Muskulatur in Form des Kaudruckes leisten kann, ist das Ergebnis aller an der Hebung des Unterkiefers beteiligten Kräfte. Sein zahlenmäßiger Wert ist auch heute noch nicht, mangels eines einwandfreien Meßapparates, festgestellt, und die bisher dafür angegebenen Werte schwanken daher beträchtlich. Trotzdem wäre seine genaue Kenntnis gerade für den Zahnarzt von großer Bedeutung, um auf wissenschaftlicher Basis frei von der jetzigen Empirie alle Arten von Prothesen konstruieren zu können. Es leuchtet ohne weiteres ein, daß der Kaudruck, der pathologische Verhältnisse in seinem Wirkungsbereich vorfindet, sich denen zunächst anzupassen versuchen wird, dann aber auch schwerste Veränderungen an den Knochen, den umgebenden Weichteilen und schließlich seiner eigenen Substanz bedingen wird. Die übrige Gesichtsmuskulatur hat fast ausschließlich mimische Funktion.

Hieraus ersehen wir, daß wir der mechanischen und physiologischen Tätigkeit der uns besonders interessierenden Kaumuskulatur des Menschen nach den verschiedensten Richtungen eine nicht zu unterschätzende Bedeutung beimessen müssen. Ihre Entwicklungsgeschichte läßt sich nur mit Hilfe der Phylo- und Ontogenie verstehen, aus denen sich auch ihr heutiges histologisch-anatomisches Bild ergibt. Ihre Funktion, sowohl normal wie pathologisch, liefert uns direkt oder indirekt die Erklärung für die heutige Form der Schädelknochen wie auch für manche ihrer Miß- und Umbildungen. Besonders der orthodontisch sich betätigende Zahnarzt wird in seiner Berufsarbeit an solche Momente denken müssen und danach handeln, um seine Prothesen auf wissenschaftlicher Grundlage unter Berücksichtigung der Arbeit der Kaumuskulatur auszuführen, wenn er nicht nach jahrelanger mühevoller Arbeit mit Mißerfolgen rechnen will.

Aus der Chirurgischen Klinik Lindenburg
(Geheimrat Prof. Dr. Tilmann).

Beitrag zur prothetischen Nachbehandlung von Oberkieferdefekten.

Von

Karl Bein.

Die prothetische Behandlung von Oberkieferdefekten bezweckt einen Verschluß der Defekte auf nicht blutigem Wege. Man unterscheidet angeborene und erworbene Defekte.

Die Hemmungsbildungen entsprechen in der Mehrzahl der Fälle den Spaltbildungen im fötalen Leben. Die Ätiologie der Mißbildungen ist noch nicht geklärt. Heredität ist nachgewiesen.

Die Symptome der Oberkieferdefekte sind: Gestörte Ernährung und anormale Atmung, nasale Sprache und kosmetische Entstellungen.

Auf die verschiedenen Arten der operativen Methode wird hingewiesen. Die Tätigkeit des Zahnarztes besteht in einer vorbereitenden, einer unterstützenden und in der Haupttätigkeit, der Anfertigung der eigentlichen Prothesen.

Der Vorzug der operativen Methode ist: Der Eingriff kann in frühester Jugend geschehen und schafft bleibende Verhältnisse.

Die prothetische Methode dagegen kann erst in späteren Lebensjahren einsetzen, erfordert ständige Kontrolle und öftere Umänderungen.

Bezüglich des Spracherfolges hat keine der beiden Methoden allein befriedigende Resultate zu verzeichnen. Nach der Behandlung hat ein systematischer Sprachunterricht zu erfolgen.

Die Obturatorentherapie tritt in ihre Rechte, wenn:

1. eine Operation kein gutes Resultat erzielte oder einen negativen Erfolg hatte;
2. bei überaus schwächlichen Patienten;
3. wenn eine Kontraindikation für eine Operation gegeben; oder
4. wenn eine Operation nicht gewünscht wurde.

Die Vorzüge, die eine Brückenarbeit vor einem Zahnersatzstück hat, sind bekannt und kommen hierbei auch voll und ganz zur Geltung. Bei der technischen Behandlung ist ein Unterschied zu machen zwischen Resektionsprothesen und Obturatoren. Gerade bei den festsitzenden Brücken muß das statische Moment besonders berücksichtigt werden, da sonst Mißerfolge nicht ausbleiben. Bei Brückenarbeiten in Verbindung mit Resektionsprothesen muß diese Verbindung zu einer Gelenkverbindung ausgestaltet werden. Die Forderungen, die an eine derartige Verbindung zu stellen sind, sind folgende:

1. Sie muß gestatten, daß der Obturator ohne Gefährdung der Brücke jederzeit entfernt und wieder so eingesetzt werden kann, daß sich seine Lage nicht ändert.
2. Sie muß von der einfachsten Konstruktion sein, damit der Patient sie leicht und sicher bedienen kann und Reparaturen so gut wie ausgeschlossen sind.
3. Sie muß beweglich sein.

Behandlung eines angeborenen Defektes, Wolfsrachen.

Bei der Behandlung des Wolfsrachens gestattete die Verwendung der Brückenarbeit in hohem Maße eine Korrektur des entstellten Gesichtes. Es war hierdurch möglich geworden, den offenen Biß und die anormale Zahnstellung zu beheben. Der Obturator erhielt seinen Halt durch zwei Reiter.

Behandlung eines Falles nach halbseitiger Oberkieferresektion. Der Obturator war durch ein Scharniergelenk mit Anschlag an der festsitzenden Brücke verbunden. Der das Scharniergelenk zusammenhaltende Stift war vierkantig. Durch einfaches Herausziehen dieses Stiftes fiel der Obturator auf die Zunge. Das starre System der Brücke, das sämtliche Zähne des Oberkiefers als Halt benutzt, ist besonders geeignet, Belastungen, die in diesen Fällen verlangt werden, auszuhalten.

Schlußfolgerungen.

A. Mit Bezug auf die prothetische Behandlung im allgemeinen.

1. Die prothetische Behandlung der angeborenen Defekte soll möglichst früh erfolgen, „Früh-prothetische Behandlung“.
2. Bedingt eine früh-prothetische Behandlung eine öftere Umänderung des Obturators, so steht dieser Nachteil in keinem Verhältnis zu dem Spracherfolg, der durch eine frühzeitige Behandlung erreicht wird.
3. Die prothetische Behandlung der erworbenen Defekte wird am besten im Einvernehmen mit dem Chirurgen vor der Operation besprochen und durchgeführt.

B. Mit Bezug auf die Verwendung der festsitzenden Brückenarbeit.

1. Die festsitzende Brückenarbeit ist jeder anderen Prothese vorzuziehen. Das starre System allein benutzt sämtliche

Zähne als Stützpfeiler und bürgt für einen dauernden Erfolg.

2. Anormale Zahnstellungen, vorhandene Zwischenräume, offener Biß vermag die Brücke viel leichter zu korrigieren als die Plattenprothese.
3. Bei eventuellen Reparaturen oder Änderungen an dem eigentlichen Obturator bleibt die Brückenarbeit im Munde.
4. Der feste Sitz einer Brücke und das dadurch bedingte gute Sitzen des Obturators gibt dem Patienten das Gefühl der Sicherheit.

C. Mit Bezug auf die Spracherfolge.

Die prothetische Behandlung hat bei den erworbenen Defekten einen besseren Erfolg als bei den angeborenen.

Aus der Chirurgischen Klinik Lindenburg
(Geheimrat Prof. Dr. Tilmann).

Über Carcinoma linguae.

Von

Walther Fischer.

Einleitend wird auf die überaus große Bedeutung des Karzinoms seit altersher hingewiesen und auf die vielumstrittene Frage der Heilbarkeit. Die moderne Chirurgie hat uns hier den Weg gezeigt.

In der Ausführung werden zunächst die Gründe hervorgehoben, weshalb gerade die Mundhöhle eine große Disposition für Karzinome bildet. Ausführliche Statistiken von Steiner, v. Winiwarter und v. Bergmann bestätigen die Angaben, daß das 6. Dezennium als das bevorzugte gilt.

Das Verhältnis der Erkrankungen zwischen männlichem und weiblichem Geschlecht zeigen Statistiken von Wölfler, Stutzer, Steiner, Weber, Siegel, Bruns und v. Bergmann. Aus ihnen resultiert eine wesentliche Bevorzugung des männlichen Geschlechts. Die prozentuale Erkrankung der Lippe, Zunge und übrigen Mundschleimhaut zeigt eine Statistik von v. Bergmann.

Als ätiologische Momente kommen in Betracht: Leukoplakie, Dekubitalgeschwüre, Lues, Alkohol, Tabak. Die Bedeutung des letzteren wird sehr häufig angeführt, doch von manchen Autoren als fraglich erklärt. Es erfolgt dann die Erklärung der Disposition durch Leukoplakie sowie durch chemische und mechanische Reize.

Vom anatomischen Gesichtspunkte aus unterscheiden wir Krebse, die von der Oberfläche ausgehen und solche, die aus der Tiefe kommen. Hervorzuheben ist die überaus wichtige Bedeutung der Lymphdrüsen (Aufzählung der in Betracht kommenden Lymphdrüsen). Charakteristische Symptome sind frühzeitige Schmerzen und die starke Neigung zur Blutung. Der Sitz des Ca der Zunge ist noch sehr umstritten; Statistiken gehen hierüber sehr auseinander. Es erfolgt dann eine Beschreibung des klinischen Verlaufes.

Die frühzeitige Diagnose ist z. T. für die günstige Prognose ausschlaggebend.

Differentialdiagnostisch kommen in Betracht bei nichtulzerierten Tumoren: Gutartige Geschwülste, Tuberkelknoten, Aktinomykose, das Gumma und das Sarkom; außerdem bei erfolgter Ulzeration: Dekubitalgeschwüre evtl. luetischer Primäraffekt und das Lymphangiom. Es folgt sodann die Beschreibung der charakteristischen Symptome für die differentialdiagnostisch in Betracht kommenden Erkrankungen.

Der Erfolg der Therapie hängt von der rechtzeitigen Erkennung und frühzeitigen Operation ab.

Bei operativer Entfernung ist stets auf die Erkrankung der regionären Lymphdrüsen zu achten und deren vorhergehende Ausräumung. In nichtoperablen Fällen hat man von den zur Verfügung stehenden Hilfsmitteln (Radium, Röntgenbestrahlung, Milchsäure, 3proz. Formalinlösung, Glüheisen und Morphium) ausgiebig Gebrauch zu machen. Je nach Sitz und Ausdehnung des Krebses wird die Operation verschieden ausgeführt. Es kommen als Operationsmethoden in Betracht: 1. vom Munde aus und 2. von außen, und zwar durch einseitige oder doppelseitige Wangenspaltung (Jäger 1831); ferner von der Regio submentalis usw. (Cloquet 1827, Billroth 1873) und als 3. die Langenbecksche Methode: Die seitliche Resektion des Unterkiefers oder die Durchsägung in der Mittellinie (Sedillot 1844). Zur Demonstration der letztgenannten Art ist eine Krebsoperation der Kölner chirurgischen Klinik beschrieben. Bei der Anfertigung einer Prothese ist auf die Bedeutung des Zusammenarbeitens zwischen Chirurg und Zahnarzt bei Operation mit partieller oder totaler Resektion des Unterkiefers nach den Erfahrungen des Weltkrieges hingewiesen.

Die Prognose der Zungenkarzinome gilt als sehr schwer, immerhin ist der Krebs bei rechtzeitiger Operation mit gleichzeitiger Ausräumung der regionären Lymphdrüsen für den Chirurgen heilbar! Eine günstige Prognose ist von zwei Momenten abhängig: 1. der frühzeitigen und 2. der vollständigen Entfernung.

Zum Schluß habe ich darauf hingewiesen, wie wichtig es ist, daß gerade der Zahnarzt, dem sehr häufig als erstem Geschwülste in der Mundhöhle begegnen, dem Ca linguae seine besondere Beachtung schenkt.

Aus der Chirurgischen Klinik Lindenburg
(Geheimrat Prof. Dr. Tilmann).

Kasuistischer Beitrag zur Behandlung der akuten Osteomyelitis des Unterkiefers.

Von

Felix Goldberg.

Wie bei verschiedenen Erkrankungen des Kiefers kariöse Zähne nicht allein die Ursache, sondern auch die Eingangspforte sein können, so auch bei der Osteomyelitis. Und deshalb findet man am Kiefer sehr oft die Osteomyelitis dentalen Ursprungs. Diese hat nach Schnitzler ihre Ursache in unsachgemäß gefüllten Zähnen sowohl, wie auch in den Wunden nach einer Zahnextraktion.

Hoffendahl hingegen glaubt, daß diese Erkrankung hauptsächlich durch den septischen Inhalt der Wurzelkanäle und selten nach Zahnextraktionen entsteht.

Stets ist bei dieser Erkrankung eine Lockerung ein oder mehrerer Zähne, welche aber auf Druck kaum empfindlich sind. Der Sequester stößt sich verhältnismäßig bald ab und ist nur auf kleine Teile des Knochens beschränkt.

Wie aus den vorher angeführten Krankengeschichten ersichtlich, verursacht auch die odontogene Osteomyelitis oft schwere Schädigungen. Außer durch kariöse Zähne entsteht die Osteomyelitis am Kiefer auf dem Wege der Blut- oder Lymphbahn auch ohne voraufgegangene Infektionskrankheit.

Faist sagt, daß diese Erkrankung am Unterkiefer, wie überhaupt an kurzen und platten Knochen, recht selten sei. Auch Hilpert hat von 168 osteomyelitischen Erkrankungen nur zwei Fälle festgestellt, die den Unterkiefer betrafen. ietsche hingegen hat 76 Fälle gesammelt, und hiervon betrafen drei den Unterkiefer.

Kraske behauptet, daß die akute Osteomyelitis nur das jugendliche Alter beträfe. Die Bevorzugung des jugendlichen Knochens hängt mit dem Wachstum dieses zusammen, da in dieser Zeit der Gefäßreichtum des Knochens und des Periosts sehr groß ist. Und auch im Kiefer sind durch die Zahnentwicklung besondere Verhältnisse der Blutzirkulation und Zellneubildung vorhanden. Aber auch das höhere Alter ist vor dieser Erkrankung nicht geschützt. Wie Dietsche aus 76 Krankengeschichten der Osteomyelitis zusammengestellt hat, nimmt die Disposition zu dieser Erkrankung zwar mit dem 25. Lebensjahre ab, doch auch im höheren Alter ist sie noch häufiger anzutreffen. Drei osteomyelitische Erkrankungen am Unterkiefer fanden sich bei Patienten im 50., 53. und 65. Lebensjahre, und die von mir angefügte Krankengeschichte betrifft eine Patientin, die 61 Jahre alt.

Perthes hebt hervor, daß bei der odontogenen Osteomyelitis der Bakterienbefund sich durch eine Mannigfaltigkeit der Bakterienformen auszeichnet, bei der hämatogenen hingegen eine Reinkultur bestimmter Eitererreger nachgewiesen werden kann. Da man bei der akuten Osteomyelitis keine anderen Mikroorganismen gefunden hat als die immer bei Eiterbildung vorhandenen Staphylokokken und Streptokokken, so kann die Erkrankung nicht als eine spezifische Infektionskrankheit angesehen werden.

Auch heutige Forscher nehmen an, daß diese Erkrankung des Unterkiefers eine Allgemeininfektion ist, die aber eine Erkrankung des ganzen lymphatischen Systems des menschlichen Organismus darstellt, und im Knochen örtliche, nicht streng begrenzte Veränderungen hervorruft. Die akute Osteomyelitis verursacht oft große Nekrosen des Unterkiefers, und deshalb müssen nach Entfernung der großen Sequester die Substanzverluste ersetzt werden. Heute ersetzt man das entfernte Kieferknochenstück durch ein anderes Knochenstück. Dieses Transplantat muß der Person entnommen sein, der es auch wieder eingepflanzt wird. Um es zur Einheilung zu bringen, muß es unverletzt und reichlich mit Periost versehen sein. Das Transplantat für den Unterkiefer wird dem Hüftkamm entnommen wegen der Ähnlichkeit dieses mit dem Kieferknochen. Das den eingepflanzten Knochen umgebende Gewebe muß reichlich und gut genährt sein.

Um den Knochen zur richtigen Einheilung bringen zu können, ist derselbe vor jeder Verschiebung zu schützen, und muß deshalb dieser wie auch die noch vorhandenen Kieferstücke durch Schienen fixiert werden. Die zahnärztliche orthopädische Mitarbeit soll deshalb stets den Eingriff des Chirurgen vorbereiten und unterstützen.

Aus der Chirurgischen Klinik Lindenburg
(Geheimrat Prof. Dr. Tilmann).

Konservative Behandlung bei komplizierten Kieferbrüchen.

Von

Willy Hopstein.

Nach zweijähriger Tätigkeit als Leiter einer Kieferstation im Felde, konnte ich unter ca. 900 Fällen die Beobachtung machen, daß auf die konservative Behandlung und Erhaltung auch der kleinsten Schleimhautfetzen und Knochensplitter mit Periost nicht genug acht gegeben werden kann.

Die Wandlungen, die die allgemeine chirurgische Wundversorgung, besonders der Granatsplitter-Verletzungen, von Beginn des Krieges bis zum Ende des Krieges (1914 bis 1918) durchmachte, veranlaßte auch die chirurgische Behandlung der Kieferschußverletzungen in sinngemäßer Anpassung an die besonders schwierigen und anders gearteten Verhältnisse der Mundhöhle.

Die Erfahrungen der Extremitäten-Chirurgie wurden nutzbar gemacht, wobei wegen der großen Regenerationsfähigkeit der Gebilde der Mundhöhle eine möglichste Erhaltung der verletzten Gewebe vervollkommnet wurde. Andererseits aber besonders die Vorteile der frühzeitigen Entfernung von Metallsplittern bzw. Unterlassen von Metallknochennähten wegen Unterhaltens der Infektionen und Gefahr der späteren Osteoporose in die Augen sprang.

In bezug auf Wundkrankheiten erfahren die früheren Anschauungen kaum eine wesentliche Veränderung. Anderweitige Komplikationen des Wundverlaufes, wie Nebenhöhlenerkrankungen, Meningitis, Gefäßarrosionen, Unterbindung der Art. carotis, Tracheotomien und Schluckpneumonien erfahren eine eingehende Würdigung in bezug auf Häufigkeit und Verlauf.

Die gemachten Erfahrungen werden durch zwei besonders prägnante Fälle ausgedehnter Zertrümmerungen des Gesichtsschädels bzw. der Mundhöhle erläutert. Hierbei sind im ersten Falle die Vorteile möglichst konservativer Behandlung besonders in die Augen springend.

So in sachgemäßer Berieselung und Reinigung der Wunden; ferner in Anwendung entsprechender Apparate: 1. zur Reponierung und Stützung der herabhängenden Gewebsfetzen und Knochenstücke,

2. zur Verhütung von Verklebungen der Weichteilgebilde an unrichtiger Stelle und Vermeidung von Schrumpfungen derselben.

Während im zweiten Falle der nahezu verhängnisvolle Ausgang einer von anderer Seite vorgenommenen Knochennaht noch glücklich abgewandt werden konnte, wird hier gezeigt, wie zweckentsprechend komplizierte Zertrümmerungen des Unterkiefers durch einfache Zelluloidkappen, die als Träger für die Verbandstoffe und als Stütze für den zertrümmerten Unterkiefer dienen, zur Heilung gelangen können.

Aus der Chirurgischen Klinik Lindenburg
(Geheimrat Prof. Dr. Tilmann).

Zur Frage der Actinomycosis atypica pseudotuberculosa mit einem kasuistischen Beitrag.

Von

Kaspar Hüsten.

Ein Fräulein B. erschien im November 1908 in der Sprechstunde mit einer Schwellung der linken Backe. Obwohl der erste Molar kariös und die Pulpa gangränös zerfallen waren, wurde sofort erkannt, daß es sich nicht um einen periostalen Prozeß handele, sondern daß aller Wahrscheinlichkeit nach eine aktinomykotische Erkrankung vorliegen müsse. Es erfolgte Überweisung an das Hospital. Der klinische Verlauf der Erkrankung bestätigte völlig die Diagnose. Die bakteriologischen und pathologisch-anatomischen Untersuchungen jedoch widersprachen der Annahme. Der Pathologe stellt anfangs die Diagnose Tuberkulose, die nachher widerrufen wurde. Einmal wurden Tuberkel scheinbar gefunden, das andere Mal nicht. Den Zwiespalt aufzuklären, war die Absicht des Verfassers auf Grund der in der Literatur beschriebenen ähnlichen Fälle.

Der von Rullmann vertretenen Ansicht, daß der Aktinomyzespilz schon nach kurzer Dauer derartig veränderte Gestalt annehmen könne, daß er als solcher nicht mehr zu erkennen sei, konnte als Ursache des negativen Befundes nicht beigetreten werden.

Die Ursache des negativen Befundes ist darin zu suchen, daß es außer dem typischen Aktinomyzespilz noch atypische Arten gibt, die Krankheitsbilder hervorrufen, die sowohl der Aktinomyzes wie der Tuberkulose ähnlich sind und deshalb als Pseudotuberkulose bezeichnet werden.

Nach Gärtner steht der Aktinomyzespilz dem Erreger der Tuberkulose mit seiner Faden- und Kolbenbildung nahe.

Nach Rullmann handelt es sich bei den meisten als Pseudotuberkulose beschriebenen Fällen um einen Erreger, den er als Kladothrix bezeichnet. Eppinger und viele andere Autoren fanden Fadenpilze, die sie Streptothrix benannten. Nicht in allen Fällen hatten diese Kolben und Fäden. Nach Gasperini sind die Kladothrix und Streptothrix der Klasse der Aktinomyzeten zuzurechnen. Schabad kommt auf Grund seiner biologischen Studien zu dem Schlusse, daß die atypischen Aktinomyzeten eine natürliche Übergangsstufe zwischen dem Strahlenpilz und dem Tuberkelbazillus darstellen. Diese Untersuchungen werden von

Babes, Levaditi, Friedrich, Lubarsch und Schulze bestätigt. Moeller findet einen Unterschied darin, daß der Tuberkelbazillus einen festen proliferierenden Charakter besäße, während der Aktinomyzespilz zur Abszeßbildung Veranlassung gäbe. Hoelscher, Abbot, Gildersleveeve bestätigen dieses. Nach Lubarsch ähneln die durch die atypischen Pilze hervorgerufenen Krankheitsbilder mehr der Tuberkulose, ohne daß es richtig zur Verkäsung kommt.

Nach Laffar gibt es bei den atypischen Aktinomyzespilzen solche, die der Tuberkulose näher stehen und solche, die mehr zu der typischen Aktinomyzes hinneigen. So soll der Mikroorganismus Fleixner der Tuberkulose näher stehen und im Tierkörper nicht, wohl aber beim Menschen Knötchenkrankheit hervorrufen.

Im vorliegenden Falle scheint der Erreger der Krankheit ein solcher atypischer Aktinomyzespilz gewesen zu sein, der dem Tuberkelbefund des Pathologen mit dem aktinomykotischen Krankheitsverlauf in Einklang bringt und dadurch die Brücke zwischen Pathologen und Kliniker bildet.

Die Hysterie kann nicht als Ursache der Erkrankung angesehen werden, wiewohl es erklärlich ist, daß sie eine Folge eines so bösartigen Krankheitsfalles sein kann.

Aus der Chirurgischen Klinik Lindenburg
(Geheimrat Prof. Dr. Tilmann).

Diagnose und Therapie der Kieferzysten mit kasuistischen Beiträgen.

Von

Max Rose.

Eine allgemein anerkannte Theorie über die Pathogenese der Kieferzysten besteht noch nicht. Unter Einflechtung der persönlichen Erfahrungen werden Diagnose und Therapie der radikulären und follikulären Zysten besprochen und acht eigene Beobachtungen, von denen eine ein Kystom betrifft, mitgeteilt.

Wichtig für den Zahnarzt ist die Erkennung der kleinen Zysten, die äußerlich am Kiefer bemerkbare Veränderungen noch nicht hervorgerufen haben; sie sind häufig Ursache neuralgiformer Schmerzen im Bereiche des Trigeminus. Ihre Diagnose stützt sich im wesentlichen auf die typische Zeichnung im Röntgenbild. Die Symptome der großen Kieferzysten sind: Aufblähung und Druckatrophie des Knochens bis zur Papierdünne, wodurch Pergamentknittern hervorgerufen wird. Kaum sichtbare Fistelöffnungen, die bei Druck springbrunnenartig Sekret entleeren, sind fast charakteristisch für Zysten, ebenso Verdrängung der Zahnwurzeln im Sinne des Zystenwachstums. Die Probepunktion soll stets vorgenommen werden, wenn diagnostische Fehler vermieden werden sollen. Gerade bei noch dicker Kortikalis empfehle ich Schleimhautaufklappung und Durchstoßung der Kortikalis mit dünnem Bohrer. Austritt von Zystenflüssigkeit sichert dann die Diagnose. Überaus wichtig ist das Röntgenbild, das die scharf umgrenzte Einschmelzung des Knochens und die Ausdehnung der Zyste in Nachbarhöhlen, die bestimmend ist für den Operationsmodus, erkennen läßt, auch entscheidet es meist die Frage, ob Follikel- oder Wurzelzyste vorliegt. Auf das Röntgenbild allein darf sich die Diagnose nicht stützen, da sonst eine Verwechselung mit einem zentralen Riesenzellensarkom möglich ist. Differentialdiagnostisch kommen außerdem die chronische Periodontitis, die Parulis und das Antrumempyem in Frage, das besondere Schwierigkeiten bieten kann. Die Differentialdiagnose gegenüber den gutartigen Geschwülsten, den Adamantinomen und Odontomen, ebenso gegenüber dem Sarkom und Karzinom ist meist unschwer. Ich hatte Gelegenheit, die Entwicklung eines Karzinoms in einem wegen einer Zyste operierten Antrum zu beobachten.

Die Therapie der Zysten ist eine operative nach den Methoden Partschs. Kleine Zysten werden vollständig exstirpiert, große in eine Nebenbucht der Mundhöhle umgewandelt und der Schleimhautlappen in die Zyste hineingeschlagen; ich habe ihn stets mit dem oberen resp. unteren Zystenrande durch Naht vereinigt. Entzündung des Zystenbalges ist nach meiner Erfahrung keine Indikation zu seiner vollständigen Auslöffelung. Bei einer sich stark in das Antrum vorwölbenden Zyste habe ich, da zufällig auch ein Empyem bestand, das auch von rhinologischer Seite vorgeschlagene Verfahren der Vereinigung der Zyste mit dem Antrum unter Anlegung einer Öffnung zur Nase hin ausgeführt und Zyste und Antrum zum Munde wieder durch Naht verschlossen. Für solche Fälle ist diese Methode der Partschschen vielleicht überlegen. Für einen wesentlichen Faktor, der zu der rasch erfolgenden Verkleinerung der Zyste nach der Operation führt, halte ich die Saugwirkung der sich in den Hohlräumen vorwölbenden Wangen- und Lippenweichteile. Bei fehlender Saugwirkung sollte man versuchen, sie durch Prothesen zu erzeugen.

Die erste Beobachtung betrifft eine große Follikelzyste, die sich vom Weisheitszahn der einen Unterkieferseite bis zum Kaninus der anderen Seite erstreckte, sie wurde nach Partschs zweiter Methode operiert. Die Wurzeln mehrerer Zähne ragten entblößt in den Zystenhohlraum hinein, sie wurden reseziert. Die zweite, dritte und vierte Beobachtung betreffen Wurzelzysten, die nach den verschiedenen Methoden Partschs operiert wurden. Im fünften Falle bestand scheinbar eine Disposition zur Zystenbildung. Es wurden in diesem Falle drei Zysten im Oberkiefer beobachtet, von denen eine, nicht nach Partsch operiert, zur Eröffnung des Antrums geführt und einen langwierigen Heilungsverlauf zur Folge hatte. Fast alle extrahierten Wurzeln waren bei diesem Patienten mit Granulomen behaftet. In der sechsten Beobachtung hatte eine radikuläre Zyste des Oberkiefers, vom Milchzahnrest ausgehend, die Verlagerung des Eckzahnes verursacht, ein seltener Fall, der zur Verwechselung mit einer follikulären Zyste Anlaß gibt. Die siebente Beobachtung betrifft eine in das Antrum sich vorwölbende Zyste; da gleichzeitig ein Empyem bestand, wurde der Antrumboden breit eröffnet und das Antrum mit der Zyste zu einem Hohlraum vereinigt, eine breite Öffnung zum unteren Nasengang angelegt und die Wunde zum Munde durch Naht geschlossen. In der achten Beobachtung handelt es sich um ein Kystom, das zum ersten Male als Follikularzyste, zum zweiten Male als Zystenrezidiv diagnostiziert wurde. Die Fehldiagnosen waren entstanden zuerst durch zu kleine, unübersichtliche Röntgenfilmaufnahme, dann durch eine kontrastarme Plattenaufnahme.

Aus der Chirurgischen Klinik Lindenburg
(Geheimrat Prof. Dr. Tilmann).

Karzinome des Oberkiefers.

Von
Hermann Wirts.

Von allen Tumoren des Oberkiefers ist das Karzinom die häufigste und wegen ihrer außerordentlichen Malignität wohl auch die am meisten gefürchtete Geschwulst. Die komplizierten Entwicklungsvorgänge, die Dentition, die vielfachen Reize, denen der Oberkiefer bei der Nahrungsaufnahme ausgesetzt ist, wie auch die exponierte Lage der Kiefer mögen diese Neigung zur Tumorbildung bedingen. Nach ihrem mikroskopisch histologischen Bau unterscheidet man bei den Oberkieferkarzinomen zwei Hauptarten: den Plattenepithel- und den Zylinderepithelkrebs. Der Plattenepithelkrebs, der seinen Ausgang von dem Epithel der Mundschleimhaut und des unteren Nasenganges, oder von der äußeren Haut nimmt, ist wohl die häufigste Form des Oberkieferkarzinoms. Der Zylinderzellenkrebs geht von den Epithelien der Highmorshöhle oder der Nasenhöhle aus. Neben diesen beiden Hauptformen kommt noch eine besondere Karzinomform in Betracht, die aus Schläuchen mit geschichtetem, nicht verhornendem kubischem Epithel besteht und sich entwickelt aus den von der Zahnbildung her liegengebliebenen, zuerst von Malassez entdeckten Epithelresten „Debris paradentaires". Nach ihrem Ausgangspunkte teilt man die Oberkieferkarzinome in primäre und sekundäre ein. Den außerordentlich seltenen primären Tumoren, die ihren Ursprung im Knochen selbst haben, stehen die sekundären Arten, die von der Schleimhaut des Mundes, des Antrums, oder der Nase, oder der äußeren Wangenhaut ausgehen, gegenüber. Das Karzinom des Antrums stellt sich klinisch meist wie ein primärer Tumor dar. In späteren Stadien ist eine reine klinische Unterscheidung der einzelnen Karzinomarten nicht mehr möglich; nur die mikroskopische Untersuchung gestattet dann noch die Differentialdiagnose.

Die Symptome der Oberkieferkarzinome sind im allgemeinen sehr verschieden, je nachdem sie ihren Ursprung im Körper selbst haben oder von der Nachbarschaft ausgehen. Bei allen Formen treten aber meist schon frühzeitig heftig bohrende Schmerzen auf. Das vorgerückte Alter stellt die meisten Kranken. Das männliche Geschlecht ist häufiger vom Oberkieferkarzinom befallen als das weibliche, was vielleicht seinen Grund darin haben mag, daß die Mundhöhle des Mannes mannigfacheren Reizen ausgesetzt ist als die des Weibes. Man denke nur an das Pfeifenrauchen und Tabakkauen. Die Wachstumsdauer ist im allgemeinen eine rapide. Bei den in der Kölner Chirurgischen Klinik zur Beobachtung gekommenen Fällen schwankt sie zwischen 4 Wochen und einem Jahre, außer einem Fall, bei dem sich das Leiden über 18 Jahre erstreckte.

Sehr frühzeitig treten bei allen Kieferkrebsen Metastasen in den submaxillaren Lymphknoten und in den Halsdrüsen auf. Die Drüsenmetastasen wuchern ebenfalls sehr rasch und behindern den Kranken beim Sprechen, Schlucken und Atmen. Bei der Ätiologie der Oberkieferkarzinome spielt zunächst die familiäre Disposition eine Rolle. Sodann sei die Prädisposition der Kiefer betont, die bei ihrer komplizierten Struktur eine solche Mannigfaltigkeit der pathologischen Bildungen herbeiführen, wie wohl kein anderer Körperteil. Auch das Rauchen scheint für die Entstehung des Karzinoms des Gaumendaches und Alveolarfortsatzes ein gewisses ätiologisches Moment zu bilden. Ein Trauma scheint nur insofern von Bedeutung zu sein, als durch dasselbe ein schon längst bestehender, aber noch sehr kleiner und bisher gänzlich verborgener Keim zu rascherem Wachstum veranlaßt wird. Auch immer wiederkehrende chronische Reize und Entzündungen, denen ja der Oberkiefer ausgesetzt ist, werden als Ursache für Karzinombildung angeführt.

Bei der Therapie der Oberkieferkarzinome kommt bis heute einzig und allein die totale Resektion der betreffenden Kieferhälfte in Betracht. Je radikaler man vorgeht, um so größere Erfolge darf man erwarten, und es ist daher von größter Wichtigkeit, nur im Gesunden zu operieren. Diesem Prinzip müssen auch kosmetische Rücksichten hintangestellt werden, da man letzteren ja durch plastische Operationen wieder gerecht werden kann. Neben der Operation hat vor allem in neuerer Zeit die Strahlentherapie an Bedeutung gewonnen. Sie kommt in erster Linie bei inoperablen Fällen in Betracht oder als Nachbehandlung nach chirurgischen Eingriffen zwecks Abtötung versprengter, nicht mit entfernter Keime. Erwähnung verdient schließlich noch die Krebsserumtherapie, die ebenfalls nur bei inoperabelen Tumoren in Betracht käme.

Die Prognose ist im Hinblick auf die Schwere des Leidens und bei der außerordentlichen Neigung des Oberkieferkarzinoms zu Rezidiven und Metastasen eine absolut ungünstige. Sie hängt in erster Linie von der Zeit ab, innerhalb der der Tumor sich entwickelt und zur Operation gelangt. Es wäre also zu erwägen, welche Aussicht eine frühzeitige Operation bietet. Auch hierin sind die Angaben der Literatur fast durchweg sehr pessimistisch gehalten. Man darf aber nicht verkennen, daß in einer ansehnlichen Reihe von Fällen — bei uns bei 5 Patienten einer — durch eine Operation eine Dauerheilung erzielt worden ist, und daß in vielen anderen Fällen das Leben des an Karzinom Operierten oft um mehrere Jahre verlängert und ihm für den Rest des Lebens ein Freisein von Schmerzen beschieden worden ist.

Aus der Chirurgischen Klinik Augusta-Hospital
(Prof. Dr. Frangenheim).

Über eine Metastase im Unterkiefer nach einem Ösophaguskarzinom und über Karzinommetastasen in den Kiefern.

Von

Hermann Mahn.

Verfasser geht aus von der Tatsache, daß die knöchernen Partien der Mundhöhle seltener von Tumoren befallen werden als die Weichteile. Er teilt erstere ein in primäre und sekundäre oder metastatische Geschwülste.

Zu der ersten Gruppe gehören die odontogenen Tumoren, d. h. solche, die ätiologisch mit dem Zahnsystem in engem Zusammenhang stehen, also die follikulären Zysten, Adamantinome, Zystome, Odontome, und eine Reihe primärer Geschwulstformen bindegewebiger und epithelialer Histogenese, wie Fibrome, Chondrome, Myxome, Lipome, Angiome, Osteome und Mischtumoren, sowie die bösartigen Karzinome und Sarkome.

In der Hauptsache beschäftigt sich Verfasser mit den Karzinomen. Während Virchow anfangs annahm, daß Karzinome auch auf bindegewebige Mutterzellen zurückzuführen seien, also am Kiefer osteogenen Ursprungs sein könnten, haben Thiersch und Waldeyer festgestellt, daß karzinomatöse Geschwülste histogenetisch von epithelialem Gewebe abstammen.

Mithin kann das primäre Kieferkarzinom nicht vom Kieferknochen selbst seinen Ursprung haben, da Periost und Knochen mesodermalen, d. h. bindegewebigen Ursprungs sind, sondern es geht aus von dem Epithel des Zahnfleisches, der Mundschleimhaut, der ihr eingelagerten Drüsen und von der Epithelauskleidung des Sinus maxillaris und von den epithelialen Einschlüssen, die bei der Entwicklung im Kiefer zurückgeblieben sind.

Viel seltener wie die primären kommen die sekundären oder metastatischen Tumoren in den Kiefern vor. Verfasser unterscheidet Kontaktmetastasen, die durch Übergreifen von der Nachbarschaft und hämatogene bzw. lymphogene, die durch Verschleppung von lebenskräftigen Geschwulstteilen entstehen. Er befaßt sich in der Hauptsache mit hämatogenen Knochenmetastasen, die von Organkarzinomen ausgehen, und weist an Hand von Statistiken nach, daß an erster Stelle das Mammakarzinom, an zweiter das Prostatakarzinom und an dritter das Schilddrüsenkarzinom Skelettmetastasen bildet. Dabei werden in den seltensten Fällen die Kiefer betroffen.

In der Literatur hat Verfasser nur 12 Fälle derartiger Metastasen gefunden. Von diesen hat das Mammakarzinom in 6 Fällen, das Strumakarzinom in 3 Fällen, das Prostata- und Leberkarzinom in je 1 Fall und ein Karzinom mit unbekanntem primären Herd einmal zu Kiefermetastasen geführt. Es wurde dabei der Unterkiefer viermal, der Oberkiefer achtmal betroffen.

Diesen wenigen Fällen fügt er folgende Beobachtung hinzu: Bei einem 59jährigen Manne kommt es im Verlauf eines Ösophaguskarzinoms zu einer ausgedehnten Metastasenbildung in mehreren Rippen, im rechten Oberschenkel und im linken Unterkieferast. Die Kiefermetastase wurde operativ entfernt. Die histologische Untersuchung ergab das Bestehen eines Plattenepithelkrebses. Der Patient kam nach etwa einem Monat zum Exitus letalis infolge Schluckpneumonie. Die Sektion bestätigte das Vorliegen eines Speiseröhrenkrebses mit Skelettmetastasen.

Das Ergebnis der ganzen Arbeit ist dahin zusammenzufassen, daß die metastatischen Geschwülste im Kieferknochen noch viel seltener sind, als die primär auftretenden dieser Körpergegend. Ebenso wie Metastasenbildungen primärer Kiefergeschwülste in anderen Organen zu den größten Seltenheiten gehören.

Aus der Chirurgischen Klinik Augusta-Hospital
(Prof. Dr. Frangenheim).

Das einfache Odontom.

Von

Wilhelm Ruempler.

Nach einleitender pathologisch-anatomischer Definition des Odontoms und Bearbeitung der Weltliteratur von Fauchard (1728) bis zur Jetztzeit und nach Aufzählung der von den einzelnen Autoren aufgestellten Theorien Beschreibung eines neuen, an der Kölner Chirurgischen Universitätsklinik Augusta-Hospital versorgten Falles. — Es handelt sich um eine 23jährige Patientin, die von einem Zahnarzt der Chirurgischen Klinik zur Entfernung einer Mahlzahnwurzel überwiesen wurde. — Subjektive Beschwerden: Nicht nennenswert. — Objektiver Befund: Linker Unterkiefer: Das Zahnfleisch in Höhe des Kieferwinkels entzündlich verändert (gerötet und geschwollen). Von der Krone des 3. Molaris ist noch ein kleiner Rest, der die Zahnfleischleiste nach oben überragt, erhalten.

Behandlung: In Chloräthylrausch Zurückpräparierung des Zahnfleisches, Extraktion einer mit der Wurzel in innigem Kontakt stehenden Geschwulstmasse, Wundversorgung, Naht, Tamponade; Heilverlauf unkompliziert. — Makroskopische Untersuchung: Es handelt sich um eine pflaumengroße Knochengeschwulst, die sich zapfenförmig verjüngt; sie ist im trockenen Zustande 12,2 g schwer, 3,9 cm lang, 2,5 cm hoch und 2,25 cm breit. Der von unebenen Wänden begrenzte vielbuchtige Hohlraum des Tumors ist von einer schwarzen, schmierigen, nach Zahnfäulnis stinkenden Masse angefüllt; vgl. Abb. 2 u. 3b der Originalarbeit. Abb. 4 zeigt das Strukturbild des Knochenschliffes. Die Schnittpräparate, nach Schmorl mit Thionin-Pikrinsäure gefärbt, wurden bei 82-, 267- und 465facher Vergrößerung mikroskopisch untersucht. Abb. 5 bis 8 geben einen Überblick über die feineren Strukturverhältnisse der oberflächlich gelegenen, mittleren und zentralwärts, d. h. dem Hohlraum nächstgelegenen Schichten. Abb. 9 und 10 orientieren über die Strukturverhältnisse des Odontomzapfens. — Der Odontomkörper ist allseitig von einer verschieden dicken Zementschicht überzogen, die von meist kleinen Degenerationsherden durchsetzt ist. In die zentralwärts gelegenen Zementschichten laufen, parallel gruppiert, schön gezeichnete, dentinkanälchenähnliche, aber wohl als Haverssche Kanälchen anzusprechende Röhrchen aus. Die der Zementschicht benachbarte Gewebsschicht kann nur als degeneriertes Dentin gedeutet werden. Zahlreich sind die in die Dentinmasse eingesprengten Degenerationsherde, um die die degenerierten Dentinkanälchen, lamellär geordnet, meist konzentrisch oder parallel geschichtet liegen. Zwischen diesen degenerierten Dentinmassen sieht man auf weite Strecken verbreitet feinstkörnige Schichten mit zahlreichen kleineren und größeren Knochenkörperchen ähnlichen Hohlräumen, die von uns als Interglobularräume angesprochen werden. Ähnliche Massen kleiden die große, vielbuchtige Odontomhöhle aus; infolge schärferer Zeichnung der Interglobularräume und größerer Ähnlichkeit derselben mit Knochenkörperchen könnte man versucht sein, diese Schicht als Zement zu deuten. Die anatomisch scharfe Zeichnung des Zapfendentins legt die Vermutung nahe, den Zapfen als Zahnrudiment anzusprechen und damit das ganze Odontom mit diesem in Zusammenhang stehend als Wurzelodontom zu deuten. Es erscheint uns nicht unwahrscheinlich, daß die Entwicklung, zum mindesten aber die Degeneration der Tumormasse mit den Zerfallsprodukten des Tumorinnern in näheren Beziehungen stehen. Wenn auch eine direkte Kommunikation des Zapfenhohlraumes mit der großen Tumorhöhle nicht nachgewiesen werden konnte, so ist doch mit einer gewissen Wahrscheinlichkeit eine solche als bestehend anzunehmen. Beweis: die gleiche gangräneszente Masse. Wir möchten annehmen, daß diese nekrotische Masse Reste der Pulpa des Wurzelkanals, der sich im Tumor zum großen Hohlraume erweiterte, sind. Es erscheint uns nicht unwahrscheinlich, daß die Infektion des Pulpagewebes schließlich auch auf die Weichteile überging, die die Kanalsysteme, die mit dem Hohlraum kommunizieren, ausfüllen. Die Feststellung der Gangräneszenz der Wurzelpulpa und des Odontomkernes läßt daran denken, auf einen toxischen Reiz die Entwicklung des Tumors überhaupt zu beziehen, kurz, auf eine Reizung der dentin- und zementbildenden Gewebe (vgl. Ausführung in der Orig.-Arbeit). Mit dem Wachstum des Tumors mußten Verdrängungserscheinungen seitens umliegender Gewebe, hier die Nachbarzähne, einhergehen. Die dem Tumor benachbarten Zähne mußten locker und lockerer werden, bis schließlich Patientin in der Lage war, selbsttätig die Nachbarzähne herauszudrücken. Diese Auffassung wäre vielleicht diskutabel, wenn in Wirklichkeit die zeitliche Aufeinanderfolge des „Entzündungsreizes“ und der Verdrängungserscheinungen in unserem Falle nicht umgekehrt lägen. Wie aus der Anamnese ersichtlich, traten die ersten Symptome der Pulpitis 3 Jahre nach Lockerung und digitaler Entfernung der beiden Nachbarmolaren auf. Einfache Spekulation würde auch jeder andere von uns gegebene Erklärungsversuch sein. Wenn einmal eine von früheren Autoren aufgestellte Theorie herangezogen werden soll, so möchten wir uns der Auffassung B r o c a s anschließen, der die Entstehung des Odontoms auf eine Hypergenese der transitorischen oder definitiven Zahnanlagen zurückgeführt wissen möchte.

Bemerkenswert erscheint uns an dem klinischen Bilde unseres Falles das Vorhandensein von Milchzähnen im Unter- und Oberkiefer (vgl. Röntgenbild der Orig.-Arbeit Taf. I, Abb. 1b) bei Fehlen zugehöriger Zahnanlagen. Die nachgewiesenen Milchzähne dürften demnach die Funktion bleibender Zähne übernommen haben: Die Wurzeln sind frei von wenigstens röntgenoskopisch erkennbaren Resorptionserscheinungen. — Wir glaubten diese Feststellung einer pathologischen Zahnbildung hervorheben zu dürfen, weil damit vielleicht ein besonderer Hinweis auf die Entstehung des Odontoms als vitium primae formationis des Zahnkeims gegeben ist; mit anderen Worten: Vielleicht lag der Tumorreiz schon in einer abnormen Keimanlage des Molaris 3. — Bei dem von uns beschriebenen Tumor erscheint weiterhin bemerkenswert die Anordnung einzelner Dentinschichten. Schon das makroskopische Bild wird beherrscht von lamellären, meist der Hohlraumwand des Tumors parallelgerichteten, insgesamt meist wellenförmig verlaufenden Schichten. Auf eine ungleichmäßige Apposition der Dentinmassen, dann aber auch in Anpassung derselben an verschiedene Druckverhältnisse dürfte dieselbe zu beziehen sein. Bliebe zuletzt noch übrig der Hinweis auf die einzelnen Degenerationsphasen der gesamten Tumormasse, die ausführlich in der Originalarbeit beschrieben worden sind. Wir sahen feinstkörnige in die Tumormasse eingesprengte Substanzen, um ähnliche Massen herum parallel geschichtet Lamellensysteme, wir sahen ferner kleinere und größere Konglomerate von kreisrunden, kleinen und großen Kalkkügelchen, diese vor allem reichlich in der Zementsubstanz, nicht zuletzt die Auflösung der Dentinfibrillen in kleinste, ihre ursprüngliche Struktur immer wieder erkennenlassende Fragmente.

Wir stehen nicht an, diese Degenerationsphasen mit der Infektion des Tumorinnern in ursächlichen Zusammenhang zu bringen; von folgender Erwägung ausgehend: Der Infektionsprozeß in den zentralen Schichten des Tumors von der Pulpa der Wurzel durch das Foramen apicale herübergeleitet, wird früher oder später auf dem Gefäßwege peripherwärts fortgeschritten sein: Ischämie und schließlich Thrombosierung der Gefäße, zu guter Letzt der toxische Zerfall der Thromben und des Gewebes werden kleinere oder größere Bezirke des Tumors aus der Ernährung ausgeschaltet, die Lymphströmung in dem von Saftlücken reichlich durchsetzten Knochengewebe, den Aufbruch und schließlichen Zerfall der Dentinkanälchen und Ausschlemmung von Kalkmassen veranlaßt haben. — Die Lebensfähigkeit des Tumors war durch den von uns angenommenen Reiz wohl reduziert, aber nicht in Frage gestellt wegen seiner reichlichen Versorgung mit Gefäßen, die in den Tumor von der Oberfläche hineindrangen.

Aus der Medizinischen Klinik Augusta-Hospital (Prof. Dr. Külbs).

Die Veränderung der Mundschleimhaut, insbesondere der Zunge, bei perniziöser Anämie.

Von

Sally Barmé.

Unter den Allgemeinerkrankungen, deren Kenntnis auch für den Zahnarzt von unter Umständen außerordentlich wichtiger Bedeutung sein kann, nehmen die Erkrankungen der blutbildenden Apparate eine Stellung ein, die ihrer Wichtigkeit nach bisher noch nicht die Würdigung gefunden hat, die sie verdient. Trotzdem das Krankheitsbild der perniziösen Anämie schon seit Jahrzehnten bekannt, haben wiederholte Hinweise namhafter Kliniker in den letzten Jahren immer darauf aufmerksam gemacht, wie überaus häufig quälende Erscheinungen von seiten der Mundhöhle das Krankheitsbild einleiten und längere Zeit beherrschen. An einem größeren Beobachtungsmaterial wird unter Berücksichtigung der einschlägigen Literatur des letzten Jahrzehnts gezeigt, daß gerade die Biermersche Anämie zu denjenigen Erkrankungen gehört, die dem Zahnarzt, wenn er mit dem Verlauf und dem Symptomenbild dieses deletären Leidens auch nur oberflächlich vertraut ist, nicht selten als erstem zu Gesicht kommt. Es werden alle die Momente eingehend beschrieben, die die Aufmerksamkeit bei der Untersuchung auf das Bestehen einer vom hämopoetischen System ausgehenden Allgemeinerkrankung lenken können.

Aus der Medizinischen Klinik Augusta-Hospital (Prof. Dr. Külbs).

Einiges über die Symptome von Allgemeinerkrankungen in der Mundhöhle.

Von

Fritz Neuhäuser.

In der Einleitung wird darauf hingewiesen, daß die Mundhöhle sehr häufig wertvolle Fingerzeige, bisweilen sogar Auskunft über das Bestehen und den Verlauf einer Allgemeinerkrankung geben. In vielen Fällen sind in der Mundhöhle die ersten Symptome einer Krankheit zu finden. Und gerade der Zahnarzt hat in erster Linie Gelegenheit, Allgemeinerkrankungen, bei denen die Mund- und Rachengebilde symptomatisch beteiligt sind, zu erkennen.

Im ersten Teil der Abhandlung sind die in Frage kommenden Infektionskrankheiten behandelt, im zweiten die Magen-, Blut-, Stoffwechsel- und Konstitutionskrankheiten, im dritten Teil die Nervenkrankheiten und im vierten die Intoxikationen.

I. Infektionskrankheiten.

1. Masern: Koplickscbe Flecken im Prodromalstadium. Dunkelrote Flecken am Gaumensegel. Zunge ist ähnlich der bekannten Scharlach-Himbeerzunge, oft trifft man Mandelentzündung oder Stomatitis aphthosa.

2. Scharlach: Angina mit Schluckbeschwerden, sog. Scharlachangina. Zunge weißlich belegt und trocken. Erdbeer- oder Himbeerzunge.

3. Typhus: Diffuser Katarrh, Zahnfleisch locker, blutet leicht. Ulzerationen im Munde. Zunge trocken und rissig.

4. Syphilis: Die Symptome in der Mundhöhle sind an Hand der drei Stadien besprochen, am Schluß die Lues hered.

5. Tuberkulose: Kleine flache Geschwüre. Lupusknötchen. Tuberkulome. Ulzerationen. Halsdrüsenschwellung. Typischer Zahnfleischsaum. Es wird dann auf den Lupus und die Tub. propria cutis eingegangen.

6. Pocken: Weißlich graue Blasen. Unförmliche Gestalt der Zunge.

7. Tetanus: Trismus. Tonische Muskelkrämpfe. Kontraktur der Kaumuskeln. Veränderte Physiognomie.

8. Influenza: Neuralgien im Bereich der Kiefer. Rhinitis. Tonsilitis. Herpes. Influenzazunge.

9. Gelenkrheumatismus: Angina. Drüsenschwellung am Kieferwinkel, Tonsilitis.

10. Diphtherie: Munddiphtherie. Rachendiphtherie. Schmutziggraue Beläge. Stomatitis diphtherica.

11. Aktinomykose: Geschwülste. Eiterungen. Periodontitis. Alveolarphyorrhöe. Zahnfleischfisteln.

II. Magen-, Blut-, Stoffwechsel- und Konstitutionskrankheiten.

1. Magenkrankheiten: Belegte Zunge. Fötor. Ling. geogr. Leukoplakie.

2. Skorbut: Schwellung. Neigung zu Blutungen. Zahnfleischwucherungen, Geschwüre, Lockerwerden der Zähne. Nekrose der Kieferknochen.

3. Diabetes: Zunge geschwollen, bläulich-rot verfärbt. Soor. Gingivitis. Alveolarpyorrhöe. Lockerung und Ausfall der Zähne, Karies. Fall aus der Praxis.

4. Perniz. Anämie: Blässe der Schleimhaut. Exkoriationen am Mundwinkel. Neigung zu Blutungen. Huntersche Zunge.

5. Chlorose: Exkoriationen. Neuralgische Zahnschmerzen. Disposition zu Karies und Alveolarpyorrhöe.

6. Leukämie: Skorbutähnliche Erscheinungen. Ulzerationen an Wange, Tonsillen und Gaumen.

7. Nephritis: Blässe der Schleimhaut. Herpes.

8. Urämie: Ödeme. Ulzerationen. Lockerung der Zähne. Nekrose des Kieferknochens.

9. Rachitis: Störungen in der Kieferform und Zahnentwicklung. Störungen im Zahndurchbruch.

10. Skrophulose: Verzögerung des Zahndurchbruchs. Schmelzhyperplasien.

III. Nervenkrankheiten.

1. Tabes: Lockerung und Ausfall der Zähne ohne Eiterung. Anästhesie. Atonische Geschwüre. Neuralgien. Trophische Störungen. Knochennekrose. Sequesterbildung.

2. Bulbärparalyse: Zungenlähmung. Sprachstörung. Zungenatrophie. Schluckbeschwerden.

3. Xerostomie: Trockenheit im Munde. Schleimhaut glänzend und blaß wie Froschhaut.

IV. Intoxikationen.

1. Bleivergiftung: Bleisaum. Süßlicher Geruch aus dem Munde. Bleiatem.

2. Quecksilbervergiftung: Metallgeschmack. Stomat. mercurialis. Zerfall des Zahnfleisches. Speichelfluß.

3. Phosphorvergiftung: Lockerung und Ausfall der Zähne. Osteomyelitis. Phosphornekrose.

4. Arsenvergiftung: Arsenstomatitis. Pustulöse Ausschläge. Geringe Salivation.

Zum Schluß wird auf die Wichtigkeit der Erkennung von Allgemeinerkrankungen in der Mundhöhle hingewiesen und, um den Zahnarzt in den Stand zu setzen, solche Diagnosen aus dem Mundbefunde zu stellen, wird Vertiefung in die allgemein-medizinischen Fächer für den Zahnarzt gefordert.

Aus der Medizinischen Klinik Augusta-Hospital (Prof. Dr. Külbs).

Einiges über vom Munde und den Zähnen ausgehende Allgemeinerkrankungen und über die in der Mundhöhle auftretenden Symptome von Allgemeinerkrankungen.

Von

Willy Welter.

In meiner Arbeit „Einiges über vom Munde und den Zähnen ausgehende Allgemeinerkrankungen und über die in der Mundhöhle auftretenden Symptome von Allgemeinerkrankungen" habe ich, beginnend mit der Dentition, zunächst vom Zahnsystem ausgehende Allgemeinerkrankungen beschrieben, von der Dentition ging ich über zu den durch Stellungsanomalien, durch die Pulpitis und die Periodontitis hervorgerufenen Beschwerden. Anschließend an diese, nur durch die Zähne und ihre Erkrankungen hervorgerufenen allgemeinen Erkrankungserscheinungen brachte ich die von der Schleimhaut des Mundes, der Gingiva, der Wange, der Zunge und den Tonsillen primär ausgehenden Erkrankungen nebst ihren Folgen: die Gingivitis, Epulis, Alveolarpyorrhöe, Glossitis, Angina ludowici, Leukoplakie, Stomatitiden, Angina Plaut-Vincenti, Skorbut, Noma und den Soor.

Im zweiten Teil der Arbeit behandelte ich die sowohl primär, wie auch sekundär und tertiär im Munde auftretenden Erkrankungen, die Lues und Tuberkulose, und ging dann über zur Rachitis, Skrofulose, Gonorrhöe, zu Rotz, Lepra, Aktinomykose, Sklerom, Masern, Scharlach, Tabes, Diabetes mellitus, Anämie, Chlorose, Leukämie, Gicht, Urämie, Grippe, Influenza, Pneumonie und Parotitis.

Hierauf habe ich die im Munde vorkommenden gut- und bösartigen Geschwülste beschrieben, wie Fibrom, Chondrom, Osteom, Lipom, Lymphangiom, Angiom, die Zysten, das Sarkom und Karzinom.

Den letzten Teil der Arbeit füllten die Beschreibung der nervösen Erkrankungen der Mundhöhle und der im Munde vorkommenden Vergiftungserscheinungen aus.

Aus der Provinzial-Hebammen-Lehranstalt
(Prof. Dr. Fritz Frank).

Über das Auftreten von Trigeminus-Neuralgien zur Zeit der Menstruation und Gravidität.

Von

Carl Eugen Kredel.

Es ist viel beobachtet, daß das weibliche Geschlecht bei Eintritt der Pubertät und zu der Zeit der periodisch wiederkehrenden Menstruation, wie auch besonders zur Zeit der Gravidität von Erkrankungen der Zähne und des Zahnfleisches befallen wird, die mit gewöhnlichen Zahnschmerzen bezüglich ihrer Entstehungsbedingungen nicht identisch sind. Es handelt sich um Neuralgien im Bereiche des Nervus trigeminus, die in Form von Zahnschmerzen auftreten. Hierbei ist sehr häufig irgendeine krankhafte Veränderung der Zähne, die die Schmerzen erklären würde, nicht zu finden. Eine spezielle Untersuchung über die Häufigkeit des Vorkommens dieser Erscheinung bei sonst gesunden Frauen an einem großen Material liegt bisher nicht vor.

Durch manche Beobachtungen solcher Fälle in meiner eigenen zahnärztlichen Praxis und durch das Studium der diesbezüglichen Literatur darauf hingewiesen, habe ich es unternommen, in vorliegender Abhandlung die Häufigkeit und die Art des Zusammenhanges, der zwischen Menstruation und Gravidität und den neuralgischen Störungen im Bereiche des Trigeminus besteht, an einem größeren Material systematisch zu untersuchen.

Ein auffallend großer Teil der Frauen und Mädchen, deren Anamnese ich in der Provinzial-Hebammen-Lehranstalt aufgenommen habe, gab sehr bestimmt an, im Verlaufe der Schwangerschaft verschiedentlich an verschieden stark auftretenden Zahn- und Kieferschmerzen gelitten zu haben, und auch schon vor der Schwangerschaft zur Zeit der Menstruation. Daß es sich wenigstens bei einem Teil dieser Fälle um bloße Trigeminus-Neuralgien gehandelt haben dürfte, geht wohl daraus hervor, daß ich bei mehreren von ihnen ein vollkommen tadelloses Gebiß ohne jegliche Zahnkaries fand.

Unter meinen 100 untersuchten Fällen kann ich 13 als im Zusammenhang mit Menstruation und Gravidität auftretenden Trigeminus-Neuralgien bezeichnen. Die Feststellung dieses hohen Prozentsatzes von „Zahnschmerzen“ ohne eigentliche Zahnerkrankung bei Frauen zu den genannten Zeiten scheint mir deshalb wesentlich, weil Ärzte und Zahnärzte, soweit mir bekannt, in ihren Lehrbüchern auf die außerordentliche Häufigkeit dieser Erscheinung nicht entsprechend hinweisen, und aus diesem Grunde heute noch mancher gesunde Zahn ausgezogen wird, den zu entfernen der Arzt sich hüten würde, wenn ihm die Häufigkeit der beschriebenen Neuralgien bekannter wäre.

Die Frage, welche kausalen Beziehungen zwischen dem Auftreten von Neuralgien und zwischen Menstruation und Gravidität bestehen, ist von verschiedenen Autoren durch verschiedene Theorien zu lösen versucht worden. Alle diese Theorien sind eigentlich unbefriedigend, weil sie sich auf keinerlei exakt-experimentelle Untersuchungen stützen können. Ich halte es deshalb für richtig, mich einer Kritik dieser Theorien zu enthalten, auch nicht eine neue aufzustellen, da ich selber auch keine speziellen experimentellen Untersuchungen dieser Frage widmen konnte. Ich begnüge mich damit, auf die von mir an einem so großen Material, wie dies bisher in der Literatur nicht geschehen ist, festgestellte Tatsache hinzuweisen, daß mehr oder weniger starke Trigeminus-Neuralgien zur Zeit der Menstruation und Gravidität in 13 Proz. der von mir untersuchten, sonst gesunden Schwangeren und Wöchnerinnen vorhanden waren.

Zum Schluß möchte ich auch darauf hinweisen, daß von den 13 meiner 100 Fälle, die zu den besagten Zeiten an Trigeminus-Neuralgien litten, 9 auch über außerordentliche Unregelmäßigkeiten im Auftreten und in der Dauer der Menstruation zu klagen hatten.

Maul- und Klauenseuche im Munde des Menschen.

Von

Joseph Diener.

Die Übertragung der Maul- und Klauenseuche (stomatitis epidemica seu epizootica) auf den Menschen ist aus der Literatur nur aus einzelnen kasuistischen Fällen bekannt, während eine größere Zusammenstellung fehlt. Aufgabe des Verfassers war es, die einschlägige Literatur zu sammeln. Diese läßt sich bis auf das Jahr 1764 zurück verfolgen, wo Sagar die ersten Aufzeichnungen über Maul- und Klauenseuche beim Menschen gemacht hat.

Die Möglichkeit der Übertragung durch Milchgenuß bewies 1834 Hertwig in Verbindung mit seinen Assistenten Mann und Villain durch Versuche an sich selbst. Einzelfälle und Epidemien beschrieben außerdem Schneider (1840), Gierer (1845), Hulin, Holm, Zürner, Fröhner (1890), Weißenberg (1889), Schlatter (1891), Siegel (1891), Ebstein (1896), Glaister (1896), Stierlin (1897), Bussenius und Siegel (1897), Stutzer und Hartleb (1897), Siegel (1898), Varona, Schmeden (1912), O'Brien (1913), Vernon Whitby (1914), Veiel (1920), Ertl (1920).

Besonders um die Erforschung des Erregers bemühten sich Siegel, Schottelius, Bela, Löffler, Frosch (1897—1900), Hecker (1899), Wosoki, Klein, Kurth, Spiegel, Nießer, Terni und v. Stauffacher.

Es sind zwar Mikroorganismen der verschiedensten Art aus dem Inhalt der für die Krankheit charakteristischen Haut- und Schleimhautblasen gezüchtet und als Erreger angesprochen worden. Alle diese Befunde jedoch haben einer strengen Kritik nicht standgehalten und nimmt man heute nur als bestimmt an, daß der Erreger zu den sogenannten invisiblen Virusarten gehört. Für die Maul- und Klauenseuche im Munde des Menschen ergibt sich ungefähr folgendes Bild.

Nach 5 bis 10tägiger Inkubationszeit stellt sich beim Menschen allgemeines Übelbefinden mit Fieber ein. Nach ungefähr 4 bis 8 Tage langer Dauer dieser Erscheinung fällt das Fieber ab und es bilden sich hauptsächlich im Munde die charakteristischen Bläschen, die nach 2 bis 3 Tagen platzen und eine Exkoriation zurücklassen, die ohne Narbenbildung abheilt. Die befallenen Haut- und Schleimhautpartien sind entzündlich angeschwollen, ebenso die Hals- und

Nackendrüsen, Sprache und Schlucken erschwert. Im ganzen Munde sind brennende Schmerzen, starker Speichelfluß, Neigung zu Blutungen. Die Prognose ist im allgemeinen günstig. Zu Beginn der Behandlung werden gleich milde Laxantien verordnet, Gurgeln und Spülen mit desinfizierenden Mundwässern. Auch Salvarsan wird intravenös empfohlen. Heilung erfolgt meist in 2 bis 3 Wochen.

Von besonderer Wichtigkeit ist die Prophylaxe. Da fast überall beim Auftreten von Maul- und Klauenseuche-Epidemien auch zahlreiche Erkrankungen der Menschen vorkommen, sollten Ärzte und Tierärzte immer wieder die mit dem erkrankten Vieh in Berührung kommenden Personen darauf aufmerksam machen, daß größte Sauberkeit im Stalle, Desinfizieren der Hände und Abtöten der Keime durch Kochen der Milch die besten Vorbeugungsmittel sind.

Aus der Hautklinik (Prof. Dr. Zinsser).

Über die Häufigkeit des Zungenkarzinoms auf luetischer Grundlage unter Anführung von 7 Fällen.

Von

Josef Elkan.

Die Ätiologie des Zungenkarzinoms ist, wie die des Karzinoms überhaupt, noch eine ungelöste Frage. Wir kennen bisher nur begünstigende Momente für die Entwicklung des Leidens. Beim Menschen wurden immer mechanische, chemische und thermische Reize wie Tabakrauchen, scharfe Zahnkanten, langdauernde Stomatitiden und andere Entzündungen angeführt. Aber auch auf dem Boden anderer Erkrankungen der Zunge soll Karzinom entstehen. Besonders sollen Leukoplakien in einem großen Prozentsatz direkt karzinomatös entarten. Die Leukoplakie wird vielfach geradezu als das Vorstadium des Karzinoms bezeichnet.

Von den mannigfachen Ursachen der Leukoplakie ist die Lues die bei weitem häufigste. Die Autoren stellen in 80 bis 90 Proz. frühere Lues fest; einer faßt sogar in einer großen Zahl von Fällen die Leukoplakie als eine spezifische Krankheit auf, die er durch energische spezifische Behandlung in 8 Fällen von 9 hat heilen können. In Anbetracht dessen, daß die Leukoplakie fast stets bei früher Luetischen auftritt und andererseits wieder in vielen Fällen sich aus der Leukoplakie ein Karzinom entwickelt, wird auf den Zusammenhang von Zungenkarzinom und Lues hingewiesen.

Auch ohne vorausgegangene Leukoplakie kann sich Zungenkarzinom aus tertiär luetischen Produkten oder in der Narbe von solchen entwickeln. In der Literatur ist eine ganze Anzahl solcher Fälle zusammengestellt, die ausschließlich Veränderungen der Spätsyphilis sind und oft im Verein mit den anderen erwähnten prädisponierenden Momenten den Boden für die Entwicklung des Karzinoms abgeben.

Im Marienhospital zu Düsseldorf wurde in den beobachteten 7 Fällen von Zungenkarzinom sechsmal eine vorausgegangene Lues mit Sicherheit festgestellt. Die Zeit zwischen Luesinfektion und Beginn des Karzinoms schwankte zwischen 10 und 39 Jahren bei einem Alter der Patienten von 42 bis 69 Jahren.

In 3 Fällen haben bei der Luesinfektion syphilitische Erscheinungen im Munde im Frühstadium bestanden, in 4 Fällen wurde das Karzinom zunächst als Lues angesehen und spezifisch behandelt, ohne daß sich mit einer Ausnahme ein heilender Einfluß der antisyphilitischen Kur bemerkbar machte. Bei dem einen Fall fanden wir das gleichzeitige Vorkommen von gummösen Erkrankungen der Zunge und Karzinom. Infolge der spezifischen Behandlung schwand ein Teil der geschwürigen Erscheinung, während am Zungenrand ein Geschwür der Behandlung trotzte und sich mikroskopisch als Plattenepithelkarzinom erweist.

Mechanische Schädigungen durch schlechte Zähne kamen bei einem Fall in Frage; in der Hälfte der Fälle bestanden vor dem Auftreten des Karzinoms entzündliche Erscheinungen an der Zunge, in einem Fall angeblich seit 14 Jahren.

Die meisten Patienten waren starke Raucher, keiner Nichtraucher.

Bei fast allen Fällen hat nur eine einmalige oder zweimalige nach heutigen Begriffen unzureichende antisyphilitische Kur früher stattgefunden.

Da in den früheren Veröffentlichungen das Zusammentreffen von Ca. ling. und vorausgegangener Lues meistens als eine Zufälligkeit angesehen wurde, auf die man nicht näher einging, so wäre es für zukünftige Arbeiten zu verlangen, daß auf alle Einzelheiten der vorausgegangenen Lues, insbesondere auf den Grad der vorausgegangenen spezifischen Behandlung größere Beachtung gelegt würde. Vielleicht würden dann die Differenzen in den statistischen Angaben über die Häufigkeit von Lues und Zungenkarzinom (15—60 Proz.) aufgeklärt werden und die Ätiologie des Zungenkarzinoms eine weitere Förderung erfahren.

Für die einzuschlagende Therapie des Zungenkarzinoms hat die vorausgegangene Lues keine Bedeutung, denn in keinem Falle hatte bei ausgesprochenem Karzinom die spezifische Behandlung einen Erfolg.

Therapeutisch kommt für das Zungenkarzinom die heute beim Karzinom allgemein übliche Therapie in Frage, d. h. ausgiebige operative Entfernung nach den altbewährten Grundsätzen mit nachfolgender prophylaktischer Röntgenbestrahlung. Aber auch bei diesem Vorgehen ist die Prognose stets als zweifelhaft zu bezeichnen.

Aus der Hautklinik (Prof. Dr. Zinsser).

Ein Fall von Kiefernekrose im Anschluß an eine Hg-Kur (Mercinol).

Von

Valeria Erkes.

Unter allen uns bekannten Arten von Kiefernekrosen bilden die chemischen Nekrosen eine besondere Gruppe. Neben Phosphor, Arsen und Karbol interessiert uns vor allem das Quecksilber, weil es in der Therapie der syphilitischen Krankheitserscheinungen eine so große Rolle spielt. Die Wirksamkeit des Hg und sein Einfluß auf die Erreger der Syphilis, die Spirochaeta pallida, wurde früher bedeutend überschätzt. Die Forschungen neuerer Zeit haben ergeben, daß das Hg wohl imstande ist, den Lipoidstoffwechsel der Zellen, dessen die Spirochaeta pallida zu ihrem Gedeihen bedarf, zu verhindern, daß es jedoch die Spirochäten selbst nicht zu vernichten vermag. Das Hg wird bei der antiluetischen Kur in zweierlei Form angewendet: 1. in Form der Schmierkur, 2. in Form von Injektionen. Bei der Schmierkur wird das Hg in gleichmäßiger Verteilung dem Körper teils durch die Haut auf einem größeren Bezirk der Körperoberfläche, teils durch Einatmung der Quecksilberdämpfe durch die Lungen zugeführt. Bei der Injektionskur wird dem Körper an einer Stelle eine größere Menge Hg zugeführt, die von da aus langsam resorbiert werden soll.

In einem Falle trat nach derartigen Injektionen eine sehr umfangreiche Kiefernekrose ein, was mir Veranlassung gab, näher auf die Hg-Injektionen einzugehen. Patient machte eine antisyphilitische Kur durch. Nach 3 Spritzen Merzinolemid, 3 Spritzen Neosalvarsan trat angeblich Stomatitis auf. Nach 2 weiteren Salvarsan- und 2 Hg-Spritzen erfolgte Einlieferung in die Hautklinik. Es bestand eine hochgradige Stomatitis mercurialis, die sich nach und nach über die ganze Mundhöhle ausbreitete und zu großen Ulzerationen an Zunge, Lippen und Wangen führte. Im Verlauf von 8 Wochen kam es zum Verlust sämtlicher Zähne im Unterkiefer und der Backzähne im Oberkiefer links: vom Unterkiefer stieß sich beiderseits je ein großer Sequester des Kieferkörpers ab. Im Verlauf von weiteren 4 Wochen erfolgte Abheilung und Neubildung des Unterkiefers. Die Krankengeschichte zeigt, welch schwerwiegende Folgen aus einer dem jeweiligen Körperzustand des Patienten nicht genau angepaßten Dosierung der Hg-Injektionen entstehen können. Es besteht in allen Fällen die Gefahr, daß die

Ausscheidung des Hg von der Injektionsstelle in den Körper nicht sofort und nicht gleichmäßig vor sich geht, sondern daß sie erst nach mehreren Injektionen einsetzt, und so dem Körper zu gleicher Zeit mehr Hg zugeführt wird, als ihm zuträglich ist. Das Quecksilber bewirkt eine Veränderung der Gewebe und Gefäße, die sich an der Schleimhaut der Mundhöhle besonders bemerkbar macht. Einflüsse des Speichels und das Vorhandensein einer ungeheuren Zahl von Bakterien aller Art gerade in der Mundhöhle begünstigen das Auftreten einer ganz spezifischen Entzündung, der Stomatitis mercurialis, die bei Nichtbeachtung oder ungenügender Behandlung sich auf die tiefer liegenden Gewebe ausdehnen und auch den Kieferknochen ergeifen kann, an dem es dann in der Regel zu schweren Nekrosen kommt. Das beste therapeutische Mittel gegen Stomatitis mercurialis ist das Wasserstoffsuperoxyd, weil es den erkrankten Partien der Mundschleimhaut mehr Sauerstoff in statu mascendi zuführt, als das Hg auf seiner Oberfläche zu kondensieren vermag.

Aus der Hautklinik (Prof. Dr. Zinsser).

Ein Fall von Lupus erythematosus der Mundschleimhaut.

Von

Ferdinand Feidelberg.

Es handelt sich um einen 61jährigen Patienten, der seit April 1920, wo er sich gerade in zahnärztlicher Behandlung befand, auf beiden Wangenschleimhäuten Affektionen zeigt, die anfangs für harmlos gehalten wurden und von denen man glaubte, daß sie durch Spülungen mit H_2O_2 und essigsaurer Tonerde beseitigt werden könnten. Bis Mitte Juli trat eine Besserung nicht ein, und der Patient begab sich zwecks Spezialbehandlung zur Universitäts-Hautklinik Lindenburg. Da sich bei der dortigen Untersuchung auf der Mitte der Stirn ein charakteristischer Herd von Lupus erythematosus feststellen ließ, konnten nunmehr auch die Erscheinungen in der Mundhöhle als Lupus erythematosus der Mundschleimhaut diagnostiziert werden. Die Affektion an der Stirn heilte nach Gefrierung mit Kohlensäureschnee ab. Die Mundaffektion wurde mehrfach bestrahlt und es trat auch hier eine Besserung ein. Der Patient blieb jedoch dann längere Zeit der Behandlung fern. Im Dezember wurde von ihm ein neuer Befund aufgenommen. In der Mitte der Wangenschleimhaut, etwa 1 cm rechts vom Kieferwinkel entfernt, sitzt auf der rechten Seite ein etwa von hinten nach vorn 2 bis 3 cm langer, etwa 1 bis $1^1/_2$ cm breiter Herd, der über das Niveau der Schleimhaut deutlich erhaben ist und mit einem fest anhaftenden gelblich-grünlich-grauen Belag bedeckt ist. Dieser Herd grenzt sich ganz scharf von der umliegenden Schleimhaut ab. Von dieser Stelle aus ziehen sich in radiärer Anordnung leicht erhabene opaline Leisten von unregelmäßiger Gestalt teils breiter, teils schmäler, hier und da seine Abzweigungen absendend, so daß die ganze Wangenschleimhaut von einem Netz leicht erhabener grauweißer Leisten überzogen ist. Nach der Lippe hin zieht sich von der Zahnfleisch-Wangenfalte aus eine zarte, bogenförmige, zierliche, ganz leicht erhabene, gleichmäßig dicke Leiste, die bis in das äußere Lippenrot in der Mitte der Oberlippe übergeht. Genau dieselben Veränderungen, nur nicht in gleich großer Ausdehnung, befinden sich auf der Schleimhaut der linken Wange etwa 1 cm vor dem Kieferwinkel. Die Oberlippe und auch die Schleimhaut der Oberlippe sind vollkommen frei. Auf dem äußeren Lippenrot der Unterlippe finden sich an verschiedenen Stellen kleine weiße Papeln. Auf der rechten Seite der Zunge sitzt eine elliptische, ungefähr $1:{}^3/_4$ cm große Papel, die im ganzen von weißer Farbe ist. An der Haargrenze, etwa rechts von der Mittellinie, sitzt eine flache, reizlose, weiße Narbe, wo bei der ersten Beobachtung ein typischer Lupus erythematosus-Herd gesessen hatte. Sonstige, auf Lupus erythematosus hinweisende Herde sind im Körper nicht vorhanden.

Von dem Patienten wurde im Dezember 1920 auch ein Befund in der Medizinischen Klinik aufgenommen. Hier ergab der klinische Befund und die Röntgenuntersuchung eine chronische leichte Form von Tuberkulose des Patienten.

Bei der Besprechung der Differentialdiagnose werden in der Arbeit von den in Frage kommenden Schleimhautaffektionen Lichen ruber planus, Pemphigus, Leukoplakie der Raucher und Luetiker, Psoriasis und Arzneiexantheme näher behandelt.

Was im allgemeinen die Ätiologie des Lupus erythematosus der Mundschleimhaut anbelangt, so ist dieselbe noch strittig hinsichtlich seiner Beziehung zur Tuberkulose. In unserem Falle scheint ja, wie aus dem Befund der Medizinischen Klink hervorgeht, ein Zusammenhang zwischen dem Lupus erythematosus der Mundschleimhaut und der festgestellten Tuberkulose zu bestehen.

Über die Behandlung des Lupus erythematosus der Mundschleimhaut scheinen noch nicht viele Erfahrungen vorzuliegen. Es werden punktierte Skarifikationen, Behandlung mit Milchsäure, innerliche Darreichung von Chinin in Verbindung mit Jod empfohlen. In neuerer Zeit versucht man, wie das in unserem Falle geschieht, durch Bestrahlung eine Ausheilung zu erzielen.

Weiterhin wird in der Arbeit noch die bereits über Lupus erythematosus der Mundschleimhaut erschienene Literatur angeführt. Von größeren Arbeiten sind vor allem die von Kren, Culver und Haslund erschienenen Abhandlungen erwähnt. Fälle dieser, sowie einiger anderer Autoren werden beschrieben.

Aus der Hautklinik (Prof. Dr. Zinsser).

Differentialdiagnose zwischen Gummen und Zahnfisteln am harten Gaumen.

Von

Berthold Kitterle.

In der Mundhöhle sind viele Infektionskrankheiten lokalisiert. Eine Differentialdiagnose erfordert deshalb ganz besondere Aufmerksamkeit und Genauigkeit.

Tertiärsyphilitische Erkrankungen kommen in der Mundhöhle nicht so häufig vor als sekundäre. Gummen sind am häufigsten am weichen und harten Gaumen.

Zahnfleischfisteln sind ein an pulpalosen Zähnen sehr häufig vorkommender Befund. Gaumenfisteln dagegen sind sehr selten und meist die Folge eines geöffneten Gaumenabzesses, der nicht zugeheilt ist.

Die tertiären Erkrankungen treten meist erst nach 8 bis 15 Jahren post infectionem auf. Histologisch sind die Gummen eine Anhäufung von Zellen oder Kernen, deren Zellen groß, spindelförmig, oder unregelmäßig epitheloid sind. Gummen entstehen am Periost und dringen sekundär in die Schleimhaut vor, neigen zum Zerfall und Einschmelzung.

Die chronische Periodontitis entsteht, indem Zerfallprodukte durch die Wurzelspitze hindurchgelangen und dort einen Reiz an dem Periost hervorrufen. Ohne besondere Schmerzen entwickelt sich ein Granulom. Die Form dieses Granuloms ist bald rundlich, bald mehr in die Länge gezogen, bald haubenartig, die Spitze bedeckend, bald mehr einseitig, an mehrwurzeligen Zähnen, oft beide Wurzeln überkappend, fest mit der Wurzel verbunden. In das Granulationsgewebe können Mikroben eindringen. Man sieht sie häufig von Riesenzellen eingeschlossen. Dadurch erklärte sich auch die Veränderung des Granulationsgewebes. Die häufigste ist die fettige Degeneration. Bricht der Granulationsherd nach außen durch, so entsteht ein nach außen führender, mit Granulationen ausgekleideter Gang, den man als Fistelgang, seine Öffnung als Fistelmaul bezeichnet. Das Fistelmaul ist meist von einem kleinen Granulationswall umrahmt, so daß es etwas über die Oberfläche hervorragt. In der Mitte ein feiner Gang, aus dem sich namentlich bei Druck Eiter entleert. Gummen zeigen sich als kleines, rundes oder ovales Knötchen von derber Konsistenz, linsen-, erbsengroß, bis kirschgroß, sie werden weicher, livide bläulich und zerfallen an der Kuppe.

Der Durchbruch erfolgt häufiger vom Periost auf die Schleimhaut als umgekehrt.

Fisteln können auch nach dem Gaumen hin durchbrechen. Dieser Weg wird meistens vom seitlichen Schneidezahn, den palatinalen Wurzeln der Prä- und Molaren, beschritten. Fast immer entsteht die Fistel aus einem vorher geöffneten Abszeß.

Bei der Differentialdiagnose zwischen Gummen und Zahnfisteln am harten Gaumen kann eine Verwechselung wohl nur in frühen Stadien der Gummata vorkommen. Die Symptome bei der Erkrankung sind meist äußerst gering. Bei Gummen etwas Schnupfen, Gefühl von Spannung, übler Geruch. Bei Fisteln, besonders beim Abszeß, größere Schwellung, empfindlichere Schmerzen. Der sich entleerende Eiter ist meist geruchlos.

Differentialdiagnostisch ist zu bemerken, daß Gummenprozesse median, an der Raphe des harten Gaumens, liegen, während der Durchbruch der Gaumenfisteln meist in unmittelbarer Nähe des erkrankten Zahnes erfolgt.

Typisch für Gummen am harten Gaumen ist das Sondieren freigelegten rauhen Knochens. Palatinale Abszesse entwickeln sich schnell, oft binnen 24 Stunden, gummöse Affektionen langsamer.

Bei Tertiärsyphilis sind die Drüsen nicht geschwollen, bei der Fistel die regionären Drüsen leicht empfindlich und etwas derb geschwollen.

Für die Diagnose der Gaumenfisteln sind Röntgenaufnahmen von großem Werte, da man auf ihnen den durch die granulierende Wurzelhautentzündung geschaffenen Knochendefekt sieht.

Für die Differentialdiagnose der tertiärsyphilitischen Affektionen ist die Wassermannsche Reaktion ein sehr wertvolles Unterstützungsmittel. In ungefähr 80 Proz. der Fälle ist sie positiv.

Eine mikroskopische Untersuchung ist sehr zeitraubend und wohl nur in ganz seltenen Fällen anzuwenden.

Schließlich ist die Therapie ein sehr wichtiges differentialdiagnostisches Mittel, da gerade Jod bei gummösen Erkrankungen des Knochens von ausgezeichneter klinischer Wirkung ist.

Die spezielle Therapie wird nach Heilung des Prozesses die plastische Deckung auf chirurgischem Wege oder durch Obturatoren sein.

Die Behandlung der Fistel erfolgt am zweckmäßigsten durch Freilegung des Herdes an der Wurzelspitze, durch Aufklappen der Schleimhaut und eventuell Entfernung der Wurzelspitzen.

Aus der Hautklinik (Prof. Dr. Zinsser).

Syphilitische und gonorrhöische Erkrankungen der Kieferknochen und der Kiefergelenke.

Von

Joseph Kremer.

Wie bei den übrigen Knochen des menschlichen Körpers, treten auch am Kieferknochen bei der Lues krankhafte Erscheinungen auf. Im frühesten Stadium handelt es sich um Knochen- und Zahnschmerzen. Verfasser hatte Gelegenheit, in eigener Praxis drei derartige Fälle zu beobachten. In den beiden ersten Fällen handelt es sich um Zöglinge einer Fürsorge-Erziehungsanstalt, welche über heftige Zahnschmerzen klagten. Verfasser ließ sich bewegen, mehrere Zähne, trotzdem sie ihm gesund erschienen, zu ziehen. Als die Schmerzen nicht nachließen, forschte er nach Lues. Seine Annahme wurde bestätigt und spezielle Behandlung heilte den Schmerz. Der dritte Fall betraf einen Eisenbahnbeamten. Da für die heftigen Schmerzen, welche er zu haben angab, keine Ursache zu finden war, fragte Verfasser ihn nach seinem sonstigen Gesundheitszustand aus. Hierdurch stutzig gemacht, schenkte Patient einer Durchscheuerung (wie er annahm) am Penis Aufmerksamkeit und eine Untersuchung von seiten des Facharztes stellte einen Schanker fest. Eingeleitete spezifische Kur heilte auch hier den Schmerz. Ferner führt Verfasser zwei Fälle aus der Literatur an. Die Schmerzen glaubt er auf das Vorkommen vereinzelter Spirochäten im Knochensystem zurückführen zu dürfen. Im sekundären Stadium zeigt sich Periostitis mit Knochenauftreibung. Außer einigen Fällen aus der Literatur ist der Verfasser in der Lage, auch einen Fall eigner Praxis anzuführen. Nach seiner Ansicht finden die beiden vorerwähnten Erscheinungen in der Literatur so selten Erwähnung als luetischen Ursprungs, dadurch, daß andere Umstände (gefüllte Zähne usw.) als Ursache angesehen werden.

Am häufigsten wird der Kieferknochen im tertiären Stadium in Mitleidenschaft gezogen. Es handelt sich meist um zirkumskripte und diffuse gummöse Periostitis oder Ostitis, welche größere Zerstörungen des Knochens hinterlassen. Hauptsitz dieser Gumma ist der harte Gaumen, jedoch wird auch der Alveolarfortsatz und bisweilen auch der Unterkiefer befallen. Die Affektionen am harten Gaumen gehen sehr oft vom knöchernen Nasenseptum aus. Es kommt zur Perforation des Gaumens und zum Schwund des Alveolarfortsatzes. Bisweilen zu sehr großen Substanzverlusten. Verfasser führt eine Reihe derartiger, aus der Literatur gesammelter Fälle an.

Auch die zweifellos aus der Lues hervorgehende Tabes und Paralyse verursachen krankhafte Vorgänge am Kieferknochen. Es tritt Schwund des Alveolarrandes, des Alveolarfortsatzes und Ausfall der Zähne ein. Die Erscheinungen der kongenitalen Syphilis am Kieferknochen sind im allgemeinen dieselben wie im tertiären Stadium. Näher geht Verfasser auf die durch hereditäre Lues hervorgerufenen Hypoplasien der Zähne ein. Seiner Ansicht nach kommen als pathognomonisch für Lues nur solche Hypoplasien in Betracht, welche in der frühesten Zeit der Ossifikation der Zähne durch langanhaltende und tiefgreifende Ernährungsstörungen entstehen, wie dies bei den Hutchinsonschen Zähnen und den von Zinsser beschriebenen ersten bleibenden Molaren der Fall ist. Die Hutchinsonschen Zähne entstehen dadurch, daß die Schmelzschichten, welche die Schneide bilden sollen, ausfallen und sich erst die nachfolgenden den Dentinkern wie einen Kragen umgebenden Schmelzfelder bilden. Diese sacken auch innen zusammen, um den Anschluß an das mangelhaft gebildete Dentin zu erlangen. Nachdem nun der Verfasser aus der Literatur eine Reihe Gegner und Anhänger der Lehre Hutchinsons und Zinssers zu Worte kommen läßt, kommt er zu dem Schlusse, daß sowohl den Hutchinsonschen Zähnen, als auch den Hypoplasien der ersten bleibenden Molaren ein pathognomonischer Wert zuzusprechen sei, vorausgesetzt, daß man nur die echten Hutchinsonschen Zähne und auch nur die ausgedehnte Hypoplasie der Höcker und Kauflächen der ersten bleibenden Molaren in Betracht zieht. Denn diese Difformitäten können nur durch langanhaltende und stark einwirkende Schädigungen im allerfrühesten Kindesalter entstehen. Hierfür kommt in erster Linie die hereditäre Lues in Frage. Syphilitische Gelenkaffektionen sind im allgemeinen sehr selten. Die Gelenkentzündungen des Kiefergelenks gehören zu den größten Seltenheiten. Verfasser führt zwei Fälle aus der Literatur an, dann geht er zur Gonorrhöe über. Gonorrhöische Erscheinungen am Kieferknochen und Kiefergelenk findet man nicht häufig. Eine Periostitis als Begleiterscheinung der Gonorrhöe hatte Verfasser Gelegenheit einmal zu beobachten. Ein Zögling der vorerwähnten Fürsorge-Erziehungsanstalt hatte heftige Schmerzen an den unteren Schneidezähnen und Knochenauftreibungen im Bereiche derselben. Die vollständig intakten Zähne zeigten nach Extraktion an der Wurzelhaut die bekannten Merkmale der Periostitis. Ferner fand er in der Literatur einen Fall. Auffallend ist, daß, trotzdem die gonorrhöische Arthritis im allgemeinen verhältnismäßig häufig ist, eine gonorrhöische Gelenkentzündung des Kiefergelenks fast nie erwähnt wird. Es gelang dem Verfasser, aus der Literatur nur eine geringe Anzahl von Fällen zusammenzustellen. Im ganzen fand er 30 Fälle.

Aus der Hautklinik (Prof. Dr. Zinsser).

Hat Salvarsan Einfluß auf Mundspirochätosen?

Von

Hugo Schmitz.

In der normalen Mundhöhle findet man neben vielen anderen pathogenen und nicht pathogenen Keimen viele Spirochätenarten. Die Spirochaeta refringens, die Spirochaeta buccalis, die Spirochaeta dentium, die Spirochaeta trimerodonta und andere. In besonders großer Zahl sind diese Spirochäten bei gewissen Munderkrankungen nachweisbar, die man deswegen als sog. Mundspirochätosen bezeichnet. Es sind die Angina Plaut-Vincenti, die Gingivitis, die Stomatitis ulcerosa und mercurialis und die Alveolarpyorrhöe. Der bakteriologische Befund bei allen Mundspirochätosen ist derselbe. Es finden sich in Massen Spirochäten, fusiforme Stäbchen und vereinzelte pyogene Kokken bei den klinisch verschiedenen Krankheitsbildern. Es bestehen nun zwei grundlegende Meinungsverschiedenheiten über die Beziehungen der gefundenen Bakterien zu der Entstehung der sog. Mundspirochätosen. Während der eine Teil der Autoren das gehäufte Auftreten der genannten Mikroorganismen als sekundäres Moment ansieht, indem die Spirochäten erst zu wuchern beginnen, nachdem die Schutzvorrichtungen der Schleimhäute durch infektiöse Prozesse in ihrer Wirkung herabgesetzt sind, nehmen die anderen Autoren sie als ursächliche Faktoren für die Entstehung der Krankheiten an. Für die letzteren lag es nahe, das gegen die Spirochaeta pallida so bewährte Salvarsan im Kampfe auch gegen die Erkrankungen anzuwenden, und zwar entweder in Form der intravenösen Injektion oder der lokalen Anwendung von Salvarsan in Vaseline oder Glyzerinmischung. In der Literatur berichten viele namhafte Autoren von überaus günstigen Resultaten bei dieser Behandlungsart, die durch ihre tötende Wirkung auf die Spirochäten Heilung bringen soll. Diesen gegenüber treten sehr viele Stimmen in der Literatur, die durch Behandlung mit Salvarsan weder eine Abnahme der Spirochätenzahl, geschweige denn eine Besserung bei den Mundspirochätosen mit Ausnahme der Angina Plaut-Vincenti feststellen konnten. Bei der letzteren akuten Krankheit war übereinstimmend von einer Besserung durch die Salvarsantherapie berichtet. Vorübergehende Schmerzlinderung und Besserung bei den anderen Mundspirochätosen durch Salvarsan werden von ihnen auf die roburierende Kraft des Arsens zurückgeführt.

Bei den diesseits an den städtischen Krankenanstalten zu Dortmund angestellten Krontrollversuchen kam ich zu folgenden Schlüssen:

I. Salvarsan hat eine günstige Wirkung auf die Angina Plaut-Vincenti. In zwei Fällen waren nach **2** resp. **3** Spritzen Neosalvarsan alle Beschwerden und Erscheinungen verschwunden.

II. Bei der Gingivitis war keine Beeinflussung des Krankheitsbildes durch Salvarsan festzustellen. Das Nachlassen der Zahnfleischblutung ist auf die Entfernung des Zahnsteines zurückzuführen.

III. Bei der Stomatitis ulcerosa und mercurialis berichten die Patienten nach der ersten Injektion von Salvarsan über eine Hebung des Wohlbefindens und Abnahme der Schmerzen und Beschwerden, die auf die roburierende Kraft des Arsens zurückzuführen sind. Nach der zweiten und dritten Spritze traten dieselben Beschwerden wie vor der ersten Behandlung wieder auf. Das klinische Bild wurde in keiner Weise beeinflußt. Durch lokale Behandlung mit Chlorzink, Jodoformmilchsäurebrei, Chromsäure usw. wurden schnell Heilungen erzielt.

IV. Durch Salvarsan konnte bei Alveolarpyorrhöe in einem Fall nur eine vorübergehende Besserung der subjektiven Beschwerden festgestellt werden. Eine Abnahme der Eiterung und Festwerden von gelockerten Zähnen trat nicht ein. In beiden Fällen konnte bakteriologisch nur eine sehr geringe Abnahme der Spirochäten beobachtet werden.

Eine Verbesserung am künstlichen Nasenersatz.

Von

Julius Schwarzschild.

Der prothetische Verschluß von Defekten im Bereiche des Gesichts und der Gesichtsknochen wird auch von Zahnärzten seit der Mitte des vergangenen Jahrhunderts geübt, weil die Verarbeitung der in Betracht kommenden Materialien dem Zahnarzt vertraut ist. Durch die Vervollkommnung der chirurgischen Operationsmethoden und durch die Anwendung der Finsenschen Lichttherapie bei Lupus sind jedoch die dem Zahnarzt überwiesenen Arbeiten immer geringer geworden. Die Fälle beziehen sich meist auf kombinierte Prothesen der Nase und ihrer Umgebung, insbesondere bei Gaumendefekten. Zur Herstellung dieser Prothesen wurde meistens Kautschuk verwandt. Durch naturgetreue Färbung der Prothese wurde ein auch kosmetisch zufriedenstellendes Resultat erzielt. Die Befestigung erfolgte auf verschiedene Methoden. Insbesondere bei gleichzeitiger Zerstörung von Nase und hartem Gaumen konnte die Befestigung in Verbindung mit Obturatoren erfolgen. Außer mit Kautschuk wurde die Anfertigung künstlicher Nasen auch mit Zelluloid, Porzellan und Wachs versucht, jedoch führten alle diese Versuche nicht zum gewünschten Erfolg. Dieses ist zwar Hennig im großen und ganzen mit seiner Gelatinemasse gelungen; angeregt durch die guten Erfolge von Hennig, hat Zinsser nach vielen Versuchen eine Masse gefunden, die der Hennigschen Gelatinemasse nicht nur gleichwertig, sondern ihr in vielen Punkten überlegen und besonders wegen der Billigkeit der Herstellung und Einfachheit der Verwendung für den Patienten die Hennigsche Masse bei weitem übertrifft. Bei diesen Gelatinenasen kam es vor, daß das Nasensekret zwischen Nase und Haut abfloß, so daß die Prothese sich löste. Es mußte ein fester röhrenförmiger Verschluß des Defekts gefunden werden, so daß das Sekret gezwungen war, durch die Nasenlöcher abzufließen. Es gelang nach längeren Versuchen, ein Röhrchen aus weichbleibendem Kautschuk herzustellen, das den Anforderungen entsprach. Es wurde ein Abdruck vom Defekt hergestellt, das Modell wurde verkleinert, drei- bis viermal in flüssiges Wachs getaucht, so daß ein gleichmäßiger Wachsüberzug entstand. Gipsmodell mit Wachsüberzug werden in eine Küvette eingebettet und ein Gegenmodell gegossen. Nachdem das Wachs mit heißem Wasser ausgebrüht ist, wird der entstandene Hohlraum mit weichbleibendem Kautschuk gestopft und alsbald vulkanisiert. Um dem so hergestellten Kautschukröhrchen im Nasendefekt einen ausreichenden Halt zu geben, werden je nach Lage des Defekts zwei Zapfen oben und seitlich angebracht, die in den Defekt hineinragen. Um das Röhrchen leicht in die Gelatinenase einführen zu können, ist es zweckmäßig, ein gleichartiges Metallröhrchen zu gießen. Dieses wird erhitzt und als Stempel in die künstliche Nase eingepreßt. In den so entstandenen Hohlraum wird das Kautschukröhrchen eingesetzt und mit der Gelatinenase verschmolzen.

Das Röhrchen aus weichbleibendem Kautschuk trägt am Anfang des Abflußrohres ringsum eine wallartige Verdickung. Da das Röhrchen 1—2 mm größer ist als das Lumen des Defektes, so liegt dasselbe dem Defektrande an, ohne ihn zu reizen. Der wallartige Rand des Röhrchens, der innerhalb des Defektes liegt, wirkt gleichsam als hohler Knopf und führt einen vollkommen luftdichten Abschluß zwischen Defekt und Röhrchen herbei. Das Sekret ist nunmehr gezwungen, seinen Weg durch das Röhrchen zu nehmen. Ein seitliches Abfließen ist vollkommen ausgeschlossen. Die letzten Nachteile, die die aus Gelatine hergestellte Nase noch aufzuweisen hatte, sind somit durch die hier geschilderte Verbesserung beseitigt.

Aus der Hautklinik (Prof. Dr. Zinsser).

Die Beziehungen der Plaut-Vincentischen Angina zur Stomatitis ulcerosa.

Von

Josef Ulbrich.

Im Jahre 1894 fanden Plaut, später Vincenti, bei der mikroskopischen Untersuchung der Angina pseudo-diphtheritica Spirochäten und fusiforme Bazillen, die er als die spezifischen Erreger dieser Erkrankung anzusehen glaubte. In den letzten Jahren nun hat das epidemische und endemische Auftreten einer Zahnfleischentzündung, der Stomatitis ulcerosa, die Aufmerksamkeit vieler Bakteriologen auf sich gezogen. Die von ihnen angestellten mikroskopischen Untersuchungen haben in fast allen Fällen die beiden Mikroorganismen, die von Plaut und Vincenti als Erreger der nach ihnen benannten Angina bezeichnet wurden, in Symbiose, und zwar in überwiegender Menge ergeben. Die mitgeteilten Beobachtungen hierüber waren so übereinstimmend, daß kein Zweifel mehr sein konnte, daß die Plaut-Vincentische Angina als morbus sui generis nicht mehr anzusehen sei. Man nahm gegen die heute noch vielfach herrschende Anschauung, daß die Plaut-Vincentische Angina eine spezifische Tonsillenerkrankung sei, Stellung, weil 1. die Erkrankung von den Tonsillen auf die Umgebung fortschreite, 2. die verschiedensten Stellen der Mundschleimhaut neben den Gaumenmandeln gleichzeitig miterkrankt seien, 3. die Tonsillen gar nicht befallen seien und die typischen Ulzerationen nur an der Mundschleimhaut zu finden seien. Man faßt deshalb alle diese ulzerösen Entzündungsformen der Mund- und Rachenschleimhaut, bei denen in den meisten Fällen Spirochäten und fusiforme Bazillen gefunden wurden, unter der Bezeichnung Stomatitis ulcerosa Plaut-Vencenti zusammen.

Ich komme nun zu meinen eigenen Untersuchungen, die sich in der Hauptsache auf die Stomatitis ulcerosa erstreckten. Ich habe 20 Fälle untersucht. Davon waren mir 12 Fälle in dankenswerter Weise aus der Dermatologischen Klinik Köln zur Verfügung gestellt worden, und 8 Fälle habe ich in meiner eigenen Praxis behandelt.. Alle diese Fälle zeigten stets Spirochäten und fusiforme Bazillen in überwiegender Menge, vereinzelt auch Streptokokken und Staphylokokken. In 3 Fällen sah ich eine Mitbeteiligung der Tonsillen, 2 Fälle zeigten die Ulzerationen nur auf den Tonsillen, die übrigen eine Lokalisation am Zahnfleisch und an der Wangenschleimhaut mit Ausschluß der Gaumenmandeln.

Auf Grund dieser von mir gemachten Beobachtungen kann es keinem Zweifel mehr unterliegen, daß die Spirochäten und fusiformen Bazillen bei ulzerösen Erscheinungen der Mundschleimhaut, insbesondere der Stomatitis ulcerosa, prädominierende Stellung einnehmen, und daß die Plaut-Vincentische Angina als morbus sui generis nicht mehr aufzufassen ist. Man kann heute von einer ätiologisch einheitlichen Gruppe von ulzero-membranösen Erkrankungen der Mundschleimhaut, die durch die spirochäto-fusiforme Symbiose bedingt sind, sprechen.

Über die Pathogenität gehen die Ansichten noch sehr auseinander. Manche Autoren glauben, daß beide Mikroorganismen zusammen, die ja auch die normale Mundhöhle bewohnen, unter besonderen Bedingungen pathogen werden können, wozu eine Herabsetzung der Vitalität der Gewebe durch allgemeine konstitutionelle Schädigungen, Trauma, Krankheiten und Mischinfektion zu rechnen wäre. Andere sprechen nur einer Art von beiden Mikroorganismen die aktive Bedeutung am pathologischen Prozeß zu.

Um die Frage der Pathogenität zu bejahen, fehlen bis heute noch die Tierversuche durch Einimpfung einer Reinkultur, die zwar schon angestellt worden sind, aber noch keinen positiven Ausfall gebracht haben. Ich stehe auf dem Standpunkt, daß lokale und konstitutionelle Einflüsse als primäre Ursache notwendig sind. Diese bringen in der Mundhöhle den Epithelverlust zustande, der den Plaut-Vincentischen Keimen den Boden für ihre Ansiedlung und Vermehrung gibt. Beide Bakterien müssen dann pathogene Wirkung haben, und zwar in Symbiose. Aus dem Ergebnis meiner Untersuchungen über die Stomatitis ulcerosa, nämlich, daß in fast allen Fällen die Spirochäten und fusiformen Bazillen gemeinsam angetroffen wurden, daß dieselben in überwiegender Menge gefunden wurden und die anderen Bakterien daneben nur als Begleiter anzusehen sind, ziehe ich den Schluß, daß die Plaut-Vincentische Angina als eine Lokalisation der Stomatitis ulcerosa auf den Tonsillen aufzufassen ist bzw. die Stomatitis ulcerosa mit der Angina Plaut-Vincenti identisch ist.

Aus der Hautklinik (Prof. Dr. Zinsser).

Psorospermosis des Mundes.

Von

Karl Vallender.

Die Psorospermosis ist eine seit dem Jahre 1888 durch Darier genauer bekannte Hauterkrankung. Wenn sie schon als solche nicht allzu häufig anzutreffen ist, so verdient jeder noch viel seltenere Fall, in welchem ihre Erscheinungen auf die mukösen Gebilde in der Mundhöhle übergreifen, eingehende Betrachtung und Würdigung, die nicht zuletzt auch den Zahnarzt interessiert.

In der Universitäts-Hautklinik in Köln sind im Laufe der letzten Jahre 7 Fälle der Darierschen Krankheit zur Beobachtung gelangt. Von diesen zeigte jedoch nur einer Erscheinungen in der Mundhöhle. Diese seien im folgenden wiedergegeben.

Befund vom 3. 2. 1921. Im Gesicht ist die Verhornung jetzt fast vollkommen zusammenhängend. Normale Haut sieht man nirgends. Besonders dicke Hornauflagerungen finden sich beiderseits unter den Augen, auf den Jochbeinen und auf der Nasenspitze. Das äußere Lippenrot ist blaß, etwas runzelig und leicht schuppend. Die Schleimhäute der Lippen und Wangen nehmen an diesem Prozeß nicht teil. Es finden sich nur auf der Wangenschleimhaut links eine Gruppe von 4—5 stecknadelkopfgroßer, grau-weißlicher Knötchen. Die Schleimhaut des harten Gaumens ist deutlich verändert, am intensivsten unmittelbar hinter der Zahnreihe. An der Grenze zwischen hartem und weichem Gaumen geht die veränderte Partie in scharfer Linie in normale sogar etwas abnorme blasse Schleimhaut über. Im Bereich der Veränderung ist die Schleimhaut intensiv gerötet, und zwar etwas fleckig. Die Oberfläche ist deutlich höckerig. Auf der Höhe einzelner Höcker ist die Schleimhaut von grauer durchscheinender Farbe. Es handelt sich offenbar um eine Verdickung und Verhornung des Epithels, ganz analog dem Prozeß auf der äußeren Haut. Ähnlich verändert ist die Zunge. Ihre Oberfläche ist von mehrfachen, netzförmig angeordneten Furchen durchzogen, besonders in der Mitte, während der Rand ziemlich glatt ist. Auch hier finden sich teils auf dem durch die Furchen gebildeten Papillen, teils auch in den Furchen eine deutliche graue Epithelverdickung, die sich nicht abwischen läßt. Hinten ist die Veränderung der Zunge die gleiche. Die Papillae circumvallatae sind nicht besonders ausgeprägt. Die Unterseite der Zunge erscheint ganz normal, ebenso der Mundboden. Weicher Gaumen, Gaumensegel,

Uvula sind wohl etwas blasser als normal, von wenigen Adern durchzogen. Subjektiv hat Patient im Munde keine Beschwerden. Er kann selbst Schwarzbrot und andere rauhe Nahrungsmittel genießen.

Die mikroskopische Untersuchung eines vom harten Gaumen abgeschabten Gewebsfetzens ergibt zunächst ein dichtes Geflecht von Soorpilzen, ferner zahlreiche, große, runde Epithelzellen mit großem kernigen Zelleinschlusse. Kerndegenerationen und psorospermienartige Gebilde finden sich nicht.

Erhaltene Ptyalin-Reaktion konnte ich deutlich nachweisen. Der Speichel dagegen zeigte zu allen Zeiten stärker oder schwächer saure Reaktion, nie Alkaleszenz.

Differentialdiagnostisch in Betracht kommende Hautleiden, die ebenfalls auf die Mundhöhle übergreifen können, sind: Lichen ruber planus, Ichthyosis, Lupus erythematosus, Leukoplakie und die Lingua nigra. Die verhältnismäßig schwere Unterscheidung der Erscheinungen in der Mundhöhle wird wesentlich erleichtert durch die Betrachtung der erkrankten Hautpartien des Körpers, wozu als unterstützende Momente histologische Untersuchung, chemisch-physikalische Diagnostik und therapeutische Beeinflussung kommen.

Die Psorospermosis follicularis vegetans gehört zu den familiären, eminent chronischen Leiden, die immer nur einzelne Mitglieder befallen, ohne bestimmte Gesetze darin erkennen zu lassen. Die Ätiologie ist auch heute noch unbekannt. Sicher ist dagegen, daß sie nicht zu den übertragbaren Krankheiten gehört.

Trotz Beachtung, die sie wissenschaftlich verdient, gibt die Krankheit somit keine Kontraindikation gegen zahnärztliche Eingriffe und verlangt keine speziellen darauf Bedacht nehmenden Maßnahmen.

Aus der Klinik für Hals-, Nasen- und Ohrenkrankheiten
(Prof. Dr. Preysing).

Ein Fall von Zahnzyste, klinisch ein Karzinom der Oberkieferhöhle vortäuschend.

Von

Heinrich Both.

In der Klinik von Herrn Prof. Dr. Preysing kam ein Fall von Zahnzyste zur Behandlung, der klinisch ein Karzinom der Oberkieferhöhle vortäuschte. Erst die Operation ergab eine Zyste, die in die Oberkieferhöhle hineingewachsen war.

Man unterscheidet zwei große Gruppen von Zahnzysten: die follikulären und radikulären. Die follikulären Zysten kommen meist im Unterkiefer, hauptsächlich in der Molarengegend vor und treten klinisch von der zweiten Dentition bis in das mittlere Alter in die Erscheinung. Im Inneren dieser Zyste befindet sich meistens ein mit der Krone in das Zysteninnere gerichteter, mehr oder weniger gut ausgebildeter Zahn. Als Ursache der Follikelzystenbildung sind mißgebildete, verlagerte oder überzählige Zähne anzusehen. Die Follikularzysten sind als absolut gutartig zu bezeichnen.

Die Zahnwurzelzyste ist klinisch der Follikularzyste sehr ähnlich; sie unterscheidet sich 1. durch ihr relativ rascheres Wachstum, 2. ihren Prädilektionssitz im Oberkiefer, 3. Erscheinen in meist mittlerem und höherem Alter, 4. durch ihr viel häufigeres Vorkommen. Genetisch aber ist ein grundsätzlicher Unterschied. Die radikulären Zysten sind als ein besonderer Folgezustand der chronischen Wurzelhautentzündung aufzufassen, die man im Bereiche der Zahnwurzeln findet. Irgendwelche Zahngebilde fehlen in der Wurzelzyste. Sie machen erst dann Beschwerden, wenn sie entweder durch eine akute Infektion vereitern oder sehr groß geworden sind. Sie können auch in die Oberkieferhöhle hineinwachsen, wie in dem geschilderten Falle. Differentialdiagnostisch kommen von gutartigen Tumoren: Parulis, die chronische Periodontitis, Antrumempyem, ferner Adamantinome und Odontome in Betracht. Von den malignen Tumoren kommen hauptsächlich Karzinom und Sarkom in Frage. Die Prognose der Zysten ist im allgemeinen günstig, die Therapie bei beiden Arten eine operative. Bei kleineren Zysten wird die Radikaloperation nach Partsch, bei welcher die Zystenhöhle durch möglichst ausgedehnte Entfernung ihrer Wand in eine Nebenbucht der Mundhöhle umgewandelt wird, ausgeführt. Größere

Zysten, namentlich solche, wie in unserem Falle, werden am besten durch die Radikaloperation nach Preysing ausgeführt, die in breiter Resektion von der Fossa canina aus, Ausräumung des Zystenbalges und breiter Resektion der nasalen Wand besteht, wodurch eine große Öffnung zum mittleren und unteren Nasengang geschaffen wird. Selbstverständlich müssen die schuldigen Wurzeln entfernt werden. Die ganze Wundhöhle wird austamponiert und die Tamponade durch die Nase herausgeleitet. Die Operationswunde wird im Munde vernäht. Die Heilung erfolgt stets per primam.

Aus der Klinik für Nasen-, Ohren- und Kehlkopfkrankheiten
(Prof. Dr. Preysing).

Erkrankungen dentalen Ursprungs im Sinus maxillaris.

Von
Michael Herfs.

Über die Anatomie des Sinus maxillaris und besonders die Beziehungen der Zähne zur Kieferhöhle selbst hat Verfasser in der Literatur die übereinstimmende Ansicht vorgefunden, daß lediglich die Wurzeln der Prämolaren und des ersten und zweiten Molaren mit ihren Spitzen in Beziehungen zur Kieferhöhle stehen können. Demgegenüber wird jedoch auf die in der Arbeit beigefügte Abbildung hingewiesen, die das Präparat einer Kieferhöhle darstellt, gegen deren Boden deutlich noch das Anstoßen der Wurzeln des Eck- und Weisheitszahnes zu erkennen ist.

Typisch für die dentalen empyematischen Erkrankungen der Kieferhöhle ist die ausschließliche Erkrankung der Kieferhöhlenschleimhaut und die Nichtbeteiligung des Knochens, da die Verbindung zwischen Schleimhaut und Höhle selbst, sowohl gefäßig als auch gewebig, nur sehr lose besteht.

Das Kieferhöhlenempyem dentalen Ursprungs ist ätiologisch in drei Gruppen zu teilen:

I. Die empyematischen Erkrankungen:

a) Überleitung der Entzündung der Wurzelhaut, besonders der chronischen Formen, auf die Schleimhaut der Kieferhöhle entweder durch direktes Hineinwandern der Entzündungsprodukte bei bestehender Kommunikation, oder nach Zerstörung der trennenden Knochenwand durch entzündliche Prozesse;

b) Fortleiten der Entzündung, verursacht durch dislozierte Zähne, innerhalb des Knochens in der Nähe des Sinus maxillaris, mit nachfolgender Einschmelzung der knöchernen Substanz und Überleitung der Entzündung auf die Kieferhöhlenschleimhaut.

II. Die zystösen Erkrankungen:

a) Umwandlung eines durch chronische Periodontitis entstandenen Granuloms zur Zyste und Hineinwachsen derselben in das Antrum (radikuläre Zyste in der Kieferhöhle);

b) Bestehen einer follikulären Zyste, Ausbreitung derselben und ebensolches Hineinwachsen in die Kieferhöhle, nach Druckschwund des die Kieferhöhle umgebenden Knochens.

Eine Unterabteilung dieser beiden Gruppen bildet die nachträgliche eitrige Infektion des Zysteninhaltes.

III. Üble Zufälle, hierzu gehören:

1. Die unbeabsichtigte Eröffnung der Kieferhöhle bei Extraktion und Wurzelspitzenresektion.
2. Hineingelangen von Zahnwurzeln bzw. Frakturstücken in die Kieferhöhle bei Extraktion und Schußverletzungen;
3. Überführen von Fremdkörpern in die Kieferhöhle durch den Wurzelkanal bei Behandlung und Füllung desselben, wenn eine Kommunikation desselben mit der Kieferhöhle besteht, und Durchpressen infektiösen Zerfallmaterials der abgestorbenen Pulpa durch das Foramen apicale.

Die empyematischen Entzündungen der Kieferhöhlen dentalen Ursprungs treten im allgemeinen als katarrhalisch eitrige Entzündungen der Kieferhöhlenschleimhaut auf.

Die zystösen Erkrankungen der Kieferhöhlen verlaufen im allgemeinen reaktionslos.

Die pathologisch anatomischen Veränderungen der Kieferhöhlenschleimhaut bei Empyemen bieten keine besonderen prägnanten Merkmale und unterscheiden sich nicht wesentlich von denen, wie wir sie bei eitrigen Entzündungen der anderen Schleimhäute beobachteten. Bei Stagnation des Eiters innerhalb der Kieferhöhle kommt durch die Wasserverdunstung eine Verdickung bis zur flockigen Konsistenz in Frage.

Charakteristisch für die zystösen Erkrankungen der Kieferhöhle ist die verdrängende Tendenz der sich ausbreitenden Zyste, wo durch Druckschwund des die Kieferhöhle umrahmenden Knochens dieser stellenweise beseitigt wird und die Zyste aus der Kieferhöhle herauswachsen kann.

Die empyematischen Erkrankungen der Kieferhöhlenschleimhaut kennzeichnen sich durch eitrigen Ausfluß aus der Nase mit meist erheblichen Schmerzen, die zystösen im vorgeschrittenen Stadium durch Vorwölbung der fazialen Wand, wobei jedoch bei eitriger Infektion des Zysteninhaltes und Durchbruch des letzteren nach der Kieferhöhle zu die Symptome der empyematischen Erkrankungen zu gleicher Zeit bestehen können.

Diagnostisch kommen als Hilfsmittel Probespülung, Durchleuchtung und Röntgenfilm in Frage.

Therapeutisch käme in leichteren Fällen die intranasale Behandlung mit Durchspülung der Kieferhöhle durch den meatus semilunaris in Frage.

Bei zu geringer Durchlässigkeit ist die operative Erweiterung erforderlich.

Alle anderen ausgiebig bestehenden eitrigen Katarrhe sowie die zystösen Erkrankungen des Sinus bedingen die Eröffnung der Kieferhöhle vom Munde her.

Die Eröffnung vom Alveolarfortsatz nach Cooper nach eventueller Extraktion eines Zahnes ist heute allgemein verlassen und durch die Methode der Eröffnung von der Fossa canina aus ersetzt worden. Die Vorzüge der größeren Übersichtlichkeit, der besseren Beseitigung der Entzündungsprodukte und der Feststellung des Grades der Veränderung der Kieferhöhlenschleimhaut oder des eventuellen Bestehens von Zysten innerhalb der Kieferhöhle leuchtet ohne weiteres ein.

Über die Technik der Operationen bei eitrigen Katarrhen oder bestehenden Zysten herrschen, abgesehen von der Einmütigkeit der Eröffnung von der Fossa canina aus, die verschiedensten Ansichten seitens der Rhinologen. Man wird Preysing zustimmen müssen, sich erst intra operationem nach der Lage des jeweiligen Falles über die anzuwendende Methode klar zu werden.

Verfasser glaubt gerade als Zahnarzt besonders darauf hinweisen zu müssen, daß eine große Zahl von Empyemen der Kieferhöhle, soweit sie dentalen Ursprungs sind, gerade in ätiologischer Beziehung verkannt werden, und hält ein enges Zusammenarbeiten bei Grenzfällen für unerläßlich.

Aus der Klinik für Nasen-, Ohren- und Kehlkopfkrankheiten
(Prof. Dr. Preysing).

Oberkieferempyeme dentalen Ursprungs.

Von

Thomas Swit.

Die Ansichten über das Zahlenverhältnis der Empyeme dentalen Ursprungs zu solchen nasaler Genese ist auf Grund langer und eingehender Studien heute dahin entschieden, daß etwa 5 Proz. der Empyeme auf dentale Ursachen zurückgeführt werden. Zuckerkandl und Hajek nehmen 5—10 Proz. an. Ein äußerst wichtiger Anhaltspunkt dafür, ob die Oberkieferhöhle mit eingedrungenen Schädlichkeiten ohne Eingriff von außen fertig wird, liegt in der topographischen Lage ihrer Ostien; daneben sprechen mit: Zweiteilung der Höhle, die nicht allzu selten beobachtet wird und große Ausbuchtungen (Sinus alveolaris und Sinus palatinus). Als ätiologisches Moment für ein dentales Empyem kommt in Betracht:

1. akute, und in erster Linie chronische Periodontitis;
2. Zysten, sowohl heterotope, follikuläre als auch Wurzelzysten;
3. retinierte Zähne;
4. Fremdkörper, worunter auch abgebrochene Wurzelspitzen zu rechnen sind, die bei Extraktionsversuchen in das Antrum hineingestoßen werden, abgebrochene Nervnadeln, Verschlußzapfen, Stifte und Teile von Prothesen, die zur Abdeckung der Gaumendefekte in Kommunikation mit der Oberkieferhöhle dienen sollten u. dgl.

Die Erreger können in die Oberkieferhöhle gelangen

1. auf dem Wege der Einschmelzung oder Verdrängens der Zwischenwand (Granulome, Zysten),
2. auf dem sehr ausgedehnten Netzwege der Blut- und Nervenversorgung der oberen Zähne vom Boden der Oberkieferhöhle aus.

Dabei können direkte offene Verbindungen entstehen; die Erreger können noch gerade nachweisbaren Fistelgängen folgen; ein sicherer Beweis für die Verschleppung der Keime auf dem Blutwege wird allerdings nur durch das Mikroskop am frischen Knochenschnitt erbracht werden können. Auch frei in das Antrum ragende Wurzelspitzen sind unter normalen Verhältnissen immer mit der Schleimhaut der Oberkieferhöhle bedeckt.

Bei Stellung der Differentialdiagnose, ob nasales oder dentales Empyem, müßte, will man sicher gehen, ein Röntgenbild zur Verfügung stehen. Dann wird man auch die Fälle von Empyemen, die nach granulierender Periodontitis solcher Zähne entstanden, deren Pulpa unter Silikatfüllung älteren Datums (Arsen-Beimengungen) oder nach Überlastungs-Periodontitis abgestorben sind, sicher auf ihre dentale Genese zurückführen können. Hierhin gehörend hat Hajek in der Wiener Medizinischen Wochenschrift vier interessante Fälle beschrieben, die nur nach gründlichster Untersuchung der scheinbar tadellosen Zähne doch auf diese in ihrer Entstehung zurückzuführen waren, ein Fingerzeig, die Diagnose, ob dentales oder nasales Empyem, nur per exclusionem zu stellen. Weiteres Hilfsmittel für die Diagnose ist die Durchleuchtung der Oberkieferhöhle, die aber nur dann als sicherer Anhaltspunkt nach Hajek zu bewerten sei, wenn die Orbitalflächen (als die einzig stetigen Flächen der Höhle) als Vergleichspunkte herangezogen werden. Probeausspülungen geben sicheren Anhaltspunkt für den Oberkieferhöhlen-Inhalt. Vorgenommen wird sie am besten durch ein Ostium accessorium, deren Technik aber wegen der manchmal sehr schwierigen topographischen Verhältnisse große Übung verlangt. Zahnärzte punktieren die Oberkieferhöhle von der Fossa canina aus mittels Troikarts und nachfolgender Sekretansaugung. Die konservativen Behandlungsmethoden der Empyeme werden bei solchen dentalen Ursprungs deshalb nicht zum Ziele führen, weil hiermit der Nachschub für die Erreger nicht beseitigt werden kann. Die früher vielfach geübte Cowpersche Methode hat entschiedene Nachteile:

1. Unübersichtlichkeit der Höhle;
2. Bestehenbleibende Verbindung zwischen Mund und Oberkieferhöhle, damit stets Nachdringen von neuen Infektionskeimen;
3. Entstehung von Reiz-Granulationen infolge des Verschlußzapfens; nachher erforderliche, aber sehr schwierig auszuführende Plastik;
4. eine regelmäßige und doch nötige Fortsetzung der Spülung ist in den allermeisten Fällen nicht möglich.

Die ideale Operationsmethode muß zum Ziele haben: Unbedingten Verschluß der Oberkieferhöhle nach dem Munde zu, möglichst freie Abflußmöglichkeit des Sekrets nach der Nase hin durch eine künstlich angelegte Öffnung an der tiefsten Stelle der Oberkieferhöhle. Daneben natürlich freier Einblick in die Höhle selbst. Dieses wird erreicht durch die Caldwell-Lucsche und Denkersche Operationsmethode.

Die Heilresultate nach Radikaloperation und Entfernung der Ursache sind als äußerst günstig anzusehen.

Aus dem Hygienischen Institut (Prof. Dr. Müller).

Bleivergiftungen.

Von

Arthur Dierking.

Schon den alten Griechen und Römern war die giftige Wirkung des Bleies auf den menschlichen Körper bekannt. Erst in der neuen Zeit hat sich die Ansicht bei fast allen Forschern durchgerungen, daß die Aufnahme des Bleies durch den Magen und Darm erfolgt, während die giftige Wirkung der Bleidämpfe auf dem Atmungswege eine untergeordnete Rolle spielt. Als erstes und wichtigstes Symptom der Bleivergiftung kommt die „Stomatitis saturnina“ in Betracht. Am Bleisaum erkennt sowohl der Arzt wie der Forscher in erster Linie schon die beginnende Bleivergiftung, noch bevor die eigentliche Bleivergiftung sich an den übrigen Organen des Körpers geltend macht. Über die Entstehung dieses so überaus wichtigen Bleisaumes am Zahnfleisch haben sich die Ansichten in den letzten Jahrhunderten stark geändert. Während man früher glaubte, daß es sich um eine Auflagerung von Blei, das in der Mundhöhle aufgenommen wurde, handelte, haben uns die Forschungen der letzten Jahrzehnte davon überzeugt, daß der Bleisaum durch eine Ablagerung von Blei entsteht, das vom Magen aus resorbiert und mit dem Blute in die Kapillaren des Zahnfleisches geführt wird. Für die Schwere der Bleivergiftung bietet der Bleisaum keine Anhaltspunkte. Am zahnlosen Kiefer entsteht auch bei Bleikranken kein Bleisaum. Jedoch können erkrankte Stellen des Zahnfleisches und der Zähne auch eine Eingangspforte für das Blei bilden. So sind Fälle bekannt, wo durch kariöse Zähne — durch die Pulpa — eine schwere Stomatitis saturnina entstanden ist. Es ist daher von größter Wichtigkeit, daß die Mundhöhle und ihre Gebilde bei allen Arbeitern der Bleibetriebe besonders gut gepflegt und gesund erhalten werden und der Zustand derselben nicht allein durch einen Arzt, sondern auch durch einen Zahnarzt regelmäßig überwacht wird. Eine schädigende Einwirkung des Bleies auf das Wachstum der Zähne ist bisher nirgends beobachtet, da der Arbeiter erst Gelegenheit hat, sich nach der zweiten Dentition eine Bleivergiftung zuzuziehen. Auch durch Genuß von Wasser aus Bleirohren, durch Gebrauch von Zahnpasten aus bleihaltigen Tuben und durch bleihaltige Trinkgefäße sind Vergiftungen nachgewiesen. Die Erkennung der ersten und wichtigsten Symptome der Bleivergiftung ist dem Zahnarzt noch eher möglich als dem Arzt. Er kann bei frühzeitiger Erkennung beginnender Fälle den Patienten in ärztliche Behandlung überweisen und schlimmeren Folgen vorbeugen.

Aus dem Hygienischen Institut (Prof. Dr. Müller).

Über Ernährung, Mund und Zähne einiger Balkanvölker.

Von

Victor v. Donat.

Das Ergebnis meiner Ausführungen spricht dafür, daß man zu der Erkenntnis kommen muß, daß die ursprüngliche Europäerkrankheit, Zahnkaries, sich auf alle Völker der Erde ausdehnen wird. Einfachere und jüngere Völker als wir, wie die Balkanvölker, fangen auch schon an, unter der Zahnfäule und ihren verschiedenen Folgen zu leiden. Die Ursachen sind Verkleinerung der Kiefer und die immer gekünstelter werdende Ernährungsweise. Dazu kommt der Mangel jeder Mundhygiene, auch da, wo sie schon dringend notwendig wäre. Nicht unmöglich wäre auch eine Einwirkung, wenn auch nur eine mittelbare, der auf dem Balkan endemischen Syphilis.

Für uns wäre aus der Arbeit wieder der Mahnruf zu entnehmen, die Zahnfäule in ihren allerersten Anfängen am Kinde sofort zu bekämpfen. Daß die Zähne immer weniger Platz im Kiefer bekommen, daß dadurch eine Grundbedingung für die Zahnkaries gegeben ist, müssen wir mit Resignation aufnehmen. Jedenfalls aber ist die Zahnheilkunde berufen, im Laufe kommender Zeiten weiter ihre wichtige Aufgabe zu verfolgen, die Eingangspforte zum menschlichen Körper, den Mund, mit allen ihren Mitteln auszuheilen oder gesund zu erhalten. Dem Kleinerwerden der Kieferbögen, dem die Zähne so schnell nicht folgen, wäre in dringenden Fällen die Zange ein heilsames Gegenmittel. Wie das mit den Lehren von der Okklusion und mit der Orthodontik in Einklang zu bringen sein wird, muß noch weitere Forschung lehren.

Aus dem Hygienischen Institut (Prof. Dr. Müller).

Die keimwidrigen oligodynamischen Wirkungen der Zahnfüllungen.

Von

Friedrich Wilhelm Janssen.

Zur Lösung der Frage nach der Einwirkung der Füllungsmaterialien der Zähne auf das Wachstum der Bakterien wurde zwecks Prüfung und Isolierung der Einzelwirkung der zu Füllungszwecken verwendeten Materialien der Weg experimenteller Untersuchung eingeschlagen.

Es wurde festgestellt, daß die von Miller und von Behring aufgestellten Sätze über die keimwidrigen Eigenschaften gewisser Füllungsmaterialien auch heute noch von grundsätzlicher Bedeutung sind.

Es wurde von mir nachgeprüft bzw. neugeprüft:

1. Gold-Zylinder (Pellets) im geglühten und ungeglühten Zustande,
2. Plattengold,
3. Gold-Amalgam,
4. Silber-Amalgam,
5. Kupfer-Amalgam,
6. Phosphat und Silikatzemente.

Die Versuchsanordnung war folgende: Auf Agarnährböden, die auf Petri-Schalen ausgegossen waren, wurden nach dem Erstarren Stückchen von den zu untersuchenden Materialien gelegt. Die Schalen wurden 48 Stunden lang in den Brutschrank gestellt, dann mit einer Kultur von Bac. prodigiosus besprüht und 5 Tage in der Zimmerwärme gelassen.

Die Ergebnisse waren folgende:

1. Gold-Zylinder (Pellets) geglüht und ungeglüht.	Starke keimfreie Eigenschaft. Der bakterienfreie Hof hatte einen Durchmesser von ungefähr $^1/_2$ cm.
2. Plattengold (gewalzt) geglüht und ungeglüht.	Wie zu 1.
3. Gold-Amalgam.	Nur in ganz frischem Zustand schwach sichtbare Beeinflussung des Wachstums.

4. Silber-Amalgam.	Keine sichtbare Beeinflussung des Wachstums, die Kolonien erreichen ungehemmt den Rand.
5. Kupfer-Amalgam.	Großer keimfreier Hof von gleichmäßiger Begrenzung um das Metall.
6. Phosphat und Silikatzemente.	Keine sichtbare Beeinflussung des Wachstums.

Den zu Füllungszwecken verwendeten Metallen und Metallverbindungen kommt eine experimentell nachgewiesene keimwidrige oligodynamische Wirkung zu. An erster Stelle steht das Kupfer-Amalgam, dann Gold und Gold-Amalgam.

Eine bakterienfeindliche Wirkung von Phosphat und Silikatzementen konnte nicht nachgewiesen werden.

Aus dem Hygienischen Institut (Prof. Dr. Müller).

Die Tröpfcheninfektion im zahnärztlichen Sprechzimmer.

Von

Johannes Lindt.

Die Mundhöhle des Menschen, des gesunden sowohl wie des kranken, beherbergt zahllose Mikroorganismen, auch solche pathogener Art, da diese Lebewesen in ihr die günstigsten Lebens- und Fortpflanzungsbedingungen finden.

Ein sehr großer Teil dieser Keime verläßt beim Sprechen, Husten, Niesen, Räuspern usw. die Mundhöhle wieder in Form von Tröpfchen.

Auf die Möglichkeit der Übertragung von Krankheitskeimen auf diese Weise (Tröpfcheninfektion) wies zunächst der Breslauer Hygieniker Flügge hin. Er und seine Schüler — Heymann, Laschtschenko und Königer — stellten in dieser Hinsicht interessante Versuche an.

Die Art und Weise der Aussprache, das mehr oder minder laute Sprechen, Husten und Niesen, Sprachlähmungen, Anomalien der bei der Sprachbildung beteiligten Partien — Hasenscharten, Wolfsrachen, fehlende Schneidezähne — üben einen starken Einfluß auf die Art und Größe der Tröpfchenbildung aus.

Die Infektionsgefahr durch Tröpfchen ist im zahnärztlichen Sprechzimmer sowohl für den Zahnkranken, der während der Behandlung den Mund fast stets offen halten muß, wie für den Zahnarzt, dem der Patient bei seiner Tätigkeit so oft direkt ins Gesicht hinein spricht, hustet und schreit, besonders groß.

Der Zahnarzt und der Patient brauchen bei einer etwaigen Infektion selbst nicht zu erkranken, können aber trotzdem als sogenannte Keimträger zu einer Gefahr für ihre Umgebung werden.

Bei der Tuberkulose, Pneumonie und Influenza ist die Tröpfcheninfektion der typische Infektionsmodus; andere Krankheiten — Diphtherie, Meningitis, Keuchhusten, Masern, Scharlach und vielleicht Syphilis — können so übertragen werden.

Die Tröpfcheninfektion kann auch auf indirektem Wege erfolgen.

Das ausgehustete Tröpfchen trocknet auf dem Boden, oder wo es sonst seinen Ruhepunkt gefunden hat, ein. Die in ihm enthaltenen Bakterien können dann durch mechanische Einwirkungen losgelöst und von anderen Personen eingeatmet werden. (Tuberkulose.)

Die Hygiene lehrt uns, die Gefahr der Tröpfcheninfektion nach Möglichkeit zu vermeiden. Für den Zahnarzt sollte es selbstverständlich sein, bei der Ausübung seines Berufes möglichst wenig zu sprechen und nicht unnötig nahe an den Patienten heranzugehen.

Schutzschleier und Schutzmasken, deren es eine große Anzahl gibt, sind als Abwehrmittel unter Umständen empfehlenswert.

Die von Hübener und Eichentopf eingeführten Schutzmasken sind näher beschrieben.

Sauberkeit im zahnärztlichen Sprechzimmer, Verbannung aller überflüssigen Gegenstände daraus, peinlichste Reinlichkeit des Zahnarztes selbst sind unbedingt erforderlich.

Ein unsauber gehaltener Mund und ein mangelhafter Zustand des Gebisses bilden eine stete Infektionsgefahr.

Die zahnärztliche Therapie muß also darauf gerichtet sein, geordnete und saubere Mundverhältnisse herzustellen, da dadurch die Bakterienzahl und somit die Infektionsmöglichkeit bedeutend verringert wird.

Versuche Guttmanns, der erst Patienten mit ungepflegten, dann mit gepflegten bzw. saniertem Munde gegen Agarplatten sprechen ließ, zeigten deutlich den großen Unterschied in der Anzahl der Bakterien.

Durch seine berufliche Tätigkeit kann der Zahnarzt viel beitragen zur Hebung des allgemeinen Gesundheitszustandes unserer durch den Krieg bzw. seine Folgen so schwer geprüften Bevölkerung.

Aus dem Hygienischen Institut (Prof. Dr. Müller).

Über Infektionen und Infektionsmöglichkeiten infolge einer Übertragung durch zahnärztliche Instrumente.

Von

Carl Priebe.

Eine Infektion kommt zustande, indem die Mikroorganismen in den Körper eindringen und dann deren Giftstoffe — Toxine — krankheitserregend wirken. Die Übertragung der krankheitserregenden Mikroorganismen kann auf mannigfache Weise geschehen.

In der zahnärztlichen Tätigkeit kommen in erster Linie die Instrumente, die Hände und Tröpfchen aus dem Munde des Zahnarztes als Infektionsträger in Betracht. Dazu käme noch die Möglichkeit, daß die im Munde des Patienten stets vorhandenen Keime ebenfalls eine Infektion abgeben können.

Einige Krankheitserreger verursachen rein lokale Krankheitserscheinungen; andere nach anfänglich lokalen Erscheinungen Erkrankungen des Gesamtorganismus, während eine dritte Gruppe ohne sichtbar werdende Eingangspforte Allgemeinerkrankungen — Fieber, Exantheme — schafft.

Es werden ausführlicher in der Arbeit besprochen die theoretisch möglichen und eine Anzahl wirklich vorgekommener Infektionen durch Eitererreger; ferner von Syphilis, Aktynomykose, Tuberkulose, dann Exantheme, Diphtherie.

Wohl ist dem Körper ein gewisser Schutz gegen das schädigende Eindringen von Bakterien gegeben; doch oft versagt dieser Schutz einmal infolge schlechter Körperkonstitution, dann aber auch sind spezielle Teile des Körpers manchesmal besonders empfänglich für Infektionen; ebenfalls spielt das Alter eine Rolle. So treten gewisse Erkrankungen fast ausschließlich im Kindesalter auf.

Es muß das Bestreben sein, der Übertragung einer Infektion vorzubeugen — durch Sterilisation der Instrumente, Reinigung der Hände, wenn angängig Asepsis des Operationsfeldes. Die Zahnärzte stoßen bei Verfolg dieser Schutzmaßnahmen im Munde auf Schwierigkeiten, da ein antiseptisches Arbeiten im Munde nicht möglich ist infolge der im Munde sich aufhaltenden Bakterien vieler Arten, die im Speichel günstige Lebensbedingungen finden. Es müssen sich die Zahnärzte auf lokale Asepsis beschränken; im besonderen bei Vornahme blutiger Eingriffe — Einstichöffnungen bei Injektionen, bei Extraktionen — ist das Operationsfeld zu desinfizieren. Als gutes Mittel hat sich das Betupfen der Operationsstelle mit Tinctura jodi erwiesen. Eine große Rolle spielt bei Wundbehandlung im Munde die Verwendung des Wasserstoffsuperoxyds. Zur Reinigung der Hände vor und nach der Behandlung eignet sich 70- bis 80proz. Alkohol, wie sich aus den Versuchen im Institut für Infektionskrankheiten in Berlin ergeben hat.

Als Schutz gegen Tröpfcheninfektion ist von Eichentopf eine Gesichtsschutzmaske aus Zelluloid angegeben worden.

Aus dem Pharmakologischen Institut (Prof. Dr. G r o s).

Formalin und Formalinpräparate besonders in ihrer Verwendung als Wurzelantiseptika.

Von

J o h a n n e s E f f e l s b e r g e r.

Nach einer geschichtlichen Einleitung werden Chemie, Eigenschaften und Verwendung des Formalins besprochen.

Die Einführung des Formalins als Wurzelantiseptika in die Zahnheilkunde erfolgte 1895 durch G. d e M a r i o n. Zur Behandlung der Alveolarpyorrhöe, von Aphthen und Skorbut wurde es von verschiedenen Autoren herangezogen, doch scheint die Verdünnung durch den Speichel hinderlich zu sein. Die ersten Versuche einer Formalinbehandlung gangränöser Zähne wurden 1901 von F r a u t z in Deutschland angestellt, später von R ö m e r nachgeprüft.

Die widersprechenden Ansichten über den Wert der Fomalinbehandlung sind teils auf die Verschiedenheit der Konzentration, teils darauf zurückzuführen, daß einzelne Autoren es bei lebender, andere bei toter Pulpa verwendeten. Formalin bei lebender Pulpa angewandt, erzeugt nach B ö n n e c k e n eine Koagulationsnekrose des Gewebes.

Ebenso hat D e m i s c h durch seine Untersuchungen nachgewiesen, daß formalinhaltige Präparate zur Behandlung lebender Pulpen ungeeignet sind, da auch er Nekrose feststellte. Das Formalin darf demnach nur zur Behandlung toter Pulpen verwandt werden.

Wegen seiner großen Flüchtigkeit setzte man dem Formalin schwer diffundierbare Stoffe zu, um eine Dauerwirkung im Wurzelkanale zu erzielen. B ö n n e c k e n s Paste besteht aus Formalin, Zinkoxyd, Thymol und Kokain, ihre Verwendung erfolgte zum Füllen der Wurzelkanäle. Andere Autoren benutzten Formalinzemente zur Wurzelfüllung und auch zur Pulpaüberkappung.

Die Periorität der Trikresolformalinmethode gebührt G y s i, während B u c k l e y sie weiter ausbaute. W i l l i g e r hat die Buckleysche Anschauung über die Wirkungsweise des Trikresolformalins widerlegt. Auch bei dieser Methode ist peinlichste Reinigung der Wurzelkanäle erforderlich.

Reizungen der Wurzelhaut durch Trikresolformalin scheinen durch Zusatz von ätherischen Ölen teilweise vermieden zu werden.

Von Zilz wird das Formicin (Formaldehyd-Acetamid) als Ersatz des Trikresolformalins empfohlen, da es bei gleicher Wirkung weniger reizt. Dieses kann Verfasser bestätigen, da er bei Verwendung von Trikresolformalin mehrfach Reizwirkung beobachtete, doch niemals beim Formicin.

Die Verwendung der flüssigen formaldehydabspaltenden Wurzelfüllmittel — Albrecht-Masse und Gelaform — erscheint zweckmäßig, am besten in Verbindung mit formaldehydabspaltenden Pasten.

Andere Wurzelfüllmittel wie Norojodin- und Trio-Paste sollen nach Berichten aus der Literatur sich als brauchbar erwiesen haben, doch hat Verfasser kein eigenes Urteil über dieselben.

Aus dem Pharmakologischen Institut (Prof. Dr. Gros).

Erfahrungen über die schmerzstillende Wirkung einiger Mittel der Antipyringruppe in der zahnärztlichen Praxis.

Von

Eduard König.

Das Antipyrin und seine Derivate werden heute wohl ebenso häufig auf Grund ihrer schmerzstillenden Wirkung, als auf Grund ihrer antipyretischen Wirkung verordnet. Die antipyretische Wirkung dieser Mittel läßt sich sowohl an Menschen, als auch durch das Tierexperiment qualitativ und quantitativ exakt bestimmen. Die analgetische Wirkung der einzelnen Präparate ist dagegen weit schwieriger zu bestimmen. Ein Urteil in dieser Hinsicht kann nur am Menschen gewonnen werden. Die Fehlerquellen jedoch sind hierbei außerordentlich groß. Denn nicht nur die Art und Intensität des schmerzhaften Zustandes, dessen Beeinflussung das Kriterium für die Leistungsfähigkeit des Präparates sein soll, ist von Fall zu Fall verschieden, sondern auch die individuelle Empfindlichkeit des einzelnen Patienten, sein Zustand und seine Urteilsfähigkeit kommt in Betracht. Auch die Persönlichkeit des Arztes selbst, dessen Einfluß auf den Patienten kann die Wirkung derartiger, schmerzstillender Mittel in mehr oder minder hohem Grade unterstützen. Aus all diesen Gründen läßt sich ein klares Bild der schmerzstillenden Wirkung nur gewinnen aus einer großen Zahl von Beobachtungen, die möglichst von verschiedenen Beobachtern angestellt sein sollten. Die Zahl der Mitteilungen in dieser Hinsicht ist nicht sehr groß, insbesondere sind in den meisten Fällen nur die Beobachtungen mit einem Mittel angegeben, nicht aber vergleichende Versuche angestellt worden. In der vorliegenden Arbeit habe ich für das Antipyrin, das Pyramidon und das Trigemin die Erfahrungen, die über ihre schmerzstillende Wirkung in der Literatur niedergelegt sind und die ich selbst an einem reichen Krankenmaterial als Zahnarzt machte, zusammengestellt. Außerdem sind die Nebenwirkungen dieser Präparate von mir berücksichtigt worden. Meine persönlichen Erfahrungen lassen sich dahin zusammenfassen, daß die analgetische Wirkung des Pyramidons und des Trigemins stärker und auch zuverlässiger ist als die des Antipyrins selbst. Da ich diese Erfahrung schon bald nach der Einführung der beiden letzteren Präparate machte, ist die Zahl der Beobachtungen mit Pyramidon und Trigemin naturgemäß größer als mit Antipyrin. Fälle, in denen sich Pyramidon und Trigemin als völlig unwirksam erwiesen, habe ich nur selten beobachtet. In mehr oder minder hohem Grade waren diese Mittel bei allen Indikationen wirksam, z. B. bei Zahnschmerzen infolge von Pulpitis oder Periodontitis, vor der Behandlung zur Herabsetzung der Empfindlichkeit, nach erfolgter Behandlung zur Verhütung resp. Beseitigung von Nachschmerzen; ferner beim Zahnen der Kinder zur nächtlichen Beruhigung und auch beim erschwerten Durchbruche unterer Weisheitszähne bei Erwachsenen. Ganz besonders aber leisteten sowohl Pyramidon als auch besonders Trigemin Vorzügliches in allen jenen Fällen, wo ohne nachweisbare Ursache an den Zähnen halbseitige Kopf- und Gesichtsschmerzen bestanden, bei Neuralgien des N. trigeminus und des N. occipitalis. Häufig wirken in diesen Fällen Pyramidon resp. Trigemin in überraschendem Maße. Dabei kam ich mit relativ kleinen Dosen: Erwachsene Pyramidon 0,2 bis 0,5 g 1 bis 3mal täglich; Trigemin 0,25 bis 0,75 g 1 bis 3mal täglich; Kinder, Pyramidon 0,1 bis 0,3 g, Trigemin 0,25 g 1 bis 3mal täglich, aus. An Nebenwirkungen beobachtete ich bei Pyramidon zuweilen Übelkeit und Erbrechen resp. Brechreiz, Erscheinungen an der Haut, wie sie in der Literatur angeführt sind, hatte ich zu beobachten keine Gelegenheit; auch beim Trigemin trat einige Male, allerdings weniger wie beim Pyramidon, Übelkeit, Brechreiz und Brennen im Magen auf. Einen Fall von Kollaps nach Einnehmen von 0,75 g Trigemin konnte ich nach Entfernung eines verlagerten oberen Eckzahnes beobachten. Eine halbe Stunde nach Entfernung des Zahnes unter Lokalanästhesie traten starke Schmerzen auf, zu deren Bekämpfung 0,75 g Trigemin gegeben wurde; 10 Minuten später kollabierte der Patient und das Bewußtsein konnte erst durch Anwendung von Kampfer und Hautreizmitteln wieder hervorgerufen werden.

Aus dem Pharmakologischen Institut (Prof. Dr. Gros).

Über die Chloräthylnarkose besonders in der zahnärztlichen Praxis.

Von

Alfred Ley.

Die Narkose ist ein durch chemische Agentien hervorgerufener Zustand allgemeiner Verminderung des Reaktionsvermögens der lebendigen Substanz, dessen Intensität innerhalb gewisser Grenzen sich im gleichen Sinne verändert, wie die Konzentration der ihn bedingenden Agenzien. Diejenigen Stoffe, deren Hauptwirkung in der Herbeiführung dieses Zustandes besteht, bezeichnet man als Narkotika.

Mit der Theorie der Narkose haben sich u. a. hauptsächlich Max Verworn, H. H. Meyer, Overton und J. Traube beschäftigt. Es ist dies die Erstickungstheorie, die Lipoidtheorie und die Theorie des Haftdruckes.

Die gebräuchlichsten Mittel, die augenblicklich zur Inhalationsnarkose verwendet werden, sind das Chloroform, der Äther, das Bromäthyl, das Stickoxydul, eventuell in Verbindung mit Sauerstoff als Schlafgas, und das Chloräthyl.

Das Chloräthyl wird erst seit den 90er Jahren des vorigen Jahrhunderts häufiger zur Narkose verwendet, während man es vorher bereits für die örtliche Betäubung (Kälteanästhesie) gebrauchte. Es ist ein sehr schnell wirkendes Mittel, das ohne große Reizwirkungen bei genügender Konzentration der Dämpfe leicht eine Narkose erzeugt. Die Gefahr seiner Anwendung wächst sehr rasch, wenn durch unzweckmäßige Masken etwa bei ungenügender Luftzufuhr konzentrierte Dämpfe zugeführt werden, da die Narkosenbreite sehr gering ist. Es ist daher praktisch, das Chloräthyl tropfenweise auf eine Gazemaske zu geben.

Nach Tierversuchen fanden sich bei protrahierten und wiederholten Narkosen degenerative Veränderungen des Gehirns, der Leber, der Nieren und des Herzens.

Für tiefe und lange Narkosen wird das Chloräthyl verworfen, nicht aber für kürzere und weniger tiefe.

Man hat das Chloräthyl auch mit anderen indifferenten Narkotizis insbesondere mit Chloroform, Äther, Bromäthyl, Chlormethyl und Stickoxydul kombiniert. Besonders bekannt geworden sind hier die Schleichschen Narkosengemische und das Somnoform. Auch zur Einleitung von Chloroform- und Äthernarkosen wird das Chloräthyl jetzt häufiger verwendet.

Man kann den Verlauf der Chloräthylnarkose in 4 Stadien einteilen: 1. in das pränarkotische analgetische Stadium, 2. in das Exzitationsstadium, 3. in das Stadium des tiefen Schlafes, 4. in das postnarkotische analgetische Stadium. Das zweite Stadium (die Exzitation) kommt in der Regel beim Chloräthyl nicht vor, sondern nur bei Überdosierung oder bei Hysterie, Alkoholismus und Idiosynkrasie. Das erste Stadium analgeticum ist besonders für die kleine Chirurgie und die Zahnheilkunde sehr geeignet, da es als völlig gefahrlos bezeichnet wird. Im Falle der Überschreitung dieses Stadiums ist die Maske für einige Augenblicke zu lüften und die Zuführung des Anästhetikums zu unterbrechen, bis man das Empfinden hat, daß die Narkose fortgesetzt werden kann. — Bei Hysterikern oder Alkoholikern gibt man zweckmäßig $^3/_4$ bis 1 Stunde vor der Narkose eine Spritze Morphium oder nach meiner Ansicht noch besser Laudadon-Atropin zur Beruhigung des Patienten. Außerdem ziehe ich persönlich es noch vor, in diesen Fällen die Oberschenkel durch einfache feste Gurte abzuschnüren, um gewissermaßen den Kreislauf zu verkleinern. Die Narkose wird auch hierdurch eine ruhigere. Bei eventuell eintretender Intoxikationsgefahr kann nach Aufhebung der Stauung das gestaute kohlensäurereiche Blut zur Reizung des Atemzentrums gebraucht werden. — Bei Idiosynkrasie, die sich noch zeigt durch Pupillenstarre, in Myosis oder Mydriasis, ist die Narkose sofort abzubrechen. — Bei ängstlichen Patienten empfiehlt es sich, etwa $^1/_2$ Stunde vor der Narkose 1 bis 2 Tabletten Bromural zu 0,2 g in heißem Wasser gelöst zu geben.

Kontraindiziert ist Chloräthyl, besonders wenn es sich nur um einen leichten Rausch handelt, lediglich bei Idiosynkrasie, nach E. Paul allerdings noch bei fortgeschrittener Gravidität. Letzteres erkenne ich nicht an nach meinen Erfahrungen. Ich habe bei Schwangerschaft in jedem Stadium nur den günstigsten Erfolge gehabt und keine üblen Nachwirkungen kennen gelernt. Überhaupt erlebte ich bei meinen etwa 17 000 selbst ausgeführten Chloräthylnarkosen keine unangenehmen Zwischenfälle; nur einmal fand sich Albin im Urin.

Aus der Zahnärztlichen Klinik der Universität Münster i. W.
(Prof. Apfelstaedt).

Die Bedeutung des Zwischenkiefers für die Entstehung der Zahnstellungs-Anomalien.

Von

Karl Finkernagel.

Das Vorhandensein eines Zwischenkiefers kann nach dem Stande der anatomischen Wissenschaft nicht mehr geleugnet werden. Unentschieden sind noch die Streitfragen über die Entstehung des Zwischenkiefers. Nach Thourée wird das Os intermaxillare an zwei Stellen angelegt. Er unterscheidet einen gnathogenen und einen metapogenen Zwischenkiefer. Spalten durch den Alveolarfortsatz passieren zwischen dem medialen und lateralen Schneidezahn.

Betrachten wir ein Milchgebiß im 5. Lebensjahre, so sehen wir bemerkenswerte Zwischenräume zwischen den Frontzähnen, bedingt durch ein Breitenwachstum des Zwischenkiefers. Dieses Breitenwachstum ist unbedingt erforderlich für den normalen Durchbruch der bleibenden Schneidezähne, da die Kronen derselben gegenüber denen der Milchmolaren breiter sind.

Messungen haben ergeben, daß mindestens eine Verbreiterung des Zwischenkiefers um 1,1 mm erforderlich ist. Diese Breitenzunahme kann ausbleiben, wenn Gewebedruck, Blutzufuhr oder funktionelle Belastung in ungenügendem Maße vorhanden sind. Als weitere behindernde Momente für die Entwicklung des Zwischenkiefers kommen in Frage Spaltbildungen, adenoider Habitus, Mundatmung, Daumenlutschen, Über- und Unterzahl der Zähne.

Infolge Unterentwicklung des Zwischenkiefers kommt es zu frühzeitiger Verwachsung der Sutura palatina, zur Entstehung eines spitzen und scheinbar hohen Gaumens und zur kontrahierten Zahnbogenstellung des ganzen Oberkiefers.

Die auf obige Weise entstandenen engen Zahnbögen werden nicht ohne Folgen auf die Form des Unterkiefers sein. Die Zähne des Unterkiefers werden sich infolge ihrer Spannung, der Gwebespannung im Kieferknochen und der freien Beweglichkeit des Unterkiefers dem Zahnbogen des Oberkiefers in ihrer Stellung anpassen. Die trotzdem häufig vorkommende normale Zahnstellung im Unterkiefer verdankt diese der Zungenstütze.

Aus dem Kieferlazarett Münster i. W. (Prof. Dr. Seidel).

Über Funktionsstörungen durch Narbenbildung im Bereiche der Mundhöhle nach Kieferverletzungen und ihre Behandlung.

Von

Antonius Möcklinghoff.

Die Behandlung einer Wunde ist meist mit ihrer Abheilung beendet. Die zurückbleibenden Narben erfordern jedoch eine weitere Behandlung, wenn sie u. a. Funktionsstörungen der beteiligten Muskeln hervorrufen: Bei Narben im Bereiche der Mundhöhle können sich diese Funktionsstörungen beziehen auf die Kaumuskulatur und mehr oder weniger Kieferklemme bedingen und so die Nahrungsaufnahme behindern. Durch narbige Entartungen und Verwachsungen der Sprechwerkzeuge, der Zunge, Wangen und Lippen können Sprechstörungen entstehen. Ebenso können die mimischen Gesichtsmuskeln narbig verändert und in ihrer Funktion beeinträchtigt werden. Verwachsungen und Adhäsionen der Wangen- und Lippenschleimhaut mit dem Zahnfleisch können das Anbringen von künstlichem Zahnersatz erschweren oder sogar unmöglich machen.

Die Behandlung von funktionsstörenden Mundnarben geht in allen Fällen darauf hinaus, entweder die Narben auf geeignete Weise so zu behandeln, daß sie ihren funktionsstörenden Charakter verlieren oder sie zu beseitigen und ihre Neubildung zu verhindern.

Zu diesem Zwecke wird als prophylaktische Maßnahme empfohlen, durch Zwischenlegen von Kautschuk- oder Zinnplatten zwischen die Wundflächen diese unerwünschten Verwachsungen zu verhindern. Zur Behandlung vorhandener Funktionsstörungen durch Mundnarben ist die Dehnung derselben zu empfehlen. Von den Dehnapparaten, die zu diesem Zwecke konstruiert wurden, sind diejenigen am besten, die einen kontinuierlichen Zug ausüben. Gewaltsame Dehnungen, die Zerreißungen innerhalb des Narbengewebes und seiner Umgebung zur Folge haben, sind wegen der Gefahr neuer und stärkerer Narbenbildung nicht zu empfehlen. Da weniger das Narbengewebe als das dazugehörige intakte Gewebe wegen seiner größeren Elastizität gedehnt wird, ist die Anwendung von Dehnapparaten hauptsächlich bei solchen Narben indiziert, die den Muskel quer durchlaufen und noch einen Teil desselben als dehnfähig frei lassen.

Um den Erfolg mit den Dehnapparaten noch zu erhöhen, ist es ratsam, das Narbengewebe auch durch physikalische Maßnahmen zu beeinflussen, welche eine intensivere Durchblutung und eine allmähliche Erweichung herbeizuführen. Als solche sind häufige Massage, Handmassage oder Saugmassage mit den Klappschen Sauggläsern, Belichtung mit natürlichem oder künstlichem Sonnenlicht, Heißluftbehandlung mit dem Föhnapparat u. dgl. zu erwähnen Für kleinere, hauptsächlich hypertrophische Narben ist die von Hauptmeyer beschriebene Ignipunktur zu empfehlen.

Die Fibrolysin- und Cholinchlorid-Injektionen, die man vielfach zur Erweichung des Narbengewebes gemacht hat, haben nach den Angaben der verschiedenen Autoren derart widersprechende Resultate gezeitigt, daß man der günstigen Wirkung dieser Injektionen zurzeit noch skeptisch gegenübersteht. Einwandfrei festgestellt sind die günstigen Erfolge mit der Kromeyerlampe (Quarzlampe) zur Erweichung narbiger Veränderungen in der Mundhöhle.

Der kürzeste und erfolgversprechendste Weg zur Beseitigung funktionsstörender Mundnarben ist der chirurgische Eingriff. Kleinere Verwachsungen und Adhäsionen der Schleimhaut können durch Lostrennung derselben mit nachfolgender Zwischenlage zwischen die Wundflächen beseitigt werden. Größere Mundnarben erfordern nach ihrer Entfernung Ersatz der Schleimhaut.

Aus dem Reservelazarett I Düsseldorf (Prof. Dr. Bruhn).

Zahnärztlich orthopädische Maßnahmen bei Oberkiefer-Frakturen.

Von

Wilhelm Brinkmann.

In der Einleitung werden die Ursachen der Oberkiefer-Frakturen unter besonderer Berücksichtigung der Schuß-Frakturen dargestellt. Sodann werden die einzelnen Brüche, nach anatomischen Gesichtspunkten geordnet, behandelt. Die Brüche des Kieferkörpers (nach Le Fort schematisch dargestellt), die des Alveolar-Fortsatzes, des Proc. palatinus, frontalis und zygomaticus gelangen mit ihren Besonderheiten zur Besprechung. Sodann wird die Diagnose-Stellung eingehend behandelt. Beginnend mit den Brüchen des Oberkieferkörpers wird auf die Rolle der Dislokation und Palpation (speziell der Proc. pterygoidei) besonders hingewiesen. Die häufigen Brüche des Alveolar-Fortsatzes zeigen ebenso wie die des harten Gaumens mehr oder weniger ausgesprochene Verschiebung. Brüche des Stirn- und Jochfortsatzes erkennt man meist durch Entstellung des Gesichtsausdruckes. Die Functio laesa kann sich auf Einschränkung des Kauvermögens, des Schluckens und der Sprache erstrecken. Die Prognose der Oberkiefer-Frakturen ist günstig, kann jedoch durch gleichzeitige Verletzung der Schädelbasis, der großen Gefäße und Nerven des Halses, sowie des Gehirns eine dubia werden. Der Heilungsverlauf ist im allgemeinen ein guter und schneller. Zu Komplikationen kann es kommen, wenn Oberkiefer-, Nasen- oder Siebbeinhöhlen mit verletzt bzw. eröffnet worden sind. Dauerstörungen können durch Tränenfisteln, Verlust von Zähnen, Verletzung des Nervus infraorbitalis, fazialis und der Parotis (Behandlung der Speichelfistel durch Kanüle im Bilde dargestellt) hervorgerufen werden.

Sind große Substanzverluste mit der Oberkiefer-Fraktur einhergegangen, so ist plastische Operation anzustreben. Die Therapie der Oberkiefer-Frakturen besteht in offener Wundbehandlung und Kieferschienung. Die im einzelnen anzuwendenden Behandlungsmethoden werden dargestellt. Bei Reponierung von Alveolar-Frakturen verwendet man den Schröderschen Drahtbügel, den federnden Drahtbogen in Verbindung mit Gummizügen, bisweilen gleichzeitig intrapalatinale Apparatur. In einfachen Fällen kann eine Kautschuk-Gaumenplatte zur Schienung benutzt werden. Zweckmäßig ist besonders bei gleichzeitigen Gaumenverletzungen die Anwendung eines Tamponsiebes. Als weiteres Schienungsmittel der Alveolar-Frakturen kommen Kappenverbände, Dehnschrauben und Federn in Frage, welche durch Abbildungen veranschaulicht werden. Große Gaumenverletzungen gelangen zweckmäßig durch die Schrödersche Zelluloidprothese zur Deckung. Brüche des Proc. frontalis müssen häufig chirurgisch behandelt werden, wobei zahnärztliche Stützapparate, besonders für das Nasengerüst, von Nutzen sein können.

Bei Frakturen des Proc. zygomaticus kann man chirurgisch sowie durch Druckapparate die Reponierung bewirken.

Querfrakturen des Oberkiefers beanspruchen besondere Behandlungsmethoden. Durch Anlegen einer Gipskopfhaube wird der Schädel als fester Punkt zur Hebung und Stützung der Fragmente herangezogen. An der Kopfhaube werden horizontal verlaufene Hebelarme angebracht; die Fragmente werden durch einen Draht- oder Kappenverband geschient, an welchem auf beiden Seiten in Kanülen verlaufende starke Drahtarme zum Mundwinkel herausgeführt werden. Die Reponierung wird durch Gummizüge bewirkt, welche gemäß der benötigten Kraft mehr oder weniger ausgiebig zwischen den extra- und intraoralen Hebelarmen gespannt werden.

Die Retention der Oberkiefer-Fragmente gestaltet sich infolge günstiger anatomischer Verhältnisse (dislozierende Muskelzüge fehlen fast ganz) im allgemeinen günstig.

Alveolar-Frakturen schient am besten ein Kappenverband oder starrer Drahtbügel-Apparat. Bei palatinalen Frakturen ersetzt man die Tamponverbände durch Prothesen, eventuell Obturatoren. Brüche des Processus nasalis und zygomaticus bedürfen im allgemeinen keiner Retentionsbehandlung.

Die Nachbehandlung der Oberkiefer-Frakturen hat sich auf Beseitigung von Entstellungen und Schaffung möglichst guter Kaufähigkeit zu erstrecken. Störende Narbenzüge beseitige man.

Bei größeren Defekten wende man nach Schaffung geeigneter Unterlagen zur Stütze der wiederherzustellenden Weichteile in weitestem Maße die Lappenplastik an. Zahnärztliche Mithilfe kann besonders beim Wiederaufbau zerstörter Nasen- und Augenhöhlen von Nutzen werden. Perforationen des Antrums sowie des Gaumens sollen möglichst plastisch gedeckt, nur bei Unausführbarkeit dieses durch zahnärztliche Obturatoren geschlossen werden. Bei Verlust von Zähnen und Teilen des Alveolar- und Gaumenfortsatzes kann die zahnärztliche Prothese in bester Weise einen guten funktionellen und kosmetischen Ersatz schaffen. Durch besondere Stützvorrichtungen können solche Prothesen auch in schweren Fällen, wie nach ausgedehnter Resektion, neben ihrer funktionellen Aufgabe dem Träger wieder ein menschenwürdiges Aussehen verleihen.

Den Schluß der Arbeit bilden vier Krankengeschichten, welche den Behandlungsgang im einzelnen darstellen und durch ein reiches Bildmaterial die Veranschaulichung bewirken.

Im ersten Fall wird eine Fraktur des rechten Oberkiefer-Alveolarfortsatzes und Gaumenteils behandelt, bei welcher die Reposition durch Drahtverband und intermaxillare Gummizüge bewirkt wird. Retention durch starren Drahtbügelverband.

Der zweite Fall stellt eine Zertrümmerung des Alveolarfortsatzes, Zerstörung des linken Kieferkörpers, kombiniert mit einer Unterkieferfraktur am linken Winkel, dar. Die Dislokation wird durch Dehnschraubenverband und intermaxillare Gummizüge bewirkt. Am Retentionsapparat ist zur plastischen Unterlage ein Zinnschild befestigt.

Fall drei behandelt eine starke Zertrümmerung des rechten Oberkiefers mit Abbruch des Proc. palatinus und erheblicher Zerstörung des horizontalen und aufsteigenden Unterkieferastes. Gleichzeitig ist ein ausgedehnter Substanzverlust der linken Nase eingetreten. Die Reponierung wird durch Kappenverband mit Hebelarmen und Kopfhaube bewirkt, die Stützung der Nasenteile durch Stützoliven und Druckpelotten veranschaulicht.

Der vierte Fall stellt eine Zertrümmerung des linken Oberkiefers im Alveolar- und Gaumenfortsatz dar, kompliziert durch Bruch des linken horizontalen Unterkieferastes und Verlust des linken Auges. Die Behandlung ist die gleiche wie in den vorher beschriebenen Fällen, jedoch ist Wert auf die Darstellung der notwendigen Augenhöhlen-Dehnung durch zahnärztliche Apparatur gelegt.

Der Anhang enthält ein Literaturverzeichnis von 20 Autoren.

Aus dem Reservelazarett Düsseldorf (Prof. Dr. Bruhn).

Beitrag zur chirurgischen Kieferprothese
unter besonderer Berücksichtigung der Kriegsverletzungen.

Von

Max Kühl.

Das höchste Ziel der Behandlung von Verletzungen der Kiefer und des Gesichts ist die Wiederherstellung der verlorengegangenen Partien durch natürliches Gewebe. Wenn aber das zur Verfügung stehende lebende Gewebe für eine alleinige chirurgische Behandlung nicht völlig ausreicht, so ist ein vollendetes Resultat nur mit Hilfe prothetischer Arbeiten seitens des Zahnarztes möglich.

Bei Verletzungen des Oberkiefers ist in der Regel nur der entstandene Defekt für eine Prothese offen zu halten, da es hier selten zu Dislokationen der Knochen kommt, im Unterkiefer dagegen verschieben sich bei Kontinuitätstrennungen die Knochenteile gegeneinander. Man sucht den Dislokationen der Bruchstücke durch Verbände, die an den Knochenstümpfen und an den in ihnen befindlichen Zähnen befestigt sind, entgegenzuwirken. Bei einfachen Durchtrennungen des Knochens werden die Bruchstücke durch Resektionsverbände aus starkem Metalldraht in ihrer normalen Lage gehalten; wenn es aber neben der Knochenverletzung zu stärkerem Defekt der Weichteile gekommen ist, so muß man die Resektions- oder Immediatprothese verwenden. Es ist dieses eine Schiene mit Kautschukwülsten in der Form der späteren Dauerprothese, welche Verwachsungen und Schrumpfungen verhindert. Als erster führte Claude-Martin umfangreiche Resektionsprothesen ein, ihm folgten andere, wie Stoppany, Fritzsche, Kühns u. a. Schröder gab eine Hartgummihülse an, die in Form und Größe einen normalen Unterkieferbogen darstellt und von dem man im Verwendungsfalle ein dem Defekt entsprechendes Stück absägt und einfügt. Die Befestigung der Schienen soll nach Möglichkeit an den Zähnen gesucht werden, da die Befestigung am Knochen selbst große Gefahren für diesen in sich birgt.

Weiter hat man die Alloplastik und Homoioplastik mit geringem Erfolge versucht. Erst durch die Einfügung eines Knochenstückes aus dem eigenen Körper des Kranken (Autoplastik) hat man auf die Dauer befriedigende Resultate erzielt.

Chirurg und Zahnarzt müssen von vornherein nach einem gemeinsamen Behandlungsplan arbeiten. Jeder Weichteillappen oder Knochensplitter muß auf seine Verwendbarkeit hin geprüft und im gegebenen Falle erhalten, Knochendefekte durch Autoplastik beseitigt und Verwachsungen von Weichteilen verhindert werden. Ist die Mundöffnung so eng gworden, daß man im Munde nicht arbeiten kann, so versucht man, dieselbe durch Lippendehner zu erweitern. Unter Umständen ist man gezwungen, die Mundöffnung vorübergehend chirurgisch zu öffnen. Regelmäßige Massage, Heißluft- und Saugbehandlung sowie Bestrahlung durch Höhensonne tragen dazu bei, die Weichteile dehnbar zu machen.

Die aus ihrer Verbindung gerissenen Zähne werden entfernt, alle übrigen Zähne und Wurzeln auf ihre Erhaltbarkeit geprüft und im gegebenen Falle sorgfältig behandelt und erhalten, um der Dauerprothese als Halt zu dienen.

Wenn die Weichteile nach der Abheilung so nahe am Kieferrand ansetzen, daß für eine Prothese keine genügende Auflage vorhanden ist, so werden dieselben durch allmählich verstärkte Guttaperchaauflagen auf eine vorläufige Kautschukplatte beiseite gedrängt. Später wird die Guttapercha durch Kautschuk ersetzt.

Die definitive Prothese bildet den Abschluß der chirurgisch-zahnärztlichen Behandlung. Als Masse zur Abformung des Defektes soll möglichst Gips verwendet werden. Häufig ist man gezwungen, Teilabdrücke zu nehmen und die Basisteile der Prothese in Abschnitten herzustellen, die nachträglich zusammengesetzt werden.

Besondere Sorgfalt ist darauf zu verwenden, die oft geringen Befestigungsmöglichkeiten in ausgiebiger Weise nutzbar zu machen. Allgemein gültige Regeln lassen sich bei der Mannigfaltigkeit der Verletzungen nicht aufstellen, doch haben sich einige Befestigungsarten so bewährt, daß sie in gewissem Sinne als typisch gelten können.

Im Oberkiefer kommt es darauf an, dem Drucke der Weichteile nach abwärts entgegenzuwirken, Perforationen nach Nebenhöhlen zu verschließen und eingesunkene Weichteile vorzuwölben. Als Träger der Befestigungsvorrichtungen dienen Kronen und Brücken, die auf den von der Verletzung verschonten Zähnen angebracht werden. An der Lingualseite derselben werden wagerechte Vierkant-Kanülen von ca. $2^1/_2$ mm Durchmesser angelötet, welche einen ihrem Lumen entsprechenden Vierkantstift aufnehmen können. Nachdem die Brücken mit den Kanülen fertiggestellt sind, wird eine Kautschukprothese angefertigt, in welche genau in der Fortsetzung und Richtung der an den Brücken befindlichen Kanülen Vierkantkanülen von dem gleichen Durchmesser eingelassen sind, sodaß ein Stift, welcher von vorn durch beide hindurchgeführt wird, die Prothese fest an ihrem Platze hält. Sind nur auf der einen Seite Zähne vorhanden, die eine Brücke tragen können, so wird auf der zahnlosen Seite die Prothese durch eine Gebißfeder gehalten. Wenn gar keine Zähne übrig geblieben sind, so werden auf beiden Seiten

Federn benutzt. Gut bewährt hat sich auch das Verfahren, einzeln stehende Zähne mit Goldkronen zu versehen und diese mit einem starken vierkantigen Steg zu verbinden, welcher fest von kräftigen Reitern aus Gold umfaßt wird, die in die Prothese eingelassen sind.

Im Unterkiefer ist das Hauptaugenmerk darauf zu richten, eine Belastung des frisch geheilten Knochens zu vermeiden und die Prothese von den unverletzt gebliebenen Teilen tragen zu lassen. Die in diesen stehenden Zähne erhalten Kronen resp. Brücken, auf deren Kaufläche Vertiefungen angebracht werden, in welche Zapfenvorrichtungen hineingreifen, die untereinander durch einen starken Draht verbunden werden. Dadurch, daß der Verbindungsdraht in die Prothese eingelagert ist, wird die Last derselben von den Zähnen allein getragen.

Wenn bei Verletzungen in der Mittellinie die Bruchstücke mit den in ihnen befindlichen Molaren nach lingual gekippt sind, so werden diese dadurch aufgerichtet, daß sie mit Goldkronen versehen werden, die in einem Winkel zum Verlauf der Wurzel senkrecht gestellt werden.

In vielen Fällen haben Brückenarbeiten große Vorzüge vor abnehmbaren Prothesen. Dieses ist in erster Linie der Fall, wenn es sich neben dem Ersatz verlorengegangener Zähne um die Stützung frisch verheilter Kieferbrüche handelt, vorausgesetzt, daß keine erheblichen Weichteildefekte vorhanden sind. Vorbedingung für ihre Verwendung ist eine völlige knöcherne Verheilung; die Überbrückung einer Pseudarthrose oder gar eines offenen Defektes führt stets zu einem Mißerfolg. Als Träger sollen möglichst alle vorhandenen Zähne herangezogen werden. Besonders geeignet für den Brückenersatz sind Verletzungen des Oberkiefers, bei denen die Bruchstücke nach der Verheilung völlig feststehen und Alveolarzertrümmerungen des Unterkiefers ohne Kontinuitätstrennung des Kieferkörpers. Hervorragende Dienste leisten Brückenarbeiten, dann, wenn nach der Verheilung von Kieferverletzungen Niveauverschiebungen der einzelnen Bruchstücke eingetreten sind.

Aus dem Reservelazarett Düsseldorf (Prof. Dr. Bruhn).

Über die Zusammenarbeit von Gesichtsorthopädie und Gesichtschirurgie bei Kriegsverletzungen. Das Kugelgelenk als wichtiges Hilfsmittel bei der Konstruktion gesichtsorthopädischer Apparate.

Von

August Scholz.

Bei den Verletzungen der Kiefer und des Gesichts war es schon im Frieden zu gemeinsamer Arbeit von Chirurg und Zahnarzt gekommen. Im Kriege drang die Erkenntnis von der Notwendigkeit frühzeitiger Spezialbehandlung bald durch. Die bei Gesichtsverletzungen besonders notwendige Berücksichtigung auch des kosmetischen Resultates hat ein immer engeres Zusammenarbeiten der unter dem Namen Gesichtsorthopädie zusammengefaßten zahnärztlichen Maßnahmen mit der Gesichtschirurgie herbeigeführt. Die Reihenfolge der einzelnen Behandlungsvorgänge ist dabei nicht für alle Fälle in derselben Weise festzulegen, stets aber muß man das zu erstrebende Endresultat vor Augen haben. Gleich bei der Reinigung der Wunde sind alle verletzten Gewebe auf ihre Erhaltbarkeit hin genau zu prüfen. Auch kleinste Knochenstückchen sind, wenn irgend angängig, zu schonen. Die Reponierung und Fixation der dislozierten Fragmente ist möglichst sofort vorzunehmen. Die verletzten Weichteile sind durch Heftpflasterstreifen oder Lindemannsche Situations-Drahtplättchennähte in Lage zu bringen. Sie gestatten von der offenen Wundbehandlung Gebrauch zu machen, die wesentliche Vorteile bietet. Die primäre Knochennaht ist zu verwerfen. Die erstrebte Fixierung der Fragmente erreicht sie nicht und wird immer Ursache von Eiterungen. Die primäre Weichteilnaht ist nur in seltenen Fällen angebracht. Auch bei noch so sorgfältiger Behandlung bleiben oft genug störende Narben übrig, deren Erweichung und Dehnung wir sobald als möglich anstreben. Erweichung durch Massage, Bestrahlung, Heißluftbehandlung, Sauger, Ignipunktur und durch chemische Mittel. Dehnung der Narben durch Unterlagerung von Platten oder federnden Pelotten oder durch die Anwendung von Zugapparaten. Bei Verletzungen der Weichteile, bei denen der stützende Knochen mehr oder minder mit zerstört ist, ist vor der Wiedervereinigung die verlorengegangene anatomische Unterlage durch Stützapparate zu ersetzen. Bei dem dann folgenden Wiederaufbau der Weichteile hat die orthopädische Beeinflussung durch Apparate der Formgebung möglichst frühzeitig einzusetzen. Durch sie allein sind jedoch dauernde Resultate nicht zu erzielen. Gerade bei der letzten Formgebung müssen orthopädische Maßnahmen und chirurgische Arbeit unbedingt Hand in Hand gehen. In dem Ineinandergreifen von allgemeiner Wund- und Gewebsbehandlung, chirurgischer und orthopädischer Arbeit liegt das Geheimnis des Erfolges.

Im zweiten Teile der Arbeit wird ein für gesichtsorthopädische Zwecke konstruiertes Kugelgelenk beschrieben. Zwei Formen haben sich als am geeignetsten erwiesen, das Stangen-Kugelgelenk und das Schrauben-Kugelgelenk. Ihre Anwendung und die durch ihre vielseitigen Einstellungsmöglichkeiten erreichten Vorteile werden an einer Reihe von durch 24 Abbildungen erläuterten Fällen gezeigt. Besonders wertvoll ist das Kugelgelenk als Einstellvorrichtung für provisorische Augenprothesen und für Dehnapparate der Augenhöhle. Es findet Anwendung bei der Stützung und Formung überpflanzter Gewebe, in Verbindung mit der Nagelextension zur Einstellung verlagerter Knochenfragmente, bei der Dehnung verengerter Mundspalten und leistet ausgezeichnete Dienste bei der Konstruktion von Apparaten zur Beeinflussung der Form wiederaufgebauter Nasen.

Durch die Anwendung der beschriebenen Kugelgelenke sind wir in der Lage, den beiden Hauptforderungen, die wir an gesichtsorthopädische Apparate stellen müssen, zu genügen: Einstellung in jeder gewünschten Lage und feinste Regulierung der auszuübenden Kraft.

Aus dem Kautschukversuchslaboratorium der Elberfelder Farbenfabriken vorm Fr. Beyer & Co. A.-G. in Elberfeld.

Synthetischer Kautschuk in der Zahnheilkunde.

Von

Kurt Michel.

Nachdem in der Einleitung über die Knappheit des Naturkautschuks während des Krieges berichtet wurde, ist im ersten Absatz des allgemeinen Teiles die Rede über die Geschichte, Gewinnung und Verarbeitung des Naturkautschuks unter besonderer Berücksichtigung des Zahnkautschuks. Der Kautschuk wird aus den kautschukhaltigen Milchsäften von Bäumen durch Koagulation gewonnen. Die Koagulation geschieht durch Essig- und Zitronensäure oder durch das Zentrifugierverfahren. Im Jahre 1839 wurde durch Goodyear in Amerika die Entdeckung gemacht, daß durch die Verbindung des Kautschuk mit Schwefel und nachträglichem Erhitzen auf höhere Temperaturen bis ungefähr 170 Grad Celsius dem Kautschuk ganz besondere Eigenschaften vom Weichgummi bis zum Hartgummi je nach Zusatz von Schwefel und der Wärmehöhe und Dauer verliehen werden können. Man nennt diesen Vorgang Vulkanisation. Trotz aller Beobachtungen ist es bis heute noch nicht gelungen, den Vulkanisationsprozeß aufzuklären. Um dem Kautschuk verschiedene Eigenschaften zu geben, wird außer dem Schwefel noch eine Reihe von andern Körpern zugefügt, wie Farbstoffe, Aufhellungsmittel und Körper, die die Wärme bei der Vulkanisation besser weiterleiten. Bei dem Zahnkautschuk kommt es hauptsächlich auf Plastizität während der Verarbeitung und gute Bruchfestigkeit nach der Vulkanisation an.

Der nächste Abschnitt behandelt die historische Entwicklung des synthetischen Kautschuks. Die ersten Erfolge wurden im Jahre 1879 von Bouchardat mit Isopren, das aus Naturkautschuk hergestellt war, erzielt. Hoffmann und Coutelle fanden 1909 ein neues Polymerisationsverfahren aus synth. Isopren durch Erhitzen. Harries in Kiel hatte fast zur selben Zeit ähnliche Erfolge. Für die Herstellung kommen folgende Kohlenwasserstoffe in Betracht: Butadien (Erythrenkautschuk), β-Methylbutadien (Isoprenkautschuk), β_8-Dimethylbutadien (Methylisoprenkautschuk).

Die hieraus gewonnenen Kautschuke haben besonders durch die Vulkanisationsmöglichkeit Ähnlichkeit mit dem Naturkautschuk. Die Polymerisation geschieht auf warmem und auf kaltem Wege. Für Zahnkautschuk kommt nur das Kaltpolymerisat des β_8-Dymethylbutadiens in Betracht. Dieser Kohlenwasserstoff wird aus Kohle und Kalk über Azeton hergestellt. Die Kaltpolymerisation nimmt ungefährt $3^1/_2$ Monate in Anspruch. Der Kautschuk hat dann ein weißes, blumenkohlähnliches Aussehen ohne Elastizität und vulkanisiert sehr träge. Durch Zusätze von organischen Basen, die unter dem Namen Elastizatoren und Vulkazite im Handel sind, werden Elastizität und Vulkanisationsvermögen gehoben. Sämtliche andere Polymerisate kommen für Zahnkautschuk wegen der mangelhaften Stopffähigkeit, bedingt durch das Fehlen der Elastizität, nicht in Betracht, obwohl sie zum großen Teil gute Vulkanisate ergeben.

Da dünne Platten von vulkanisiertem synthetischem Kautschuk ohne Farbstoff im Gegensatz zu dem lichtundurchlässigen Naturkautschuk durchscheinend waren, lag die Vermutung nahe, daß sich hellere synthetische mit weniger Aufhellungsmitteln, die die Bruchfestigkeit sehr beeinflussen, herstellen ließen, wie solche aus Parakautschuk. Gleichzeitig mit Versuchen hierüber wurden solche auch auf organische Farbstoffe ausgedehnt, um den Zinnober zu ersetzen. Die Algolfarbstoffe erwiesen sich als vulkanisationsecht und färben in ganz geringen Mengen sehr stark. Die Versuche ergaben, daß zu Erreichung der gleichen helleren Farben, wie die der zum Vergleich herangezogenen Naturkautschuke, weniger Farbstoffe benötigt wurden. Das spezifische Gewicht der Methylkautschuke ist bis zu 50 Proz. geringer wie das der Naturkautschuke. Zur Bestimmung der Biegefestigkeit wurden mit einem speziellen Apparat vergleichende Proben von synthetischem Methylkautschuk und Naturkautschuk angestellt. Es stellte sich heraus, daß die Biegefestigkeit der synthetischen Rosa-Kautschuke mehr wie doppelt so groß war wie die der Naturkautschuke. In den braunroten Farben ist die Festigkeit des synthetischen Kautschuks etwas geringer. Der schwarze synthetische Kautschuk ist dem Naturkautschuk etwas überlegen.

Das Ergebnis der Untersuchungen beweist, daß sich aus dem Methylkautschuk-Kaltpolymerisat sehr gute und brauchbare Zahnkautschuke herstellen lassen, die zugleich über eine gute Stopffähigkeit verfügen. Das geringe Gewicht ist zweifellos ein großer Vorteil. Die organischen Farbstoffe erwiesen sich als geeignet und verursachten keine Schleimhautreizungen. Die Erythren- und Isoprenpolymerisate und auch das Methylkautschuk-Warmpolymerisat sind für die Zahnkautschuke gänzlich unbrauchbar.

Aus dem Lazarett für Kieferverletzte zu Frankfurt a. M.
(Prof. Dr. Loos).

Die elementaren orthodontischen Bewegungen und die Behandlung verlagerter Kieferschußfragmente.

Von
Alfred Gitzen.

Der Weltkrieg stellte die Zahnheilkunde mit der ihr anvertrauten Sorge für die Kieferschußverletzten vor neue Aufgaben, deren Lösung wertvolle Erfahrungen der Friedenspraxis zugrunde gelegt wurden. So versuchte man dem technischen Teil der Kieferschußbruchbehandlung — Reposition und Retention der Fragmente — sogar nach rein orthodontischem Prinzip, mittels bewegender Kraft des Expansionsbogens gerecht zu werden, und zwar an Hand folgenden Leitsatzes:

> „Der verlagerte Kieferschußbruch ist in schienentechnischer Beziehung als eine der Malokklusion identische Erscheinung anzusehen. In beiden Fällen sind das für die Behandlung Wesentliche die Abweichung von der normalen Form des Kiefers, und das Behandlungsziel die Wiederherstellung der normalen Form."

Die bedingungslose Annahme dieser von Jakob aufgestellten These erscheint schon dadurch gewagt, daß Jakob in ihrer Ursache verschiedene Abweichungen von der Norm ein und demselben Behandlungssystem unterstellt wissen will. Die Anomalie, ob angeboren oder erworben, ist letzten Endes stets als funktionelle Anpassung der Knochenform an pathologisch veränderte Verhältnisse ohne die Erscheinung der Kontinuitätsstörung aufzufassen. Der verlagerte Kieferschußbruch dagegen wird bedingt durch die die Kontinuität des Knochens trennende Gewalteinwirkung des Geschosses und der dadurch veränderten Wirkung der Kaumuskulatur. Im ersten Falle erfüllt der Expansionsbogen, der Fundamentalapparat der Orthodontie, der stets auf die als Angriffspunkte dienenden Zähne eine kippende Wirkung auslöst, vollkommen seinen Zweck; denn er führt die in physiologischen Grenzen statthafte Lockerung und zur Ausgestaltung einer normalen Artikulation erforderliche Kippung des Zahnes in erwünschtem Maße herbei. Diese Hebelwirkung des Expansionsbogens bei der Kieferschußbruchbehandlung einzuschalten, widerspräche durchaus dem Ziele der Behandlung; denn diese erstrebt die Totalbewegung der Fragmentkörper, ohne die in letzteren stehenden Zähne einer örtlichen Lageveränderung zu unterziehen. Als Beweis für diese Behauptung habe ich in meiner Arbeit eine Anzahl von mir behandelter Fälle wiedergegeben, bei denen die Anwendung des Expansionsbogens nicht nur nicht indiziert, sondern manchmal sogar unmöglich war, weil er die erwünschte Drehung der Fragmentkörper aus mechanischen Gründen nicht zuließ. In zwei Fällen mußten zwecks Wiederherstellung der Knochenstruktur den Zähnen das volle Maß der physiologischen Beweglichkeit genommen und der funktionelle Einfluß des Antagonismus herabgesetzt werden, Maßnahmen, die dem orthodontischen Prinzip widersprechen.

Die Tatsachen beweisen, daß der von Jakob vorgeschlagene Behandlungsweg bei einer Anzahl von Kieferschußverletzungen verschiedenster Art ungangbar ist, womit sich auch die Unhaltbarkeit seiner These ergibt.

Aus der Chirurgischen Klinik (Prof. Dr. Henle) und der Hautklinik (Prof. Dr. Fabry) der Städtischen Krankenanstalten zu Dortmund.

Zusammenfassende Studie über die Behandlung von Mundhöhlenkrebsen

unter Anführung von einigen in den Städtischen Krankenanstalten zu Dortmund behandelten Fällen.

Von

Fritz Börger.

Für die Bekämpfung des Krebses kommen drei Methoden in Frage: der chirurgische Eingriff, die Strahlenbehandlung und die Kombination dieser beiden Wege. Bei dem chirurgischen Eingriff müssen zwei Bedingungen: nämlich lokale, vollständige Entfernung der Geschwülste und Durchführung der „ausgiebigen, typischen Drüsenräumung“ erfüllt werden, um Aussicht auf Dauerheilung zu haben. Diesem großen Eingriff sind durch verschiedene Momente Grenzen gesteckt. Beim Karzinom der Wangenschleimhaut ist es verhältnismäßig leicht, die Bedingungen für eine Dauerheilung beim chirurgischen Eingriff zu erfüllen, wenn der Herd nahe der Lippenkommissur liegt; er wird um so schwieriger, je weiter die Geschwulst nach dem Ohre liegt. Die Prognose des Wangenschleimhaut-Krebses ist im allgemeinen eine schlechte. Beim Mundbodenkrebs wird meist von außen, nur in Ausnahmefällen bei sehr kleinen Tumoren, vom Munde her operiert. Die Lokaloperation und die Drüsenausräumung sollen wegen der Asepsis zweizeitig durchgeführt werden. Beim Wangen- und Mundbodenkrebs sind beiderseits die submentalen, submaxillaren, zervikalen und die im Parotiszipfel und auf der Jugularis gelegenen Drüsen zu entfernen. Die größten Schwierigkeiten bietet das Zungenkarzinom für die Operation. An Drüsen sind die ebengenannten und geschwollene supraklavikulare Drüsen auszuräumen, zu denen direkte Lymphbahnen von der Zunge führen. Lokal kann man entweder vom Munde aus operieren, indem man nach Durchtrennung des Zungenbändchens die Zunge vorzieht, oder man schafft sich von außen her durch verschiedene Hilfsmittel Zugang. Dauerheilungen sind selten. Nach den Angaben verschiedener Autoren schwanken die Prozentzahlen der dem Rezidiv erlegenen Operierten zwischen 65 und 92 Proz. Von zwei hier operierten Fällen wurde einer geheilt, einer erlag sehr bald dem Rezidiv. Für die Karzinome der Kiefer kommen Resektion und Drüsenausräumung in Frage. Die Erfolge sind auch hier gering. Bei vier Fällen von

Oberkieferkrebs wurden hier drei Heilungen erzielt, ein Patient erlag nach elf Monaten einem Rezidiv der Drüsen. Ende des vorigen Jahrhunderts begann die Behandlung der Karzinome mit X-Strahlen, die eine elektive Wirkung auf die Krebszellen haben. Wegen der nur mittleren Empfindlichkeit des Karzinomgewebes gegenüber den X-Strahlen sind große Dosen anzuwenden. Vor zu kleinen Dosen ist zu warnen. Die X-Strahlen bewirken eine Rückbildung oder wenigstens Wachstumshemmung der Geschwulst. Die im klinisch-chirurgischen Sinne bösartigsten, wenig differenzierten Formen des Karzinoms reagieren am besten auf Strahlen. Von Bedeutung ist ferner der Kräftezustand der Patienten für ein Gelingen der Strahlentherapie. Wenn man die chirurgische und radio-therapeutische Methode vergleicht, so sieht man bei beiden Vor- und Nachteile. Will man nun entscheiden, ob ein operables Karzinom überhaupt der Strahlentherapie unterworfen werden darf, so ist das zulässig, solange eine Kontrolle durch Tast- und Gesichtssinn möglich ist. Sonst ist ein operables Karzinom radikal zu operieren. Inoperable Karzinome sind auf jeden Fall der Strahlenbehandlung zu unterziehen. Die planmäßig durchgeführte prophylaktische Bestrahlung nach der Operation ist der beste Weg, den chirurgischen Eingriff zu unterstützen. Die Behandlung mit Röntgenstrahlen allein hat bei Mundhöhlenkrebsen wenig Erfolge gehabt. Weitaus besser sind die Erfolge mit Radium- und Mesothoriumstrahlen, da die Technik einfach und exakt durchgeführt werden kann. Ein hier beobachteter, mit Radium behandelter Fall von Zungenkrebs ist seit einem Jahr geheilt. Der Patient befindet sich wohl. Was die Behandlung der regionären Drüsen angeht, so ist vor einer gleichzeitigen Bestrahlung von Primärtumor und Drüsen zu warnen. Die Keimzentren der Lymphfollikel werden durch die Bestrahlung geschädigt. Da nun die Strahlen nicht den direkten Untergang aller Karzinomzellen zur Folge haben, können die nicht zerstörten Zellen verschleppt werden und in den geschädigten Drüsen wachsen.

Aus der Zahnklinik (Mund- und Kieferheilstätte) der Friedr. Krupp-A.-G. Essen (Dr. med. dent. h. c. Friedr. Hauptmeyer).

Gewaltsames Geradrichten einzelner Zähne (Redressement forcé).

Von

Jos. Geismar.

In der zahnärztlichen Orthopädie kennt man drei Wege, Stellungsanomalien der Zähne und Kiefer zu beseitigen.

Im ersteren Falle reguliert man schiefstehende Zähne und größere Bißanomalien durch Ligatur, Gummizüge, Expansionsbögen u. dgl. allmählich, was oft Monate und Jahre in Anspruch nimmt.

Im anderen Falle erreicht man die Geradrichtung auf chirurgischem Wege dadurch, daß man entweder durch zweckentsprechende Extraktionen Platz schafft und es der Natur überläßt, jene Anomalien zu beseitigen (Selbstregulierug), oder dislozierte Zähne durch plötzliches gewaltsames Geradrichten mit der Zange reguliert.

Der dritte Weg, Stellungsanomalien zu beseitigen, beruht auf der Kombination der rein orthodontischen mit der chirurgisch-orthodontischen Regulierung, der gerade in neuerer Zeit, durch die Erfahrungen im Kriege bereichert, wieder häufiger begangen wurde (Beseitigung der Progenie).

Die Geradrichtung einzelner Zähne plötzlich und gewaltsam auszuführen, war schon sehr früh, wie Fauchard 1733 in seinem Werk „Der französische Zahn-Arzt" berichtet, vor seiner Zeit von Zahnärzten mit der Zange ausgeführt worden, worüber nähere Literaturangaben nicht vorhanden sind. Fauchard war der erste, der mit dem Pelikan die Geradrichtung einzelner Zähne vornahm. Bis in die neuere Zeit ist die Methode der gewaltsamen Geradrichtung häufig mit gutem Erfolge ausgeführt worden. Es finden sich allerdings in der zahnärztlichen Literatur einige Autoren, die diese Art der Regulierung verwerfen.

An Hand einer Statistik von 190 Fällen aus der Kruppschen Zahnklinik zu Essen, von denen Verfasser 105 Fälle selbst reguliert hat, gibt er in der Abhandlung ein Bild über Vorbehandlung, Ausführung, Nachbehandlung und Erfolg dieser Art der Geradrichtung, die durch Beifügung von 109 Abbildungen noch besonders deutlich gemacht wird. Es wurde die gewaltsame Geradrichtung ausgeführt an ein- und mehrwurzeligen Zähnen. Das Alter der Patienten variierte zwischen 7 und 45 Jahren. Von den 105 Fällen waren nur zwei Mißerfolge zu verzeichnen. Unter den 70 nachuntersuchten

Fällen (sämtlich Patienten des mittleren Alters) waren zwei Drittel mit lebender Pulpa.

Die Vorbedingungen für den Erfolg der gewaltsamen Regulierung einzelner Zähne sind:

1. der makroskopische Befund,
2. der röntgenologische Befund,
3. der galvanodiagnostische Befund.

Wie notwendig der röntgenologische Befund vor jeder Regulierung ist, mag sie rein orthodontisch oder chirurgisch-orthodontisch sein, wird an mehreren Abbildungen deutlich gezeigt. Einen äußerst wertvollen röntgenologischen Befund veranschaulichen zwei zeitlich getrennte Abbildungen, wo ein noch nicht dentifizierter Zahnkeim die Schiefstellung eines Zahnes bedingt hat, meines Wissens, der einzigste bis jetzt in der Literatur veröffentlichte Fall.

Kontraindiziert ist die gewaltsame Geradrichtung wenn

1. zu wenig Raum vorhanden ist,
2. die Artikulation es nicht zuläßt,

d. h., wenn der Zahn in seine normale Stellung gebracht, von seinen Antagonisten so stark getroffen wird, daß ein Lockerwerden und Verlust unvermeidlich sind.

Bei möglichster Hochfassung des Zahnes und mit stetem Druck der Zange in der Zahnachsenrichtung wird der Zahn allmählich unter steter Kontrolle des Gefühls in die normale Stellung gedrängt, so daß er möglichst ohne Ligatur gleich feststeht. Bei geeigneter Zange ist durch den Fingerdruck auf den Zahn zwischen den Schnäbeln der Zange hindurch ein Hineingleiten des Zahnes in das Zangenmaul unmöglich. Gibt der Zahn nicht nach, so spaltet man mit einem sehr schmalen dünnen Meißel die Alveole, indem man unter der Gingiva hochgeht, ohne dieselbe zu verletzen.

Der galvanodiagnostische Befund nach der Behandlung ist unbedingt erforderlich und bei reaktionsloser Pulpa die Exstirpation derselben indiziert.

Zur Regeneration des Knochengewebes wurde Jodtinktur mit gutem Erfolge angewandt.

Im jugendlichen Alter beschränkt man sich auf die Fälle, wo wegen Mangels an Stützpunkten die rein orthodontische Geradrichtung nicht in Frage kommen kann, oder die Umstände ein schnelleres Regulieren erfordern.

Die Hauptindikationen für die gewaltsame Geradrichtung einzelner Zähne bietet das spätere, mittlere Alter, wo

1. in vielen Fällen schon ein chirurgischer Eingriff der Geradrichtung voraufgehen muß,
2. wo durch Berufspflichten ein längeres Tragen von Apparaten sich von selbst verbietet,

3. wo die Kosten für die Richtmaschinen in keinem Verhältnis zum Gewinn an Kauvermögen, kosmetischen und sprachlichen Effekt stehen (soziale Indikation).

Die Regeneration von Knochengewebe ist auch bei weitem Weg des zu regulierenden Zahnes eine vollkommene, wie die Abbildungen von zeitlich getrennten Röntgenbildern beweisen.

Die Individualisierung der Fälle auf Grund von einem gewissenhaften makroskopischen, röntgenologischen und galvanodiagnostischen Befunde wird für die gewaltsame Geradrichtung einzelner Zähne die besten Erfolge zeitigen.

Aus dem Reserve-Lazarett Essen,
Abteilung für Kieferverletzte, Kruppsches Erholungshaus.

Über Schußverletzungen der Kiefer im Röntgenbilde.

Von

Julius Goldberg.

Die zahlreichen Verletzungen der Kiefer im letzten Kriege sind bedingt durch die liegende Stellung des Schützen im Gefecht und dem Grabenkampf. Die Schwere der Verletzungen hängt von verschiedenen Faktoren ab. Für die Knochenschüsse der Kiefer ist außer dem Geschoß nicht nur die Festigkeit des Materials, sondern auch die anatomische Struktur von Bedeutung.

Die Schußverletzungen der Kiefer im Röntgenbilde haben die gleiche Vielgestaltigkeit der übrigen Knochenbrüche. Es kommen Absprengungen, Fissuren, einfache, komplizierte und Splitterbrüche mit und ohne Defekt vor. Im Röntgenbilde dokumentieren sich Brüche anfangs als dunkle, später als hellere, matte Linien. Brüche mit zahlreichen kleinsten Splittern geben eine schlechtere Prognose als Brüche mit größeren Bruchstücken wegen der Entblößung von Periost und der irritativen Prozesse. Mit Bezug auf die Kallusbildung ist zu sagen, daß es mit den Röntgenstrahlen nur sehr schwer gelingt, selbst den klinisch fühlbaren Kallus sichtbar zu machen. Dieser Unterschied gegenüber dem leichter darstellbaren Knorpelkallus der Röhrenknochen dürfte entwicklungsgeschichtlich zu deuten sein. Die Kieferknochen sind bindegewebigen Ursprungs und die anfängliche Verklebung der Bruchenden findet durch Bindegewebskallus statt. Bindegewebskallus der Kieferknochen verhält sich gegenüber Röntgenstrahlen ähnlich, wie dickere Weichteile und Muskelschichten. Gegenüber dem Weichteilpolster des Gesichtes findet daher keine unterschiedliche Differenzierung statt. Knorpelkallus läßt durch die größere Anreicherung mit Kalksalzen eher eine Zeichnung zu. Der Übergang zur nachweisbaren Ossifizierung tritt in der Mehrzahl der Fälle erst nach Ablauf von wenigstens 6 Monaten ein. Bei der Darstellung und Festlegung von Fremdkörpern, ebenso bei der Einheilung von Transplantaten bringt das stereoskopische Röntgenbild wesentliche Vorteile.

So fördernd auch die röntgenologische Technik auf die Erkenntnis schwieriger klinischer Diagnosen von Unter- und Oberkieferverletzungen gewirkt hat, so bleiben immerhin, wenn auch nur spärliche Fälle übrig, in denen auch diese Technik Zweifel übrig läßt. Weitere Verbesserungen und Änderungen auf diesem Gebiete werden auch dieser jungen Wissenschaft noch ausgedehntere Anwendungsgebiete, hoffentlich mit der Möglichkeit allgemeiner Verbreitung, bringen.

Der Arbeit sind 26 typische Abzüge beigefügt.

Aus dem Institut der Strahlenbehandlung der Städtischen Krankenanstalten in Essen (Prof. Dr. Bering).

Über die Sarkome der Mundhöhle.

Von

Leopold Hofmann.

Die Sarkome der Mundhöhle stellen einen nicht unerheblichen Anteil aller überhaupt vorkommenden Sarkome dar. Sie nehmen ihren Ausgang von den Knochen oder den Weichteilen und zeigen in ihrem klinischen Verhalten große Verschiedenheiten. Die Epulis, ausgehend vom Alveolarperiost, verhält sich durchaus gutartig und ist operativ radikal zu entfernen.

Für die Behandlung der übrigen Sarkome der Mundhöhle ist der chirurgische wie auch der röntgenologische Weg einzuschlagen. Operative Behandlung ist dann angezeigt, solange der Tumor noch gut abgegrenzt ist, noch keine Metastasen gemacht hat und noch vollständig im Gesunden exstirpiert werden kann. Eine Reihe von Autoren schlagen heute schon, selbst für gewisse operable Tumoren, die Röntgenbestrahlung vor, da sie die Erfahrung gemacht haben, daß die Heilungsresultate der Röntgenbestrahlung sich günstiger stellen als die operative Behandlung. Aufschub der Operation um nur kurze Zeit, falls der Tumor nicht anspricht, verschlechtert die operativen Aussichten nicht. Sehr schlecht reagieren auf Strahlenbehandlung die Sarkome des Oberkiefers, die auch heute noch für die operative Behandlung reserviert werden müssen. Am größten sind die Bestrahlungserfolge bei Lymphosarkomen, die oft restlos zum Verschwinden gebracht werden können.

Die Behandlung mit Arsenpräparaten hat keinen nennenswerten Erfolg zu verzeichnen. Sie kann höchstens zur Unterstützung der andern Verfahren herangezogen werden.

Alle nicht operablen Tumoren sind auf jeden Fall noch zu bestrahlen. Es wird dabei häufig ein nicht unbeträchtliches Zurückgehen der Geschwulst und der Beschwerden erzielt. In seltenen Fällen sind sogar noch überraschende Heilerfolge zu verzeichnen gewesen. Eine allgemein gültige Sarkomdosis — nach Seitz und Wintz etwa 60 bis 70 Proz. der H. F. D. — wird von fast allen Seiten abgelehnt. Jedes Sarkom erfordert, entsprechend seinen biologischen Verhältnissen, eine individuelle Behandlung. Selbst Sarkome mit gleichem histologischem Bau verhalten sich in manchen Fällen ganz verschieden gegenüber den Röntgenstrahlen.

Die wichtigste Forderung bleibt eine möglichst frühzeitige Diagnose, da dann die Heilungsresultate bedeutend besser werden, die Arbeitsfähigkeit um Jahre hinaus verlängert werden kann, und die Gefahr der Metastasenbildung verringert wird.

Die von mir mitgeteilten Fälle lassen, den Erfahrungen in der Literatur entsprechend, erkennen, daß die Bestrahlungserfolge der Tonsillensarkome am günstigsten sind. Es ist gelungen, die Kranken lebens- und arbeitsfähig zu erhalten. Sie waren in der Zwischenzeit imstande, ihrem Berufe nachzugehen. Dann trat ziemlich plötzlich eine Grenze in der Leistungsfähigkeit der Röntgenstrahlen ein. Die Tumoren verhielten sich refraktär und es erfolgte unter allgemeiner Entkräftung der Exitus.

Ein vom Unterkiefer ausgehendes Sarkom war vorübergehend zu beeinflussen. Eine erhebliche Wirkung der Bestrahlung ist jedoch nicht zu verzeichnen gewesen.

Aus dem Laboratorium der Deutschen Gold- und Silber-Scheideanstalt
(Zahnarzt Dr. Fenchel).

Über das Verhalten der binären Kupfer- und der ternären Zinn-Silber-Amalgame zu Gold im Munde.

Von

Amandus Treibich.

Über die Verwendung von Amalgamen neben Gold im Munde herrscht unter den Fachautoritäten fast ausschließlich die Ansicht, daß eine solche als unsachgemäß zu bezeichnen ist.

Demgegenüber besagen meine eigenen Erfahrungen das Gegenteil. Müller-Wädenswil empfiehlt 1908 sogar bei Goldkronen das Gold der Kaufläche durch Amalgam zu ersetzen und bezeichnet diese Methode als Amalgam-Ringkrone. Auch Philipp tritt 1920 in einem Aufsatz für die Verwendung von Goldringen in Verbindung mit Amalgam-Kauflächen (sog. Mantelkronen) ein, anscheinend war ihm die Methode seines Vorgängers unbekannt.

Nach Witzel und anderen Autoren sind für das Verhalten von Amalgamen, Gold und Goldlegierungen im Munde wesentlich maßgebend: 1. die Löslichkeit der Legierung in der Mundflüssigkeit, 2. ihr Verhalten als Elektrode bei der Bildung galvanischer Elemente im Munde.

Die vorliegende Arbeit hat experimentell die Löslichkeitsresultate Witzels bestätigt gefunden, danach sind aus den Amalgamen Kupfer, Zinn, Zink in 1 Proz. Milchsäure gelöst und in der Versuchsflüssigkeit nachgewiesen.

Es ist ferner nachgewiesen, daß ternäre Zinn-Silberamalgamfüllungen frisch in direktem Kontakt in Milchsäure mit Gold zusammengebracht, ebenso wie Kupferamalgam, Quecksilber an der Berührungsstelle in das Gold hinüberdiffundieren müssen.

Witzel ist der Ansicht, daß hierbei der entstehende elektrische Strom eine erhebliche Rolle spiele, seine eigenen Versuche und Zahlen beweisen das Gegenteil. Von 29 Versuchen Witzels wiesen 13 Versuche geringere Löslichkeit der Amalgame mit Elektrolyse als ohne dieselbe auf. Ein Ionentransport ist nur bei Cu-Amalgam sowie bei Zn-Amalgam mit 10/15 Proz. Zn nachgewiesen. —

Meine eigenen Versuche und Erfahrungen beweisen ferner, daß die Zufügung von Gold bis zu 20 Proz. das entstehende Potential eines Amalgams von 500 Ag bis 500 Sn gegen Gold 1000 und Gold 800 bis 1000 steigerte. Ein in der Praxis in Verbindung mit Gold im Munde bewährtes Handelsamalgam wies ein noch höheres Potential auf.

Ich fasse diese theoretischen und praktischen Versuche dahin zusammen:

Amalgame sind in Verbindung mit Gold im Munde anstandslos verwendbar bei Mischung derselben zu einer wirklich homogenen Paste ohne Hg-Überschuß und Verwendung solcher wissenschaftlich richtigen Amalgam-Legierungen, die sich mit dem Hg zu chemischen Verbindungen legieren.

Kupferamalgame, in denen das Hg nur physikalisch zu Mischkristallen gebunden ist, sind in Verbindung mit Gold unverwendbar.

Ausschlaggebend für die Verwendbarkeit der Amalgame ist ferner ihre größere oder geringere Löslichkeit in den Mundflüssigkeiten. Diese ist bei der Bindung zu chemischen Verbindungen und damit Abwesenheit freien Hg's so gering, daß die Höhe des elektrischen Potentials nur eine geringe Nebenrolle spielt. —

Die Knickpunkte der Schaulinien Abb. 13—19 lassen die Vermutung zu, daß die ternären Zinn-Silberamalgame die folgenden chemischen Verbindungen bilden.

1. Ag—Hg—Sn
2. Ag 2—Hg 5—Sn 7
3. Ag 3—Hg 4—Sn.

Bei Zusatz von Gold nähert sich die Zusammensetzung offenbar einer quaternären Gold-Silber-Zinn-Quecksilberverbindung. Dies wird aus dem geradlinigen Ansteigen des Potentials dieser Amalgame geschlossen. Auch das volumetrische Verhalten bestätigt die Berechtigung dieser Vermutung.

Einfluß der Rachitis auf das Knochenwachstum der Kiefer.

Von

Ernst Baurmann.

Kurze Übersicht über die wichtigsten, von modernen Autoren aufgestellten Theorien über Wesen und Ursache der Rachitis an sich. Es werden angeführt: M. B. Schmid als Vertreter der Theorie über Kalkstoffwechselstörungen, Kassowitz mit seiner Entzündungstheorie und seinen Ausführungen über fötale Rachitis, dagegen Lehnerdt, der die fötale Rachitis ablehnt und Rachitis letzten Endes als eine Störung der Funktion einer oder mehrerer Drüsen mit innerer Sekretion ansieht, und endlich Koch, der die rachitischen Veränderungen als Folgezustand einer längst abgelaufenen Infektion zu deuten versucht.

Verfasser erwähnt dann die am übrigen Knochengerüst vorkommenden rachitischen Formveränderungen und bringt im folgenden einen historischen Überblick über die Arbeiten derjenigen Autoren, die sich speziell mit den rachitischen Kieferdeformationen befaßt haben. Namen, wie Glisson, Bunon, Elsässer, Ritter, Joh. Storch, Virchow, Fleischmann, Hrch. Schmid, Eichler, Stölzner, Heubner und v. Hansemann werden angeführt.

Als zusammenfassendes Ergebnis des Studiums der einzelnen Theorien über Art und Ursache der rachitischen Kieferdeformationen gibt Verfasser an, daß die verschiedenen Autoren früherer, neuerer und neuester Zeit alle die gleichen Deformationen als für Kiefer-Rachitis typisch beschrieben, daß jedoch über die Kräfte, die beim Zustandekommen dieser Deformierungen wirksam sind, die Meinungen noch ziemlich auseinander gehen, besonders bezüglich des Oberkiefers.

Verfasser geht dann zunächst auf die Art der typisch rachitischen Krümmungsveränderungen ein, die in der Literatur folgendermaßen beschrieben werden:

> Für den rachitischen Oberkiefer: Verwandlung der normalerweise ellipsenförmigen Kurve in eine mehr sphärische durch seitliche Einschnürung in Gegend der Prämolaren, mit Verkürzung der transversalen Achse, schnabelförmiges oder spitzwinkeliges Vorspringen des die Frontzähne tragenden Alveolar-

teiles mit daraus resultierender Verlängerung der medialen Achse, und oft spitzbogenförmige Abknickung des normalerweise flachgewölbten Gaumendaches in der medialen Naht.

Für den rachitischen Unterkiefer: Verwandlung der normalerweise parabolischen Gestalt in eine polygonale durch, im Gegensatz zum Oberkiefer, Verkürzung der langen Achse infolge Abflachung und oft sogar Einwärtsbiegung des frontalen Bogens zwischen beiden Eckzähnen, und Verkürzung der transversalen Entfernung der Unterkieferseitenteile infolge Einwärtsbiegung der die Prämolaren und Molaren tragenden Alveolarteile.

An zahlreichen selbstgesammelten Fällen von rachitischen Kieferdeformationen hat Verfasser die eben beschriebene Art der typischen Krümmungsveränderungen nachprüfen und bestätigen können. Photographien dieser Fälle sind der Arbeit auf drei Tabellen beigefügt. —

Speziell die Verlängerung der medialen Achse beim rachitischen Oberkiefer, resp. Verkürzung der langen Achse beim rachitischen Unterkiefer hat Verfasser auch zahlenmäßig nachgewiesen und durch Konstruktion der entsprechenden Kieferkurven festgelegt. Drei selbstgezeichnete Tabellen mit diesen Kieferkurven sind den photographischen Tabellen angefügt.

Im zweiten Teile der Arbeit unterzieht Verfasser die von den verschiedenen Autoren aufgestellten Theorien über die Ursachen, die den rachitischen Kieferdeformationen zugrunde liegen, resp. über die Kräfte, die beim Zustandekommen der Krümmungsveränderung wirksam sein sollen, einer kritischen Gegenüberstellung.

Nachdem Verfasser konstatiert hat, daß bezüglich der Ursachen der typisch rachitischen Deformitäten beim Unterkiefer alle Autoren der gleichen Meinung sind, wenigstens insofern, als alle Muskelzug dafür verantwortlich machen, bespricht er die verschiedenen Hypothesen, die über die Entstehung der rachitischen Oberkiefer-Deformitäten aufgestellt worden sind. Es stehen sich hier in der Hauptsache gegenüber die Ansicht Schmids, der sowohl die seitliche Einschnürung als auch die Verlängerung der medialen Achse erklärt aus Bindegewebs-Hyperplasien an der Nahtverbindung zwischen proc. palat. des Oberkiefers und den os incisivum, und vor allem aus der gegenseitig formbildenden Beeinflussung der beiden Kiefer, durch die Artikulation der Zähne unter Ausschluß irgend einer Muskelaktion, die Ansichten Fleischmanns und Heubners, die den Druck der wachsenden Jochbögen verantwortlich machen, und Eichlers Theorie, der die seitliche Einschnürung des rachitischen Oberkiefers als eine Wachstumshemmung infolge der durch den Jochbogen auf die faziale Wand des Oberkiefers übertragenen Muskelaktion des Masseters deutet.

Verfasser kommt auf Grund seiner eigenen Untersuchungen, und sich speziell an Eichlers Ausführungen anlehnend, zu der Überzeugung, daß auch für das Zustandekommen der typisch rachitischen Oberkieferdeformierungen hauptsächlich Muskelzug verantwortlich zu machen ist, und zwar, daß der Masseter derjenige Muskel ist, der durch den Jochbogen seine Zugwirkung als seitlich komprimierenden Druck auf den Oberkiefer übertragend, nicht nur eine Wachstumshemmung, sondern eine direkte Verbiegung der einzelnen Knochenplatten des Oberkiefers und eine Abknickung in den verbindenden Nähten verursacht.

Wie sich bei Zugrundelegung dieser Hypothese alle vorkommenden Deformierungen des rachitischen Oberkiefers nicht nur die seitliche Einschnürung, sondern auch das spitzwinkelige Vorspringen des Frontalteiles und die spitzbogenförmige Abknickung des Gaumendaches in der medialen Naht, als Folge der seitlichen Kompression rein mechanisch erklären lassen, und wie Verfasser sich im einzelnen die Übertragung des Masseterzuges durch den als Winkelhebel funktionierenden Jochbogen auf die faziale Wand des Oberkiefers denkt, hat er an Hand einer selbst entworfenen Konstruktionsskizze zu erläutern versucht.

Devitalisation und Entfernung der Pulpa bei den verschiedenen Arten der Pulpitis.

Von

Edwin Brehm.

Bei den Erkrankungen, die in der entzündeten Pulpa ihren Sitz haben, besteht die einzige wirksame Therapie darin, daß man die entzündete Pulpa devitalisiert und entfernt. Natürlich ist das Bestreben darauf gerichtet, diese Eingriffe für den Patienten möglichst schmerzlos zu machen. Um zu zeigen, inwieweit dies bis heute gelungen ist, muß kurz auf die Einteilung der Pulpaerkrankungen, auf ihre Pathologie und auf die Wirkung des Arsens eingegangen werden.

Zugrunde gelegt wird die von Römer angegebene Einteilung. Nach ihr zerfallen die Pulpaerkrankungen, soweit sie für das Thema von Interesse sind, in: Pulpitis acuta simplex (partialis und totalis), Pulpitis acuta purulenta, Pulpitis acuta gangraenosa, Pulpitis chronica gangraenosa und Pulpitis chronica granulomatosa.

Zur Diagnose werden angeführt die Thermometrie von Walkhoff, der Induktionsstrom nach Schröder und die Untersuchung der Zähne durch eingelegte Alkoholwattebäuschchen nach Hentze.

Über das pathologisch-anatomische Bild kann man kurz sagen: bei Pulpitis acuta partialis ist nur ein Teil der Pulpa entzündet, bei Pulpitis acuta totalis und den beiden chronischen Pulpitiden ist die ganze Pulpa entzündet, bei Pulpitis acuta purulenta und gangraenosa sind die noch vorhandenen Pulpenreste hochgradig entzündet.

Das Arsen wirkt nicht, wie früher angenommen, ätzend. Die durch das Arsen hervorgerufenen Nekrosen sind aus seiner Wirkung auf die Gefäße zu erklären. Es verursacht so starke Hyperämie, Blutungen und entzündliche Exsudationen, daß es dadurch leicht zur Nekrose kommt. Dann wirkt Arsen, worauf Klein besonders hinweist, auf die Nervenfasern, und zwar geht die Degeneration der Nervenfasern schneller vor sich, als die durch die Schädigung der Gefäße hervorgerufene Nekrose. In entzündeten Pulpen ist die Wirkung verlangsamt.

In der Pulpa wird das Arsen also eine Entzündung hervorrufen, die auftretenden Schmerzen werden durch die Wirkung des Arsens auf die Nervenfasern verkürzt werden, und zwar um so mehr, je weniger entzündet die Pulpa ist. Die Wahrscheinlichkeit, daß stärkere und längere Schmerzen auftreten, wächst also mit dem Grade der bestehenden Entzündung, im selben Verhältnis nimmt die Schnelligkeit und Intensität der Wirkung ab.

Eine große Gefahr bei der Verwendung von Arsen ist die Möglichkeit, daß eine Periostitis entsteht, besonders dann, wenn man das Arsen zu lange im Zahn liegen läßt oder zu viel davon verwendet. Manche Forscher lassen es bis zu 8 Tagen wirken, ohne eine Periostitis befürchten zu müssen, man kann Acidum arsenicosum 2 bis 3, Arsenicum metallicum crudum bis zu 6 Tage in dem zu behandelnden Zahn belassen.

Die Entstehung von Schmerzen sucht man durch schmerzlindernde und adstringierende Mittel zu verhindern. Diese Mittel helfen auch, wenn sie auf die Pulpa selbst gebracht werden, in diesem Fall ist auch die Intensität der Arsenwirkung größer.

Bönneken empfiehlt die Pulpenstümpfe, wenn nach Arsenbehandlung die Kronenpulpa amputiert ist, mit einer Formalinpaste zu bedecken und den Patienten für ½ Jahr später wiederzubestellen, dann könne die Pulpa schmerzlos entfernt werden.

Walkhoff empfiehlt zur Vermeidung der nach der Arsenapplikation auftretenden Schmerzen eine vorherige Chlorphenoleinlage.

Lipschitz läßt vor jeder Arseneinlage 10 Minuten lang konzentrierte Karbolsäure auf die Pulpa und das Dentin wirken. Er dosiert die Menge der Arsenpaste nach der Zeit, die sie liegenbleiben soll, dem zu devitalisierenden Zahn und dem Alter des Patienten. Lipschitz sah fast nie Schmerzen auftreten und konnte 75 Proz. der Pulpen schmerzlos exstirpieren. Er verlangt allerdings auch, daß wenigstens bei schweren Entzündungen die Pulpa freizulegen sei.

Als Hilfsmittel zur schmerzlosen Entfernung der Pulpa stehen noch zur Verfügung: 1. die Verwendung von Hochfrequenzströmen, 2. Chloräthylspray, 3. die Druckanästhesie, 4. die Kataphorese, 5. die Injektionsanästhesie.

Regnier und Didsbury hatten angeblich gute Erfolge mit der Verwendung von Hochfrequenzströmen, doch wurde ihre Verwendung kein Allgemeingut.

Von der Verwendung des Äthylchlorids zur Behandlung entzündeter Pulpen ist man heute abgekommen, da man bessere Methoden hat.

Mit der Druckanästhesie erzielt man bei der Anästhesierung der Pulpen gute Erfolge, die Wirkung für die Dentinanästhesie wird bestritten. Ihre Anwendungsmöglichkeit ist aber beschränkt, sie ist kontraindiziert: 1. bei heftigen akuten und chronischen Pulpitiden, 2. bei Pulpitis gangraenosa, 3. bei ungünstig liegenden Kavitäten, bei vorher mit Arsen behandelten Pulpen.

Die Kataphorese zeitigt bei der Anästhesierung der Pulpa und des Dentins gute Erfolge, was allerdings auch von mancher Seite bestritten wird. Kontraindiziert ist sie nach Fletscher bei mit Arsen vorbehandelten Pulpen. Daß das Verfahren keine größere Verbreitung gefunden hat, liegt wohl an der ihm anhaftenden Umständlichkeit und dem dazu nötigen Apparat.

Als am meisten angewandtes Mittel zur Unempfindlichmachung des Dentins und der Pulpa kommt die Injektionsanästhesie in Betracht, und zwar als lokale und Leitungsanästhesie. Im Oberkiefer kommen beide in Betracht, im Unterkiefer erzielt man nur mit der Leitungsanästhesie gute Erfolge. Die Injektionsanästhesie kann man verwenden, um die Pulpa freizulegen und dann die Arsenpaste zu applizieren oder die Pulpa gleich zu exstirpieren. Die Gefahren, die bei sofortiger Exstirpation bestehen, lassen sich umgehen. Mit Antiformin - Schwefelsäure - Behandlung läßt sich die Pulpa vollständig entfernen.

Bei eigenen Versuchen ergab sich, daß bei Pulpitis partialis die Erfolge mit der Arsenbehandlung zufriedenstellend waren, bei Pulpitis totalis waren die Resultate schlechter. Die Zahl der Fälle, in denen nach der Einlage starke Schmerzen auftraten, war prozentual viel größer. In einem Teil der Fälle wurden die Pulpen noch in Anästhesie extrahiert.

Zusammen wurden 30 Pulpen in Anästhesie extrahiert, in keinem Fall waren in der nächsten Sitzung noch Pulpenreste vorhanden.

Die Anästhesie muß zur Behandlung von Pulpitiden, besonders wenn es sich um hochgradige Entzündungen handelt, empfohlen werden. Pulpen, die nach vorheriger Freilegung mit Arsentrioxyd behandelt wurden, konnten fast alle schmerzlos exstirpiert werden.

Die zahnärztliche Versorgung des deutschen Volkes[1].

Von

Julius Dressel.

Ende 1919 übten in 840 deutschen Orten (ausschließlich Elsaß-Lothringen und Provinz Posen, einschließlich der Abstimmungsgebiete) 4478 approbierte Zahnärzte Praxis aus. Weit über die Hälfte praktiziert in Städten über 100 000 Einwohner, ein Drittel in den sieben Großstädten über 500 000 Einwohner. In Groß-Berlin sind mehr Zahnärzte ansässig, als in den sechs andern Großstädten zusammen, während die Bevölkerung Berlins nur den sechzehnten Teil der Gesamtbevölkerung ausmacht. An Praxis ausübenden Zahntechnikern waren Ende 1920 ca. 10 000 in Deutschland vorhanden, die Gesamtzahl der Techniker ist natürlich viel größer.

Über 28 000 000 Einwohner leben an zahnärztlich versorgten Plätzen, so daß die knappe Hälfte der deutschen Bevölkerung theoretisch die Möglichkeit hat, einen Zahnarzt mit Leichtigkeit aufzusuchen. Am günstigsten unter den preußischen Provinzen steht Brandenburg mit 1 Zahnarzt auf 6840 Einw., unter den Bundesstaaten Baden mit 1 Zahnarzt auf 9830 Einw. da. Am ungünstigsten liegen die Verhältnisse in Ostpreußen mit 1 Zahnarzt auf 23 630 Einw., unter den Bundesstaaten Sachsen-Altenburg mit 1 Zahnarzt auf 36 000 Einw.

An den größten und kleinsten Plätzen ist das Zahlenverhältnis der Zahnärzte zu den Technikern ungefähr das gleiche, an den übrigen Orten überwiegen die Techniker.

Der Kampf zwischen Zahnärzten und Technikern kann, solange Kurierfreiheit besteht, nur in der Weise ausgefochten werden, daß der zahnärztliche Stand für genügenden Nachwuchs mit wissenschaftlicher und praktischer Ausbildung sorgt, so daß der Stand der behandelnden Techniker von selbst ausstirbt und die Techniker sich auf die Tätigkeit beschränken, welche durch ihre Bezeichnung bereits zum Ausdruck kommt.

---

[1]) Die Arbeit ist veröffentlicht in der Deutschen zahnärztlichen Wochenschrift 1921, Nr. 35.

In Deutschland	kommt	1	Zahnarzt	auf	ca.	13 300	Einw.
„ England	„	1	„	„	„	7 500	„
„ Frankreich	„	1	„	„	„	10 000	„
„ Holland	„	1	„	„	„	14 000	„
„ Spanien	„	1	„	„	„	20 000	„
„ der Schweiz	„	1	„	„	„	8 000	„
„ den Verein. Staaten	„	1	„	„	„	2 200	„

Die europäischen Länder mit 175 000 000 Einwohnern haben nur den dritten Teil der Zahnärzte, welche die Vereinigten Staaten mit 105 000 000 Einwohnern aufweisen. Amerikanische Verhältnisse lassen sich aber gerade in bezug auf Zahnpflege nicht mit den europäischen vergleichen, weshalb wir bei Berechnung der für Deutschland erforderlichen Zahl von Zahnärzten zur ausreichenden Versorgung des Volkes andere Maßstäbe suchen müssen. In dem dicht bevölkerten Hessen-Nassau kommt 1 Zahnbehandelnder (Zahnarzt und Techniker unter diesem Namen zusammengefaßt) auf 3600 Einwohner, in Preußen auf 4600. Bei einer Berechnung für das ganze Reich ist aber zu berücksichtigen, daß in Gegenden mit vielen landwirtschaftlichen Betrieben die Verhältnisse ganz anders liegen. So glaube ich als die richtige Zahl 4500 bis 5000 Einwohner für je einen Zahnarzt annehmen zu können, unter der Voraussetzung — die noch in weiter Ferne liegt —, daß die behandelnden Techniker ihre Tätigkeit nicht mehr ausüben. Unter Zugrundelegung dieser Zahlen würden für 60 Millionen Einwohner Deutschlands 10 bis 14 000 Zahnärzte ausreichend sein, um die zahnärztliche Versorgung des ganzen Volkes sicherzustellen. Da zurzeit über 5000 Studenten Zahnheilkunde studieren, ist der Ausblick auf die zahnärztliche Versorgung des deutschen Volkes als nicht ungünstig zu bezeichnen.

Über die Notwendigkeit einer zahnärztlichen Hygiene müssen weite Kreise des Volkes noch viel mehr aufgeklärt werden. In dieser Beziehung leisten dem Volkswohl hervorragende Dienste die Schulzahnkliniken, welche zuerst 1905 eingeführt wurden (in Köln 1908). Unterdessen hat diese Bewegung große Fortschritte gemacht, so daß in wohl nicht allzuferner Zeit die Schulzahnpflege allgemein eingeführt sein dürfte.

An 22 deutschen Universitäten bestehen zahnärztliche Institute; den approbierten Zahnärzten wird durch Fortbildungskurse an verschiedenen Plätzen die Möglichkeit gegeben, sich dauernd mit den Neuerungen der Zahnheilkunde vertraut zu machen.

Ein Beitrag zur Kasuistik des Quinckeschen Odems.

Von

Carl Fabry.

Der von Quincke unter dem Namen akutes umschriebenes Ödem geschilderte Symptomenkomplex wird zurzeit von der Mehrzahl der Autoren als selbständiges Leiden anerkannt. Quinckes Bezeichnung als akutes zirkumskriptes Hautödem im Jahre 1882 ist nicht mehr zutreffend, und von ihm selbst schon im Jahre 1904 in akutes umschriebenes Ödem umgeändert worden. Heute wissen wir, daß diese Ödeme nicht nur auf Häuten und Schleimhäuten, sondern auch in der Muskulatur, in den Sehnenscheiden, im Periost, im ganzen Intestinaltraktus, im Kehlkopf, in der Trachea, selbst in der Lunge, wahrscheinlich auch in den Meningen und im Zerebrum auftreten können, ja daß die meisten Formen von flüchtigem, rezidivierendem Erguß in die Gelenke ihrer Pathogenese nach hierher gehören. Typisch für die Krankheit sind regellose, beulenförmige schnell sich entwickelnde und ebenso schnell wieder verschwindende Schwellungen der Haut und des Unterhautzellgewebes, die als Symptome im allgemeinen starke Spannung und leichten Juckreiz verursachen, gelegentlich mit Erscheinungen der inneren Organe einhergehen können. Wesentlich ist die Umschriebenheit und Blässe der Eruption. Differentialdiagnostisch verdienen Erwähnung: Urtikaria, Erysipel, Purpura und kollaterales Ödem bei dentalen Abszessen und nach operativen Eingriffen in der Mundhöhle. Die charakteristische Flüchtigkeit und Regellosigkeit des Quinckeschen Leidens und das Auftreten in Anfällen ohne nennenswerte subjektive Erscheinungen führen meistens bald zur richtigen Diagnose. Das männliche und weibliche Geschlecht werden scheinbar gleichmäßig befallen, und zwar meistens im Alter von 20 bis 40 Jahren; der einzelne Anfall dauert selten länger als 2 Tage. Eine Vererblichkeit wurde häufiger beobachtet. Im Gegensatz zum meistens recht klaren Krankheitsbild ist die Ätiologie sehr dunkel. Es muß in den meisten Fällen ein immerhin labiles Zentralnervensystem angenommen werden, so daß geringfügige Veranlassungen die peripheren Gefäßnerven auf Normalreize hin dergestalt alterieren, daß es zur Bildung der Ödeme kommt. Ätiologisch wichtig, aber schwer feststellbar ist die Frage, ob im letzten Grunde Reizung der Vasodilatatoren oder höhere Durchlässigkeit der Kapillaren oder beide Vorgänge zusammen die eigenartige Ödemeruption auslösen. In allen Fällen, wo Magen- und Darmstörungen das Bild beherrschen, nehme ich mit vielen andern eine Intoxikation vom Darm aus an. Der Übertritt der Toxalbumine in die Blutbahn kann meines Erachtens durch Ausscheidung in die verschiedensten vom Blut zu ernährenden Gewebe eine Schutzvorrichtung des Körpers auslösen, die in der Bildung von Lymphe besteht zur Verdünnung der Toxine und dadurch herabgesetzten Gewebsschädlichkeit. Vielleicht ist hier also eine vis mediatrix naturae am Werke im Sinne der Heidenhainschen Lymphagoga. An therapeutischen Maßnahmen werden empfohlen: Einfache, reizlose Kost, Behandlung von Verdauungstörungen und Sorge für hinreichenden Stuhlgang, Anwendung der Elektrizität und Seifenkuren, Wechsel von Beruf und Klima. Ferner werden an Medikamenten genannt: Arsen, Atropin, Menthol, Adrenalin, Chinin, Natron salicylicum, Baryum chloratum, Ballerini, Thyreoidin. Da man bei der Ätiologie des Quinckeschen Leidens sich sehr im Dunkelfeld bewegt, sind für die einzuschlagende Therapie nur sehr unsichere Angriffspunkte gegeben. Wichtig ist die Beachtung und Besserung des Allgemeinzustandes. Aber von den zahlreichen zur Behandlung der akuten Stadien vorgeschlagenen Medikamenten möchte ich fast behaupten, daß in den meisten Fällen die gewünschte Wirkung nicht propter, sondern post remedium erfolgt.

Replantation menschlicher Zähne.

Ein Beitrag zur Frage der dentalen Plantationen.

Von

Fritz Fröchte.

Eine Betrachtung über den Wert der dentalen Plantationen ergibt zunächst die größere Bedeutung der Replantation gegenüber der Trans- und Implantation. Trotzdem die Replantation schon seit dem 14. Jahrhundert bekannt ist, so ist doch verhältnismäßig sehr wenig wissenschaftlich wertvolle Literatur darüber vorhanden. Dagegen ist die Aufzählung von Erfolgen und einfache Beschreibungen der angewandten Verfahren auf dem Gebiete der dentalen Pflanzungen sehr umfangreich. Den meisten Erfolg verspricht die Replantation, d. h. das Zurückversetzen eines Zahnes in seine ursprüngliche Alveole, aus der er durch Schlag, Stoß, Fall, beabsichtigter oder unbeabsichtigter Extraktion entfernt wurde.

Die Geschichte der Replantation lehrt uns, daß diese Operation immer viel umstritten gewesen ist. Durch die Unkenntnis der Einheilungsvorgänge und der daran anschließenden Veränderungen der mitreplantierten Pulpa wurden oft Mißerfolge erzielt, die wohl manchen Fachmann zum Gegner dieser Methode gemacht haben. Hinzu kamen die Fortschritte auf dem Gebiete der konservierenden und prothetischen Zahnheilkunde, die die Replantation zeitweilig als überflüssig erscheinen ließen.

Durch die wissenschaftlichen Versuche von Weil, Scheff, Römer und Schröder ist uns heute das klinische Bild der Replantation verständlich geworden. Die von ihnen angestellten Untersuchungen haben ergeben, daß eine Einheilung eines aus seiner Alveole entfernten Zahnes wohl möglich ist und auch Aussicht auf Erfolg für längere Dauer hat.

Es bleibt nun die Frage zu beantworten, ob die Replantation auch heute noch eine Operationsmethode darstellt, die eine Daseinsberechtigung hat, oder durch die Wurzelspitzenresektion und medikamentöse Behandlung überflüssig geworden ist.

Beim Studium der vorliegenden Arbeit ersehen wir, daß aber Wurzelspitzenresektion und medikamentöse Behandlung nicht immer zum Ziele führen, und in solchen Fällen die Extraktion mit anschließender Replantation oft die einzige Möglichkeit ist, einen kranken Zahn zu erhalten. Auch wirtschaftliche Gründe bedingen häufig eine schnelle Extraktion, z. B. bei Landleuten und Kassenpatienten. In solchen Fällen kann durch kunstgerechte Replantation manche Kaueinheit für Jahre erhalten werden. Es kommt bei der heutigen Teuerung die finanzielle Seite ebenfalls in Betracht. Eine Replantation läßt sich meistens billiger ausführen als evtl. künstlicher Zahnersatz.

Die Methoden der Replantationen sind außerordentlich verschieden und werden in der Arbeit ausführlich erwähnt. Die kritische Betrachtung ergibt, daß sehr verschiedene Wege zum Ziele führen können. Aber die letzten drei Jahrzehnte haben unsere Erfahrungen derart erweitert, daß wir heute mit einer sicheren Einheilung rechnen können, wenn alle jene Momente entsprechend beobachtet werden, die bei einer lege artis auszuführenden Replantation in Betracht kommen. Und diese Momente kritisch zu würdigen, ist der Zweck der vorliegenden Arbeit.

Als solche sind aufgeführt:

1. Vorkehrungen im Gebiete der Operation,
2. Extraktion des Zahnes,
3. Versorgung des extrahierten Zahnes,
4. Versorgung der leeren Alveole,
5. die Reposition,
6. Maßnahmen nach der Replantation,
7. Indikation und Kontraindikation,
8. Prognose.

Das Ergebnis dieser Untersuchungen ist für die Replantation günstig. Die Aussicht auf Einheilung ist gut, die Operation verhältnismäßig einfach und der Erfolg in funktioneller und kosmetischer Beziehung allen Ansprüchen gerecht werdend. Die Arbeit klingt aus in der Ansicht, daß früher viel zu wenig replantiert wurde und heute noch wird. Der Replantation dürfte sowohl von den Fachleuten als auch den Patienten mehr Vertrauen entgegengebracht werden.

Über die Erfahrungen bei der Behandlung von Kieferverletzungen im Frieden als Grundlage für deren Therapie im Kriege.

Von

Hanns Albert.

Die Kieferbrüche haben Entstellungen des Gesichts, Kau-, Sprach- und Ernährungsstörungen im Gefolge. Unser prophylaktisches Wirken geht dahin, derartige Folgezustände nicht aufkommen zu lassen, bzw. zu beseitigen.

Die Verletzungen der Kiefer waren in den Industriezentren schon im Frieden keine Seltenheit. Im Kriege bildeten die Verwundungen der Kiefer den Hauptprozentsatz aller Kopfverletzungen. Die Verletzungen durch kalte Waffen wie Stoß, Stich, Hieb, außerdem durch Verschüttungen sind den Verletzungen der Kiefer im Frieden am ähnlichsten. Die Schußbrüche kommen meist als komplizierte Frakturen zu Gesicht und sind mit Splitterungen, Defekten und großen Weichteilwunden verbunden. Die Prognose ist durch die günstigen anatomischen Verhältnisse eine gute, soweit keine eitrigen, gangräneszierenden Entzündungen entstehen. Die Erfahrungen der Vorkriegszeit sind für die Behandlung der Kriegsverletzungen maßgebend gewesen. Im Vordergrunde steht die engere Gemeinschaftsarbeit des Zahnarztes mit dem Chirurgen. Alle Maßnahmen müssen im Einklang mit der Biologie und Physiologie der Gewebe stehen.

Für den Heilplan gilt als oberster Grundsatz möglichst frühzeitige und schonendste Richtigstellung, möglichst vollkommene Feststellung unter Aufrechterhaltung der Tätigkeit des gebrochenen Gliedes. Solange genügend feste Zähne im Munde des Verletzten vorhanden sind, ist mit den Zahnschienen die Heilung sicherer als mit den sonstigen Methoden, wie Knochennaht, Zahnbindungen, zu erreichen.

Die Friedens- wie Kriegschirurgie erfordern einen Verband, der ohne umfangreiches Gerüst schnell herzustellen ist, aber auch ohne große Vorbereitungen in einfachster Weise im Munde befestigt werden kann und eine gute Übersicht der Wundflächen gewährt. Der Schonung des Patienten und der Wunde ist größtes Augenmerk zu schenken.

Im Behandlungsplan muß daher die ganze Einheit der Fraktur, Weichteil- und Knochenverletzung Berücksichtigung finden, wenn funktionell und kosmetisch ein guter Erfolg erzielt werden soll.

Die Geschichte der Kieferbruchbehandlung, von Hippokrates an bis zu den modernsten Zahnschienen, wird gewürdigt. Die einfachen Zahnbindungen, die Knochennaht, die Kautschukverbände, Zinnschienen, die Drahtschienen mit und ohne Gleitflächen, Zug- und Dehnvorrichtungen sind angeführt. Weniger Wichtiges ist kritisch kurz gestreift. Photographische Aufnahmen und Röntgenbilder zeigen an einzelnen charakteristischen Fällen den Verlauf und Gang der Behandlung. Von der Behandlung der Friedensverletzungen mit ihren vorstehend skizzierten Grundsätzen ausgehend, leitet die Arbeit zu der der Kriegsverletzten über. Besondere Erwähnung haben die Schußbrüche mit Defekt und deren Deckung durch Autoplastik gefunden. Die Erfolge der Knochentransplantation haben dazu geführt, den Prozentsatz der Kieferkrüppel ganz wesentlich herabzudrücken. Um den Heilplan und die Fortschritte der Behandlung zu verfolgen, war das Röntgenbild ein wertvoller Führer.

Der leitende Gedanke war, die Bedeutung der frühzeitigsten Behandlung, wie überhaupt der engsten Zusammenarbeit von Chirurg und Zahnarzt, wieder hervorzuheben.

Wie die Erfahrungen der Friedensarbeit uns im Kriege zugute kamen, so werden nunmehr die der Kriegsarbeit uns bei ähnlichen Fällen im Frieden wertvolle Dienste leisten.

Üble Zufälle bei und nach Zahnextraktionen.

Von

Robert Müller.

Obwohl die Extraktion eines Zahnes in der Regel nur kurze Zeit dauert, so verläuft sie doch nicht immer im gewöhnlichen Sinne, sondern es können sich Zustände einstellen, die wir unter dem Begriff „üble Zufälle“ zusammenfassen. Diese betreffen sowohl den zu extrahierenden Zahn, als auch seine Nachbarn, den Kieferknochen und die Weichteile. Da natürlich die Art und Weise der Verletzung, der Grad und auch der Ort derselben zu berücksichtigen ist, wenn man die zu befürchtenden Folgen bestimmen will, so ist es zweckmäßig, die vorkommenden Zufälle in verschiedene Gruppen zu teilen und diese eingehend zu behandeln.

A. Zufälle während der Extraktion am Zahn selbst, und zwar:

1. Fraktur des zu entfernenden Zahnes bedingt durch
   a) Ungeschicklichkeit des Operateurs,
   b) besondere anatomische und pathologische Eigentümlichkeiten am Zahn und an den Kiefern und
   c) durch Schuld des Patienten.
2. Luxation und Fraktur eines Nachbarzahnes kann mit und ohne Verschulden des Operateurs eintreten.
3. Extraktion eines falschen Zahnes.
   Bei seinen Diagnosen soll sich der Zahnarzt nicht zu sehr auf die Angaben seines Patienten verlassen, es kommt häufig vor, daß ein Patient einen Zahn als den schuldigen bezeichnet, der in Wirklichkeit mit den Schmerzen nichts zu tun hat.
4. Die Entfernung von Keimen bleibender Zähne bei Milchzahnextraktionen ist ein äußerst seltenes Vorkommnis.
5. Bruch der Zangenbacken kommt sehr selten vor und ereignet sich dann, wenn das Zangenmaterial an irgend einer Stelle schadhaft ist.

B. Zufälle, welche die Kieferknochen betreffen.

1. Verschmelzung des Zahnes mit seiner Alveole. Bei der Extraktion oberer und unterer Molaren und oberer und unterer Eckzähne kommt es nicht selten vor, daß ein Stück der äußeren Alveolarlamelle mit herausbefördert wird.

2. Fraktur des Alveolarfortsatzes. Zu einer Infraktion der äußeren Alveolarlamellen infolge Überdehnung der Alveole bei der Luxation kommt es häufiger bei den Eckzähnen und Molaren, bei letzteren besonders im Unterkiefer.
   Ausgedehnte Frakturen des Ober- und Unterkiefers kommen anläßlich von Extraktionen sehr selten vor.
3. Vollständiger Kieferbruch anläßlich einer Zahnextraktion ist etwas ganz Außergewöhnliches und ereignet sich nur bei Individuen, deren Knochenbau allgemein durch Skrofulose oder Osteomalazie oder Tabes dorsalis prädisponiert ist, oder bei denen die Kieferknochen, sei es durch Atrophie oder Geschwulstbildung, an einer Stelle besonders geschwächt sind.
4. Luxation des Unterkiefers, eine Komplikation, die gelegentlich bei Zahnentfernungen auftritt, namentlich wenn bei Narkosen der Mund mit dem Sperrer unvorsichtig weit geöffnet wird. Sie kann ein- und doppelseitig sein und kommt dadurch zustande, daß beim übermäßigen Öffnen des Mundes der Gelenkkopf über das tuberculum articulare nach vorne tritt und nun nicht mehr in die Gelenkpfanne zurückgleiten kann.
5. Eröffnung der Highmorshöhle im Anschluß an Zahnoperationen. Auf Grund der anatomischen Verhältnisse kommt diese Möglichkeit am ehesten bei den zweiten Prämolaren und den Molaren vor, unter Umständen wird auch bei Entfernung des ersten Prämolaren die Kieferhöhle unbeabsichtigt eröffnet. Die Symptome für die eingetretene Eröffnung sind:
   a) Blutung aus dem zugehörigen Nasenloch (bleibt nach anämisierender Injektion aus);
   b) näselnde Sprache des Patienten (ist oft wenig auffällig);
   c) das Durchblasen von Luft, wenn Patient bei zugehaltenen Nasenöffnungen durch die Nase Luft zu pressen sucht.

   Das dritte Zeichen ist das sicherste.

C. Üble Zufälle an den Weichteilen.

1. Verletzung und Abhebung des Zahnfleisches.
   In früheren Jahren, wo fast ausschließlich mit dem Schlüssel extrahiert wurde, waren umfangreiche Verletzungen des Zahnfleisches recht häufig, während sie heute beim Gebrauch von Zange und Hebel recht selten geworden sind.
2. Verletzungen der Lippen, Wange und Zunge werden durch ungeschickte Führung des Instrumentes oder durch Abwehrversuche ängstlicher Patienten verschuldet.
3. Zerreißung von Nerven und Blutgefäßen sind seltene Verletzungen und betreffen den nerv. alv. inf. im Canalis mandi-

bularis, wenn die Wurzelenden der unteren Zähne in Beziehungen zu dem Kanal stehen.

4. Emphysem. Die Ansammlung von Gas im subkutanen Zellgewebe nach Zahnextraktionen ist eine in der Praxis seltene Erscheinung.

D. Konsekutive Zufälle.

Nervensystem. Schädigungen des Nervensystems nach Zahnoperationen sind selten. Die beiden besonders in Frage kommenden Nerven sind der Trigeminus und der N. facialis, und zwar handelt es sich einmal um Reizerscheinungen, sodann um Lähmungen.

Ödem, Infektion, Sepsis.

Exitus letalis. Alltäglich ist die Erscheinung, daß sich im Anschluß an eine extr. difficilis mit größerer Verletzung des Alveolarknochens eine ödematöse Anschwellung der Wange hinauf bis zu den Lidern erstreckt, wobei reichliche Tränensekretion zu beobachten ist. Ernster sind eitrige evtl. septische Prozesse nach zahnärztlichen Eingriffen, die weiterschleichend bis in die Orbita gelangen, zur Entzündung des retrobulären Zellgewebes führen können. Ausgang ist in den meisten Fällen Verlust des Auges, seltener Lebensgefahr durch Übergreifen auf die Hirnhaut. Die rite mit sterilen Instrumenten ausgeführte Extraktion kann eigentlich nicht die Ursache der Infektion sein. Diese wird entweder durch eitrige oder phlegmonöse Prozesse in der Umgebung des kranken Zahnes, die schon vor der Extraktion bestanden, hervorgerufen, oder sie ist auf Verunreinigung der Extraktionswunde zurückzuführen. Seltener entsteht allgemeine Sepsis von putriden Prozessen aus, die trotz Entfernung des erkrankten Zahnes sich im Kieferknochen entwickeln. Die Entzündung kann vom Kieferknochen aus auf den Mundboden, die Umgebung der Mandeln und Rachenwand übergreifen und dadurch höchst gefährliche Komplikationen schaffen. Es kann zu der befürchteten, zwischen Unterkiefer und Zungenbein sich ausbreitenden Phlegmone kommen, die unter dem Namen Angina Ludowici bekannt ist. Sehr gefährlich sind auch die nach der Flügelgaumengrube übergreifenden retromaxillaren Phlegmone am Oberkiefer und die Orbitalphlegmone. Wenn die Phlegmone sich in die Umgebung der Vena facialis communis und anterior ausbreitet, so kann durch eitrige Thrombo-Phlebitis eine Verschleppung der Infektion in die Blutleiter der harten Hirnhaut stattfinden und tödliche Meningitis hervorrufen. Dergleichen Vorkommnisse sind glücklicherweise selten.

Extraktion und Blutungen.

In den Nachblutungen liegt zuweilen ebenfalls eine Gefahr für den operierten Patienten, die dann bedenklich sein kann, wenn es sich um Mitglieder von Bluterfamilien handelt. Bekannt ist die Tatsache, daß bei Leukämie und den sog. hämorrhagischen Diathesen ebenfalls starke Neigung zu dauernden Blutungen besteht. Aber auch bei ganz gesunden Menschen treten solche Blutungen auf, ohne daß man eine Ursache dafür ausfindig machen könnte. Die Quellen solcher Blutungen können sein:

1. Zahnfleischgefäße,
2. am häufigsten die Art. dentalis und die periodentalen Gefäße,
3. in Ausnahmefällen die Art. mandibularis, wenn sie durch ein Loch in der Wurzel eines unteren Molaren verläuft und beim Herausheben des Zahnes zerrissen wird.

Die Blutungen setzen, wenn man kein anämisierendes Injekt angewendet hat, gewöhnlich gleich nach der Operation ein; sie können aber auch mehrere Stunden später, ja sogar nach mehreren Tagen beginnen. Ist die Blutung eine normale, so wird sie auch nach einigen Minuten aufhören, tut sie das nicht, so handelt es sich entweder um mehr oder minder geringe Verletzungen der Alveolarlamellen oder des Zahnfleisches, oder es besteht Neigung zu Blutungen überhaupt.

Zum Schluß sei der Frage der zahnärztlichen Operation in der Gravidität noch eine kurze Besprechung gewidmet.

Früher war es eine weit verbreitete Ansicht, daß zahnärztliche Eingriffe während der Schwangerschaft möglichst vermieden werden sollten. Bei widerstandsfähigen und kräftigen Frauen kann man jedoch mit der Behandlung ohne Bedenken so vorgehen, wie man außerhalb der Schwangerschaft eingegriffen hätte; bei nervösen oder schwächlichen Schwangeren jedoch ist eine besonders rücksichtsvolle und schonende Behandlung dringend nötig. Besondere Vorsicht scheint noch geboten während des dritten und letzten Schwangerschaftsmonats, besonders bei Frauen, die bereits Abortus gehabt haben. Sonst aber liegt kein Grund vor, von zahnärztlichen Operationen Abstand zu nehmen, im Gegenteil, man wird durch rechtzeitige Behebung von Zahnaffektionen nur Nutzen stiften.

Zahn- und Kiefer-Anomalien und ihre Vererbung.

Von

Karl Niedergerke.

Die bisherigen Beobachtungen machen es sicher, daß eine Anzahl von Zahn- und Kiefer-Anomalien vererbt werden.

Als Beispiele sind aus der Literatur zu nennen: Talbot, Vererbung einer anomalen Schneidezahnform; Kielhauser, Vererbung von Unterzahl der Zähne.

Busch: Mac Quillen: Galippe: Magitot:	Fehlen der oberen seitlichen Schneidezähne in mehreren Generationen.
Kantorowicz: de Terra:	Vererbung des Diastemas.
Kantorowicz:	Vererbung der Progenie.
Pfaff: Kreusser: Storer Bennet:	Vererbung der Prognatie.
Fein:	Vererbung der Gaumenspalte.
Fackenheim:	Hereditäre Polydaktylie mit gleichzeitiger erblicher Zahn-Anomalie.

Der Verfasser berichtet über seine eigenen Erfahrungen in der Praxis: Die von ihm beobachtete Vererbung der Progenie in einer Familie durch drei Generationen wird an Hand der photographierten Modelle beschrieben und das Gesetzmäßige der Vererbung wird bestätigt gefunden, nämlich, daß aus einer Ehe eines Progenikers mit einer Normalen 50 Proz. der Kinder die Anomalie zeigen, wie auch Kantorowicz und andere Autoren nachgewiesen haben. Ferner wird ein Fall pathologischer Prognatie beschrieben, den der Verfasser in seiner Heimat durch drei Generationen beobachtet hat. In der betreffenden Familie hat sich die Prognatie immer erst mit beginnender Pubertät entwickelt und gibt somit ein sprechendes Beispiel der homochronen Vererbung. In seiner eigenen Familie hat der Verfasser die Vererbung des hohen Gaumens verfolgen können. Von seinen sechs Schwestern haben drei den verkürzten Zwischenkiefer der Mutter und die breiten Zähne vom Vater geerbt, so daß bei diesen der Gaumen sich aus doppelten Gründen zum

Zwecke der Raumgewinnung für die Mundhöhle stark nach oben gewölbt hat.

Die Krankengeschichte der von Frangenheim beschriebenen vererbten Hyperostosen an den Kiefern bringt der Verfasser wegen des einzigartigen Falles in der Literatur vollständig. Ebenso die von Nasse beschriebene vererbte Anomalie des Zahnfleisches und des Alveolarfortsatzes.

Im folgenden Abschnitt werden die Gegner der Vererbung, Angle, Herber, Bowmann und Herbst, erwähnt, unter denen der letzte eine vermittelnde Stelle einnimmt, und die Ursachen angeführt, auf welche letztere das Erscheinen der Anomalien bei Aszendenz und Deszendenz zurückzuführen ist.

Am Schluß der Arbeit kommt Verfasser zu folgendem Resultat: Die Theorie der Vererbung von Anomalien, die von der Mehrzahl der Forscher auf diesem Gebiet gestützt wird, ist auch auf die Anomalien der Zähne und Kiefer anwendbar und völlig in Einklang zu bringen mit den Erfahrungen in der Praxis. Es kann daher schon jetzt als gesichert gelten, daß manche Zahn- und Kiefer-Anomalien vererbt werden. Da derartige Vererbungen auch latent sein können, also in manchen Generationen nicht in die Erscheinung zu treten brauchen, und so scheinbar unvermittelt auftreten können, ist es nötig, weitere Beobachtungen mit Stammbaum-Forschungen anzustellen. Es wird sich dann später von selbst ergeben, wie weit etwa die Mendelschen Vererbungsregeln auch für Zahn- und Kiefer-Anomalien maßgebend sind. Der Zahnarzt ist in der glücklichen Lage, manche seiner Beobachtungen in genauen Modellen festhalten zu können, die dann noch in späteren Zeiten mit Modellen von Nachkommen vergleichbar sein werden. Dies sichert der Zahnheilkunde einen erfreulichen Anteil beim weiteren Ausbau der Vererbungswissenschaft.

Über ein neues Verfahren zur Herstellung künstlicher Zahn-Ersatzstücke.

Von

Kurt Noah.

Die Hauptdaten der Geschichte der Zahnheilkunde sind das Abdrucknehmen mittels Wachs im Kiefer durch Purmann 1670.

Ungefähr 100 Jahre später, etwa 1760, bedeutete der Abdruck mit Gips durch Pfaff einen großen Fortschritt. Dazu kamen dann die Erfindungen von S. S. White, künstliche Zähne aus Porzellan herzustellen und vulkanisierbaren Kautschuk von Nelson Goodjear 1851.

Seit dieser Zeit nahm die Kautschuktechnik einen ungeahnten Aufschwung.

Daneben wurden Gebißplatten aus Metall, hauptsächlich mit Gold, hergestellt, und zwar wurden zwei Methoden angewandt:

1. das Pressen oder Stanzen der Platten,
2. das Gußverfahren.

Die Versuche, unedle Metalle als Ersatz für Gold und Kautschuk zu gebrauchen, sind als gescheitert zu betrachten.

Erwähnenswert ist noch das Zelluloidverfahren, das nach Kleinmann sich nicht als Basis für künstliche Zähne bewährt hat und nach Avellan nur als Provisorium anzuwenden ist.

Durch den Weltkrieg war die Einführung des Kautschuks, den wir nur vom Auslande bezogen, unmöglich und ließ in Deutschland als Ersatz das Verfahren aufkommen, synthetischen Kautschuk darzustellen, der sich nicht gut bewährt hat, außerdem das Aluminiumgußverfahren, das auch kein idealer Ersatz war.

Auch ein Kind dieser Zeit, aus der Not geboren, ist mein Prothesenverfahren, das im wesentlichen darin besteht, daß es ein Preßverfahren ist mit heißer trockener Luft bei einer Temperatur von 340° unter Verwendung eines chemischen Stoffes, der aus Azetylzellulose, Gelatiniermitteln und Farbstoffen besteht.

In der Arbeit werden beschrieben:

1. der Apparat (von mir konstruiert),
2. die Presse,
3. der chemische Stoff, genannt Prothesan (die Herstellung und die Grundstoffe),
4. das Verfahren.

Das Wesentliche meines Verfahrens beruht unter Fortfall des Vulkanisierens in der Einfachheit und Schnelligkeit der Herstellung, der Billigkeit, der Elastizität und Stabilität der Platten und nicht zuletzt in dem natürlichen und unveränderlichen Aussehen des Zahnfleisch-Ersatzes.

Als Anwendungmöglichkeiten sind gegeben:

1. Gebisse,
2. Brücken,
3. Obturatoren,
4. Gesichtsdefekte.

Erfahrungszeit etwa 3 Jahre, Resultate günstig.

Die am Schluß der Arbeit angegebenen Krankengeschichten bestätigen die erfolgreiche Verwendung meines Prothesenverfahrens.

Über die Sporotrichose
mit besonderer Berücksichtigung eines Falles von Sporotrichose der Mundhöhle.

Von

Wilhelm Philipp.

Der Entdecker des Sporotrichons war ein amerikanischer Arzt Schenk. Später waren es zwei französische Dermatologen, die sich eingehend mit dem Studium der Sporotrichose befaßten, De Beurmann und Gougerot. Gerade in Frankreich wurde die Sporotrichose am häufigsten beobachtet.

Es handelt sich um einen Fadenpilz, der auf Stroh, Gräsern, Mehl, Früchten und toten Insekten sein Dasein führt. Die Infektion kommt entweder durch die Nahrungsaufnahme, indem er durch die intakte Schleimhaut des Verdauungskanals die Blutbahn betritt und auf diese Weise für die Verschleppung der Krankheitskeime durch den ganzen Körper sorgt, oder aber die zweite Möglichkeit, es wird eine defekte Hautstelle infiziert. Es kommt zur Entwicklung eines Primärherdes und bildet auf dem Wege der Lymphbahn wieder neue Erkrankungsstellen.

Sporotrichotische Erkrankungen der äußeren Haut sind häufiger beobachtet worden und existiert hierüber eine genügende Literatur, während die sporotrichotischen Schleimhauterkrankungen von relativer Seltenheit sind.

Patient, 47 Jahre, von kräftiger Statur, gut genährt, Beruf Landwirt. Die Haut über dem unteren Rand des Nasenseptums trägt ein bohnengroßes sporotrichotisches Geschwür. Im harten und weichen Gaumen zeigen sich eine Menge Bläschen, die später das typische papiermachéartige Aussehen einer baumschwammähnlichen Auflagerung zeigen. Die Knötchen konfluieren miteinander und bilden in der Gegend des Zäpfchens eine einpfennigstückgroße geschwürige Fläche mit schmutzig-grauem Grund. Das Lymphsystem ist frei, das Allgemeinbefinden in gar keiner Weise gestört. Es besteht starker Foetor ex ore.

Acht Tage nach dem Auftreten des Geschwürs an der Nase zeigen sich zwei Infiltrate am rechten Oberarm. Die Tumoren sind auf Druck wenig schmerzhaft. Die Haut ist stark gespannt und hat eine dunkel-violette Färbung. Nach einigen Tagen bricht die äußere Haut ein und es tritt eine Geschwürshöhle mit blutig-eitrigem

Inhalt zutage. Die regionären Drüsen sind nicht geschwollen und nicht druckempfindlich. Patient hatte sich Nase und Gaumen bei Gelegenheit der Heuernte durch Fall in einen Rechen verletzt. Er gibt an, die Hautstelle der Verletzung sei schlecht geheilt. Nach ca. 12 Tagen hatte die Knotenbildung begonnen, und zwar an der Nase. Im Gaumen war nach 14 Tagen bis 3 Wochen die Erkrankung zum Ausdruck gekommen. Die Knoten im Oberarm zeigten sich nach ca. 5 Wochen. Eine Verletzung der äußeren Haut des Oberarms lehnt Patient ab. Die Kultur auf Maltose-Agar und Glyzerin-Agar ergaben positiven Befund. Die intraperitoneale Impfung erzeugte bei einer männlichen Ratte eine starke Orchitis. Die Beschickung eines Nährbodens aus dem Rattensporotrichon ergibt ebenfalls positiven Befund.

Anfänglich wurde die Erkrankung durch Jodkali behandelt. Lokale Pinselungen mit Silber-Salvarsan in Sirup. simpl., etwa 5proz., (U n n a), zeigten eine deutliche Reaktion, eine durchgreifende Wirkung des Salvarsans. Einige intravenöse Einverleibungen von Silber-Salvarsan brachten die Krankheitserscheinungen in wenigen Wochen vollständig zum Rückgang. Im ganzen wurden dreimal 0,15 Silber-Salvarsan unter Aussetzen der Jodkali-Therapie gegeben. Alle klinischen Erscheinungen waren nach 6 Wochen geschwunden. Die ganzen Ulzerationen waren glatt vernarbt. Ein Kulturversuch zeigte negativen Ausfall.

Die Herstellung normaler Kieferbeziehungen bei veralteten bzw. schlecht verheilten Unterkieferfrakturen[1].

Von

Otto Prager.

Erfolgreiche Kieferbruchbehandlung erfordert enge Zusammenarbeit des Chirurgen und des Zahnarztes. Die Ursachen schlecht verheilter Unterkieferfrakturen sind zu suchen einmal in therapeutischen Fehlern (dem zu lange verwandten Kopfwickelverband, der Knochendrahtnaht, der Weichteilnaht ohne vorherige Bruchversorgung, verspäteter oder ganz unterlassener zahnärztlicher Schienung); das andere Mal in der Verkennung der Wichtigkeit normaler Kieferbeziehungen. Die Behandlung hat ihr Augenmerk zuerst auf Beseitigung der Dislokation zu richten, welche durch anatomische und mechanische Momente bedingt ist. Gelingt die anatomisch und funktionell richtige Wiederherstellung des Unterkiefers nicht, so ergeben sich für den Kranken bedeutende Nachteile. Zunächst können starke Entstellungen eintreten, Dekubitalgeschwüre verursacht werden. Der Kauakt wird unmöglich, der Schluckakt erschwert, die Sprache gestört. Hinzu treten lästige Salivation als Ekzemursache, große Erhöhung der Zahnkaries- und Alveolarpyorrhöegefahr, bei längerem Bestehen dieser Zustände starke allgemeine Körperschädigung, Neigung zu Infektionskrankheiten besonders der Tuberkulose. Desgleichen wird der Geisteszustand in Mitleidenschaft gezogen. Nach Beseitigung der Dislokation gilt es dann weiter, die normale Knochenheilung herbeizuführen, Pseudarthrosen möglichst zu vermeiden, Knochendefekte zu schließen.

Die Therapie veralteter Unterkieferfrakturen besteht heute in Verwendung von meist intraoralen, bisweilen intra-extraoralen zahnärztlichen Bandagen. Innerhalb dieser therapeutischen Bahnen stehen sich die Anhänger der sog. orthodontischen Schule und die des starren Verbandes gegenüber. Bei veralteten Fällen verdient die immobilisierend funktionelle Schienung den Vorzug.

Die Hindernisse der Reposition alter Fälle sind bindegewebige oder knöcherne Verwachsung, die Retraktion aller die Bruchstücke umgebenden Gewebe, speziell der Muskeln und Bänder, sowie erfolgte Umstellung der Kiefergelenkfunktion.

---

[1]) Im Druck erschienen: Deutsche Zahnheilkunde. Heft 50. Leipzig 1921. Georg Thieme.

Die Methodik der speziellen Behandlung und die Wahl des Apparates ist abhängig: Erstens von Art und Grad der Dislokation, zweitens von der Verfassung des Gebisses bei dem Patienten, und zwar sowohl im gebrochenen Unterkiefer, als auch dem den Gegenbiß liefernden Oberkiefer, drittens von dem gleichzeitigen Bestehen von Nebenverletzungen, viertens von dem Verheilungsstadium, in dem sich die betroffenen Knochen und Weichteile befinden, fünftens vom Allgemeinzustand des Patienten.

Die Behandlung wird in der Regel durch einen Gipsabdruck von den Kiefern bzw. den Zähnen eingeleitet. Häufig muß eine eingetretene Kieferklemme vorher beseitigt, zum mindesten gebessert werden. Als Reponierungsapparate kommen in Betracht: Für Brüche des bezahnten und unbezahnten Alveolarfortsatzes: der federnde Bogen, die Schraube und der Bimsteinsche Dehnapparat, Pelotten und Aufbißprothesen.

Für Brüche des bezahnten Kieferkörpers, vor allem der intermaxillare Gummizug in Verbindung mit dem Drahtverband (für vertikale und horizontale Dislokationen gleich gut geeignet), der Gummizug in Verbindung mit der v. Postaschen Rahmenschiene: für Kinnfrakturen kann mit Vorteil die Schraube zur Reponierung benutzt werden. Des weiteren kommen in Frage: die schiefe Ebene, ein- oder doppelseitig angewandt, die Scherenapparate (nur für dislozierte Kinnfragmente), der Wustrowsche Verband, der Schellhornsche Zugbalken; als Heilmittel dienen Kinnkappe und Kopfhaube.

Schwierigere Aufgaben stellen die Dislokationen außerhalb der Zahnreihe. Eine Beinflussung durch schiefe Ebene und Gummizug kann erfolgreich sein; die meist nach oben verlagerten Bruchstücke behandle man mit Aufbißschienen und Pelotten, welche am Unterkiefer, bisweilen aber auch von einem Oberkieferverband aus in Funktion gesetzt werden müssen. Die häufigen Fälle, bei denen wir es mit kombinierten Dislokationen, zahntragender und zahnloser Unterkieferteile zu tun haben, werden am besten durch das souveräne Mittel des Drahtringverbandes in Verbindung mit schiefer Ebene und Gummizug einerseits, mit Pelotten und Aufbißschienen andererseits behandelt.

Übersteigt die eingetretene Verwachsung der dislozierten Fragmente ein gewisses Maß, so ist das beste Reponierungsmittel die chirurgische Trennung (am besten in Lokal- und Leitungsanästhesie ausgeführt), welche zwar meist nicht gleich normale Verhältnisse zu schaffen imstande ist, aber der nun einsetzenden zahnärztlichen Reponierungsarbeit mittels der erwähnten Apparatur günstigste Verhältnisse geschaffen hat.

Für schwach bezahnte Fragmente mit besonderer Dislokation (speziell starker Kippung) sowie hauptsächlich für zahnlose Fragmente bedient man sich mit bestem Erfolg der Nagelextension nach Bruhn-Lindemann. Die unter aseptischen Kautelen eingeführte Extensionsplatte mit zwei Streben umgreift das dislozierte Unterkieferbruchstück an der Innenseite, wird durch zwei Bohrlöcher nach der Außenseite geführt und in Verbindung mit einem Drahtbügel und Kopfhaube durch Gummizüge die Reponierung bewirkt. Die spätere Fixation solcher genagelten Fragmente kann durch starren Bügel, sowie durch Verbindung mit einem äußeren künstlichen Gelenk nach Schröder-Ernst oder Welke erfolgen.

Der Retentionsverband hat die Aufgabe, die Bruchstücke zusammenzufassen und zu fixieren, die baldige Aufnahme der Funktion zu ermöglichen, günstige Heilungsbedingungen zu schaffen. Einfache Fälle können durch fortlaufende Kappen, Drahtverband, Aufruhebogen im gebrochenen Unterkiefer gehalten werden. Die Mehrzahl der Fälle verlangt Heranziehen des Oberkiefers als festen Punkt zur Unterstützung der Retention. Hier müssen Ober- und Unterkiefer mit festen Drahtringverbänden versehen und Gleitschienen angebracht werden. Das auf Schröders genialer Angabe fußende System der Gleitschiene ist die Grundlage sachgemäßer Retention für alle komplizierten Unterkieferfrakturen, besonders auch der Fortsätze. Im weiteren Ausbau der Schröder-Konstruktion entstanden die Modelle von Misch, Klughardt und Riechelmann. Letzteres ist für schwierige Fälle, insbesondere bei notwendigen Knochenplastiken, das Geeignetste. Erwähnt sei, daß sich derartige Kieferverbände leicht mit anderen Mitteln der Behandlungstechnik, wie Pelotten, Unterlagen für Weichteilplastiken und gesichtsorthopädischen Apparaten kombinieren lassen.

Die Wiederherstellung der knöchernen Kontinuität des Unterkiefers zum Zwecke seiner normalen funktionellen Inanspruchnahme und eines guten kosmetischen Effektes ist das Endziel der Behandlung. Die Knochenheilung am Unterkiefer geht nach Art der Röhrenknochenbrüche vor sich. Die Ursachen mangelhafter Heilung, Pseudarthrosen und Defekte liegen außer allgemeinen, im Gesundheitszustand und der Konstitution des Kranken begründeten, auf verschiedenem Gebiet. Zu ausgedehnter Verlust von Knochen und knochenbildender Substanz, lange Eiterungsprozesse (für welche häufig wurzelkranke Zähne in der Bruchgegend verantwortlich), Interposition von Weichteilen (verlagerte Periostteile im Knochenmark?), Umwandlung von Granulationen in der Bruchstelle in Narbenschwarten kommen hier in Frage. Weiter natürlich Behandlungsfehler, wie Entfernen von noch lebensfähigen Bruchteilen, unrichtige und verspätete Schienungstechnik, zu frühe Entfernung der Apparatur.

Welche Mittel stehen uns bei mangelhafter Knochenheilung und Ausbleiben der Kontinuität zur Verfügung? Lokale Reiztherapie führt selten zum Ziel. Einfügung von artfremdem Material ist desgleichen zu verwerfen. Die geeignete Behandlung ist die Knochenplastik. Nach den Untersuchungen Axhausens, Olliers und Barths, sowie nach den allgemeinen klinischen Erfahrungen ist das beste Implantationsmaterial der autoplastisch gewonnene, periostgedeckte, markreiche Knochen. In einfachen Fällen mag man mit der lokalen Knochenplastik zum Ziel kommen, im allgemeinen ist die Einfügung eines Beckenkammstückes zwischen die Fragmente zu empfehlen. Voraussetzung des Operationserfolges ist: Vollendete intraorale Schienungstechnik, aseptische Operation und aseptisches Operationsgebiet (besonders Vermeidung der Eröffnung der Mundhöhle), feste Lage des Transplantates durch entsprechende Vorbereitung desselben und des Wundbettes, gute Ernährungsmöglichkeit; längere Kieferfeststellung nach der Operation ist anzuraten.

Bei mißlungener, kontraindizierter oder verweigerter Operation kann die Überbrückung von Pseudarthrosen und Defekten mittels Zahnprothesen den Krankheitszustand oft wesentlich bessern. Hier sind festsitzende Brückenarbeiten besonders aus mechanischen Gründen abzulehnen und herausnehmbare Kautschukprothesen mit besonderen Befestigungsarten zu konstruieren. Ein Dauererfolg ist auf diese Weise oft nicht zu erzielen.

Zur instruktiven Darstellung der Behandlungsmethoden dienen die Auszüge von acht Krankengeschichten mit umfangreichen photographischem und röntgenologischem Material. Es wird hierin die Behandlung dislozierter Unterkieferbrüche mittels Drahtverbänden und Gleitschienen (teilweise nach vorheriger chirurgischer Trennung), sowie einer atypischen Kautschukschienung gezeigt; des weiteren wird die Ausführung und Retention der Nagelextension in verschiedener Modifikation mit nachfolgender Knochenplastik dargestellt.

Über mechanische Befestigung lockerer Zähne
unter besonderer Berücksichtigung einer von mir angegebenen Fixationsmaschine.

Von

Ernst Resch.

Die mechanische Befestigung gelockerter Zähne scheint schon in den ältesten Zeiten geübt worden zu sein. Aber erst Fauchard stellte die bis dahin üblichen Methoden auf eine wissenschaftliche Basis, die dann bis heute von den verschiedensten Seiten ausgebaut worden ist.

Heute ist es unsere allererste Pflicht, vor der Inangriffnahme irgendeiner Befestigungsarbeit die Causa nocens zu eruieren. Wo uns dies nicht gelingt, dürfen wir der Mithilfe der Ärzte nicht entraten.

Zweifellos den häufigsten Grund zur mechanischen Befestigung gelockerter Zähne haben wir in der Alveolarpyorrhöe und in der Atrophia alveolaris, praecox und senilis zu suchen. Mit Wolff möchte ich drei Grade von Lockerungen unterscheiden. Nur der stärkste gibt fast stets die Indikation zur Extraktion. Für die beiden anderen Grade darf das konservative Verfahren als Regel gelten. Für dieses muß als oberster Grundsatz ein Exaktissime gelten.

Das Verfahren von Mamlock und Grünberg verlangt häufigere Auswechslung der Seidenligaturen und gibt Speiseresten gute Retentionsstellen. Auch der Ersatz der Draht- und Seidenligaturen durch Goldringe konnte nicht voll befriedigen. Die bisher bekannten Übelstände suchte man durch eine Ringbefestigung um die Schneidekante der Zähne zu beheben. Das kosmetische Resultat hinderte die weitere Verbreitung.

Die Modifikation von Case-Sachs erwies sich dem Kaudruck nicht genügend widerstandsfähig, und die Verbesserungen dieses Verfahrens litten unter der zu starken Bearbeitung der Zähne. Die sogenannte Kronenschiene dürfte für Frontzähne kaum in Frage kommen wegen ihrer schlechten kosmetischen Wirkung. Die Inlay-Fixation nach Thiersch verlangt neben größter Kunstfertigkeit eine so intensive Bearbeitung der Zahnkrone, daß sie dem Kaudruck im allgemeinen nicht dauernd Widerstand leisten kann.

Unter den Systemen, die den Wurzelkanal als Hauptstützpunkt benutzen, sind die von Rhein, Floris, Bruhn und Mamlock zu nennen. Wohl können solche Apparate einen absolut festen Verband liefern. Doch ist ihre Konstruktion recht schwierig, bei unteren Schneidezähne häufig nicht anwendbar. Das Unangenehmste aber ist die Schwierigkeit einer eventuellen Reparatur. Dasselbe ist über die Methoden, die Truemann, Witkowski und Wolff angegeben haben, zu sagen. Beispiele meiner Praxis erhärten diese meine Meinung.

In der Erkenntnis dieser Fehlerquellen und aus langer Erfahrung bin ich zu der Konstruktion folgender Schiene gekommen, die nach meinem Ermessen bei Anwendung im richtigen Falle und fachgemäßer Konstruktion und Anlage Vorzügliches leistet. Die Konstruktion dieser Schiene ist aufs genaueste in der Originalarbeit angegeben.

Sie hat vor anderen Systemen folgende Vorteile nach dem Urteile des Kritikers:

1. Denkbar größte Schonung des Patienten bei Herstellung der Arbeit.
2. Durch die Zweiteilung ist ein idealer Anschluß erreicht, wodurch
3. bei richtiger Konstruktion ein außerordentlich festes Gefüge entsteht.
4. Sollte der eine oder andere Zahn unter der Schiene verloren gehen, so läßt sich derselbe durch leichte Entfernbarkeit schnell an ihr durch einen künstlichen Zahn ersetzen.

Zur Anwendung der von mir angegebenen Schiene sind folgende Punkte besonders zu beachten:

1. Alter und Geschlecht der Patienten sind belanglos.
2. Der Grund der Lockerungen dagegen ist eingehend zu berücksichtigen. Ihre Anlage ist angezeigt außer bei Atrophia alveolaris praecox und senilis, noch bei klinisch geheilten Formen von Pyorrhoea alveolaris.
3. Wichtig ist die Beachtung der Stärke der Lockerung. Solche dritten Grades sind für jede Schiene fast stets ungeeignet. Beim zweiten Grade gibt die Erfahrung die Indikation. Der erste Grad kann stets in der von mir angegebenen Form geschient werden, wenn es sich
4. um die unteren Eckzähne und Schneidezähne handelt.

Ihr kosmetischer Effekt darf ein einwandfrei günstiger genannt werden. Jede Retention für Speisereste kann vermieden werden. Außerdem wirkt meine Schiene prophylaktisch auf die Alveolarpyorrhöe, und ihre leichte Auswechselbarkeit sichert eine eventuell notwendig werdende Behandlung. Auch kann ein künstlicher Ersatz leicht eingefügt werden. Die Anfertigung dauert nur kurze Zeit, ist technisch nicht zu schwierig und finanziell nicht zu kostspielig, daher für Zahnarzt und Patient dankbar.

Kritische Studien über Mundhöhlen-Nahtmaterial
mit besonderer Berücksichtigung des Pferdehaares und einem Beitrag über die Verwendung des Claudens in der Mundchirurgie.

Von

Reinhold Rese.

Die in der Chirurgie allgemein gebräuchlichen Nahtmaterialien genügen nicht den Anforderungen, die an ein Nahtmaterial für Mundhöhlenwunden gestellt werden müssen. Ein solches Material muß folgenden Ansprüchen genügen:

1. es muß steril sein,
2. es müssen sekundäre und tertiäre Fadeninfektionen ausgeschlossen bleiben,
3. darf es die Wunde nicht reizen,
4. a) geschmeidig und
   b) schmiegsam sein,
   c) sich leicht knüpfen lassen,
   d) genügend Zugfestigkeit aufweisen und
   e) elastisch sein,
5. darf es sich bei längerem Verweilen in der Mundhöhle nicht verändern,
6. darf es sich mit infektiösem Material nicht inbibieren,
7. darf es durch Mund- und Wundsekrete nicht aufgelöst werden.

Die versuchten Materialien teile ich auf Grund ihrer physikalischen Eigenschaften in zwei Gruppen und eine Zwischengruppe ein.

Gruppe 1:

Seidenfäden,
Zwirnfäden,
Faserfäden.

Zwischen diesen beiden steht das

Katgut.

Gruppe 2:

Silkwormgut,
Haar,
Draht.

Das Nahtgut der Gruppe 1 zeigt auf Grund seiner physikalischen Eigenschaften, daß es, imprägniert oder nicht, für die Mundhöhle schlecht zu gebrauchen ist. Es sind Fäden von rauher und faseriger Oberfläche; bei schwacher Vergrößerung schon sieht man Nischen und Zwischenräume, in denen beim Lagern in der Mundhöhle sich Keime ansiedeln können.

Mit Zelluloid, Kautschuk usw. überzogene Fäden, die die Vorteile der Gruppe 2 mit denen der Gruppe 1 vereinigen sollen, verhalten sich ähnlich wie die nicht überzogenen einfachen bzw. imprägnierten Fäden. Das Abblättern ihres Überzugs, das sich beim Knoten sofort einstellt, macht ihren beabsichtigten Wert — den Materialien der Gruppe 2 nahezukommen — trotz der Imprägnierung der Fäden mit Chemikalien, vollkommen illusorisch. Auch sind sie noch weniger elastisch als die nicht überzogenen Fäden. Beide Fädensorten erfüllen das Verlangen nach der Sterilität (1), der Geschmeidigkeit, Schmiegsamkeit, leichter Knüpfbarkeit, Zugfestigkeit (4a, b, c, d) — das nach Elastizität nicht — (4e) und der Unlöslichkeit in der Mundhöhle (7).

Das Katgut erfüllt — streng genommen — nur den Punkt 1: Sterilität, und sollte nur bei indifferenten Wunden verwandt werden, wo es seine Schuldigkeit tut, wenn es z. B. zwei bis drei Tage Wundlappen in situ hält und Verlagerungen derselben vorbeugt.

Gruppe 2 weist die Fadensorten auf, die Zylinder von glatter Wandung und Dichtigkeit bilden und so weder Keime noch Keimwachstum fördernde Substanzen an ihrer Oberfläche haften lassen.

Das Passavantsche Silkwormgut, das ich bei der Nahtversorgung größerer Wunden in der Mundhöhle nicht mehr missen möchte, erfüllt, wie die verschiedenen Drahtsorten, alle Forderungen mit Ausnahme von einigen Punkten der 4. Forderung: es ist nicht geschmeidig und auch nicht schmiegsam, läßt sich aber bei einiger Übung, wenn man nicht zu dicke Fäden verwendet, leidlich gut knüpfen, doch ist es nicht elastisch. Allen zur Verwendung gelangenden Drahtsorten haften dieselben geringen Mängel an wie dem Silkwormgut.

Das von mir verwandte Pferdehaar — das ich mir selbst präpariere — erfüllt alle Forderungen, wenn man davon absieht, daß es (Punkt 4d) nicht die Zugfestigkeit von Draht, Silkworm und den Nahtmaterialien der Gruppe 1 hat, dagegen zeigt es einen Grad von geschmeidiger Elastizität, daß Längungen des Fadens bis zu doppelter Länge vorgenommen werden können, ohne daß es an Haltbarkeit, geschweige denn an Elastizität einbüßt oder gar reißt. Diese Eigenschaft ist für ein Nahtmaterial ganz besonders wichtig, da auf diese Weise Nekrosen trotz gelegentlich zu scharfen Anziehens der Wundlappen leicht vermieden werden.

Die systematische Naht aller Mundhöhlenwunden nehme ich vor, wenn von der Wunde als „sauber in chirurgischem Sinne" gesprochen werden kann. Mich leitet das Bestreben, in dem Maßstabe, wie ich das Wundfeld verkleinere, die Infektionsmöglichkeit der Wunde von der Mundhöhle aus zu verringern. Darum darf weder durch das Nahtmaterial noch sonstwie eine Infektion der Wunde aufkommen.

Der verläßlichste Schutz für die chirurgische Wunde der Mundhöhle ist der Blutpfropf. Eine sichere Bildung desselben unter allen Umständen herbeizuführen, bedeutet Einsetzen der Wundheilung. Zu diesem Zwecke ist die Vornahme der exakten Naht in fast allen Fällen „conditio sine qua non". Wo die Naht allein versagte, bemühte ich mich, mit chemischen Mitteln oder dem gebräuchlichen Styptizis eine Bildung des Thrombus herbeizuführen. Nicht in allen Fällen kam ich damit zum Ziel. Organpräparate wie Suprarenin ergaben wohl für kurze Zeit einen Stillstand der Blutung, doch führten sie, selbst in Verbindung mit Penghawar Djambi, nicht zur Thrombusbildung. Die Verwendung siedendheißer Kochsalzlösung-Tampons ist in der Mundhöhle nicht immer möglich.

Das vor zwei Jahren bekannt gewordene Clauden hält in lokaler Applikation zur Stillung parenchimatöser Blutungen das, was Fischl-Prag versprochen hat. Das Präparat ist nach jeder Richtung hin reizlos und unschädlich. Demnach dürfte Clauden in Verbindung mit einem einwandfreien Nahtmaterial zwecks Versorgung aller in „chirurgischem Sinne" als sauber zu bezeichnenden Mundhöhlenwunden wegen seiner die Blutung stillenden, die Heilung begünstigenden Eigenschaften einen positiven Beitrag zum Kapitel: Wundversorgung in der Mundhöhle bilden.

Die traumatische Wurzelperforation
mit besonderer Berücksichtigung der chirurgischen Therapie.

Von

Walter Sauvlet.

Über die Erkrankungen der Pulpa und des Periodontiums bestand schon eine gewaltige Literatur, als die Kenntnis von Wesen der Wurzelperforationen noch sehr im argen lag. Die Literatur über traumatische Wurzelperforationen reicht erst etwa 20 Jahre zurück. Die Behandlung dieser Verletzung von der Zahnwurzel aus brachte in den wenigsten Fällen einen Erfolg. Erst der Ausbau der zahnärztlichen Chirurgie brachte eine rationelle Therapie.

Topographische Anatomie. Dieser Abschnitt bringt eine kurze Besprechung der Wurzeln, Wurzelkanäle, Alveolen und Septa interalveolaria, des Periodontiums, der Lage des Antrums zu den Wurzeln der Molaren im Oberkiefer, das Foramen mentale und des Canalis mandibularis in seinen Beziehungen zu den Wurzeln der Unterkieferzähne.

Definition. In der Literatur fehlt eine genaue Begriffsbestimmung völlig. Diese ist von größter Wichtigkeit, da sich aus ihr bestimmte Richtlinien für die Therapie ergeben. Unter einer traumatischen Wurzelperforation versteht man die durch irgend eine Gewalteinwirkung, zumeist aber durch abirrende Instrumente hervorgerufene Verletzung des Zementmantels der Wurzel oder Wurzelteilungsstelle mit Substanzverlust, wodurch eine künstliche, widernatürliche Verbindung zwischen Wurzelkanal bzw. Pulpakammer und Alveole hergestellt wird!

Ätiologie. Für die Entstehung der traumatischen Wurzelperforationen kommen besondere Maßnahmen auf dem Gebiete der konservierenden Wurzelbehandlung, der Prothese und der zahnärztlichen sowie rhinologischen Chirurgie in Betracht.

Pathologie. Die traumatischen Wurzelperforationen werden unterschieden 1. nach der Lage als parietale und Bifurkationsperforationen und 2. nach der Form. Infolge seiner anatomischen Befestigung am Wurzelkörper wird das Periodontium bei jeder traumatischen Wurzelperforation stets mit verletzt.

Die Symptome sind nur im normal durchbluteten Gewebe typisch. Subjektives Symptom: Schmerz; objektives: Blutung.

Klinischer Verlauf. Der Abschnitt beginnt mit einer kurzen Darstellung der Infektion des Wurzelkanals und Dentins bei eröffneter Pulpakammer durch die in Betracht kommenden wichtigsten Bakterien. Eine auf dem Wege durch das infizierte Dentin erfolgte traumatische Wurzelperforation bedingt also immer eine Infektion des Periodontiums. Wenn eine solche Perforation unbehandelt bleibt, oder eine konservierende Behandlung fehlschlägt, entstehen akute oder chronische Periodontitis. Letztere kann von vornherein als selbständiger Entzündungsprozeß einsetzen. Bestimmte Regeln lassen sich nicht aufstellen. Krankenberichte analoger Fälle bestätigen das.

Unter Zuhilfenahme der chirurgischen Therapie ist die Prognose für die meisten Perforationen an Zähnen, die noch festsitzen, und für die chirurgische Maßnahmen zugänglich sind, günstig.

Diagnose. Makroskopisch, instrumentell, röntgenologisch.

Differentialdiagnose. Akute und chronische Periodontitis, Pulpa- und Zahnfleichpolyp.

Therapie. Es kommen in Betracht die konservierende und die chirurgische. Die Postulate für eine rationelle Therapie ergeben sich aus der Definition:

1. Vollständige Wiederausfüllung des Substanzverlustes in der Zahnwurzelwand bzw. Bifurkation.
2. Beseitigung der durch Infektion hervorgerufenen Entzündungserscheinungen durch Schaffung günstiger Heilungsbedingungen für das verletzte Periodontium und Ausschaltung der Möglichkeit einer Reinfektion.

Die konservierende Therapie verschließt die Perforation vom Wurzelkanal aus, ist nur indiziert bei frischen, prognostisch günstigen Fällen und erfüllt die aufgestellten Postulate nur zum kleinsten Teil.

Die chirurgische Therapie verschließt die Perforation mit Hilfe der Schleimhautaufklappung von der Alveole aus nach Freimeißelung des Alveolarfortsatzes mit anschließender Mundversorgung und Schleimhautnaht, gegebenenfalls mit gleichzeitiger Wurzelspitzenresektion. Bestimmte Grundsätze sind bei der Amputation der Wurzelspitze zu beachten, die an Versuchen im Bilde demonstriert werden. Außer der direkten Beeinflussung kommt die indirekte mit Hilfe der Reimplantation in Frage. Die Perforation muß soweit freigelegt werden, daß ihre Ränder an keiner Stelle mehr mit der knöchernen Umgebung in Berührung stehen. Unter den in Frage kommenden Verschlußmitteln sind harte Paraffine beachtenswert. Die Wichtigkeit der Schleimhautnaht wird besonders betont. Die Aufmeißelungstechnik wird am Schädel und am Hund im Bild gezeigt. Die chirurgische Therapie ist in allen Fällen indiziert, in denen eine chirurgische Freilegung und Beeinflussung der Perforation erfolgen kann. Die für eine rationelle Therapie aufgestellten Postulate werden durch sie erfüllt.

Schlüsse. Die traumatische Wurzelperforation stellt eine schwere Verletzung des betroffenen Zahnes dar und hat eine Mitverletzung des Periodonts stets zur Folge. — Diese Verletzung ist stets mit einer Infektion verbunden. — Die versteckte Lage der Wunde und deren Umgebung erschweren eine geeignete Behandlung. — Die konservierende Therapie behandelt Perforation und Periodontwunde von der inneren Wurzelwand aus und kann nur in einer beschränkten Anzahl von Fällen zur Heilung führen. — Die chirurgische Therapie zeitigt in den meisten Fällen einen vollen Erfolg, weil sie mit der Ausfüllung des Defektes an der äußeren Wurzelwand die ursprüngliche Wurzelform an dieser Stelle wieder herstellt und günstige Heilungsbedingungen für das Periodontium schafft.

Sprachverbesserungen nach operierten Gaumenspalten.

Von

Ernst Schmitt.

Die operative Deckung von Gaumenspalten, welche von Billroth und Langenbeck ausgeführt und von Wolf durch Einführung der Rachenprothese außerordentlich vervollständigt wurde, gehört heute zu der gewöhnlichen Art der Behandlung. Die sprachärztliche Therapie wird immer notwendig sein, wenn man ein befriedigendes Resultat erzielen will. Als erste Bedingung für das Zustandekommen einer reinen Sprache muß die Möglichkeit gegeben sein, dem Exspirationsstrom willkürlich den Zutritt von Mund zu Nase zu gestatten oder zu verwehren. Diese Möglichkeit ist vorhanden, wenn bei intaktem weichen und harten Gaumen die Muskeln, die zum Verschluß der Gaumenklappe beitragen, ihrer Bestimmung gemäß funktionieren. Alle Vokale und Konsonanten außer M und N erfordern einen mehr oder weniger großen Abschluß zum Nasopharynx; andernfalls wird die Sprache näselnd und es werden in der Nasenhöhle ständig Mitschwingungen erzeugt. Was die Lippen- und Zungenbewegung betrifft, so ist deren richtige Ausführung ein unerläßliches Erfordernis für eine verständliche Sprache, weil sie besonders bei der Bildung des Konsonanten hervorragend beteiligt sind. Besteht von Geburt eine Gaumenspalte, sind naturgemäß diese sprachlichen Bewegungen der Zunge bei Gaumenlauten und Zungenbuchstaben erheblich beeinträchtigt. M und N sind die einzigen Buchstaben, die richtig vorhanden sind; alle anderen Laute werden zum Teil falsch im Kehlkopf gebildet. Bei einer 15jährigen Patientin konnte ich feststellen, daß nicht nur die Tenues P—T—K, sondern auch die Mediae B—D äußerst geschickt mit Zungengrund und hinterer Rachenwand wiedergegeben wurden. Für B und D tritt sonst gewöhnlich M und N ein. Selbst das allgemein unmögliche R wurde von der Patientin auf diese Weise erzeugt. Um nun die Vorbedingungen für einen geeigneten Sprachunterricht zu schaffen, muß zunächst das Gaumensegel durch Massage und Lautübungen gestärkt werden. Zur Massage habe ich außer der bekannten Methode mit dem Finger einen winkelig gebogenen Draht oder dünnen Blechstreifen, dessen kurzer Schenkel mit etwas Guttapercha umwickelt wurde, sehr erfolgreich benutzt. Das Instrumentchen diente außer der Massage des Konstriktor auch zum Heben und Senken des Velum; letzteres wirkte bei der richtigen Lautbildung sehr unterstützend, um die Gaumenklappe nötigenfalls abzuschließen. Während dieser Übung beginnen wir mit Lautbildungen. In bezug auf Rachenverschluß haben normal die Vokale folgende Reihenfolge: A—O—E—U—I; aber nicht bei allen Patienten trifft dies genau zu, es schwankt namentlich bei E und U sehr häufig, wie ich mehrmals Gelegenheit hatte, mit dem Nasenhörrohr festzustellen. In der Reihenfolge, wie sie nasal erscheinen, lasse ich intonieren, möglichst in verschiedensten Intervallen. Bei einigermaßen musikalisch veranlagten Patienten mit gutem Lautgehör genügen schon 14 Tage, allerdings bei eisernem Fleiß seitens des Patienten und ständiger täglicher Kontrolle durch den Arzt oder Sprachlehrer. Die Verschlußlaute P—T—K werden wie erwähnt im Kehlkopf vorgetäuscht, oft so geschickt, daß sie schwer zu unterscheiden sind von normaler Bildung. Um einen richtigen P-Laut zu erreichen, übe man das bekannte Hilfswörtchen Ama, das meistens ein Resultat ergibt, in folgender Weise: Bei M wird plötzlich die Nase des Patienten zugehalten, es kommt dann ein P oder B zutage. Für T ist entsprechend Ana und für K Anga einzusetzen. Es ist dies eine alte Methode, die am besten und schnellsten zum Erfolge führt. Bei einer intelligenten Patientin machte mir trotzdem die Einübung des T Schwierigkeiten, weil dieselbe mit ihrer Zunge gewohnheitsgemäß nach hinten rutschte. Ich half mir mit einem Zungenhalter und einer Pinzette, um die Zungenspitze festzuhalten und erreichte ein zischendes T. Patientin brachte sich bei ihren häuslichen Übungen die Zungenlage des T noch bequemer bei, indem sie mit den Zähnen die Spitze der Zunge erfaßte. Die Übung des L habe ich meistens sehr schnell, oft in einer Sitzung erreicht. Bei weitgeöffnetem Munde läßt man die Zunge hinter die vordere obere Zahnreihe legen. Es kommt dann meistens ein L zustande. Bei einem etwas schwerfälligen Patienten mußte ich mit einem quer gelegten Faden die Zunge etwas nach unten zügeln, um beiderseits den Luftspalt der L-Bildung zu bekommen. Etwas schwieriger sind die Reibelaute, das tönende W und tonlose F, weil Patienten gewöhnt sind, sie an der Artikulationsstelle fest zu verschließen. Man muß also Wert darauf legen, zu zeigen, daß beim F die Zahnreihen sanft zu schließen sind. Die Nase des Patienten wird dabei zugehalten. Aus dem F läßt sich das mit dem Ton verbundene W leicht erreichen. Schwierigkeiten hat mir immer der S-Laut bereitet, weil hier der Rachenlaut wieder Störungen brachte und S sich aus keinem Hilfswörtchen entwickeln läßt. Es muß vor allen Dingen darauf hingewiesen werden, die Zunge ruhig liegen zu lassen; Zähne können geschlossen werden. Wenn nun Patient ein zischendes Geräusch losläßt, kommt etwas Ähnliches wie ein S zustande, das in jeder Sitzung zu klären ist. Da das R-uvulare kaum ein Resultat ergibt, soll man auf das R-linguae dringen und nicht das durch Kehlkopfstoßlaut erzeugte bestehen lassen; eine Patientin, bei der ich dies durchließ, verfiel nachher zu leicht wieder in ihren alten Fehler. Den Lehrgang kurz zusammengefaßt, können wir durchschnittlich und unter günstigen Verhältnissen in etwa 1 bis 2 Monaten soviel Grundlage geschaffen haben, um den Patienten für die nun folgenden Übungen einem Sprachlehrer zu überweisen.

Über zahnärztlich-orthopädische Hilfsmaßnahmen zur Wiederherstellung normaler Formen bei großen Weichteilverletzungen des Gesichts

unter besonderer Berücksichtigung von Unterlagen bei Weichteilplastiken.

Von

Berthold Schüler.

Da meiner Meinung nach bei großen Weichteilverletzungen des Gesichts von der zahnärztlichen Hilfe im Sinne des Themas nicht überall da, wo sie einem Gesichtsverletzten große Vorteile bringen könnte, genügend Gebrauch gemacht wird, soll der Zweck meiner Arbeit sein, weiter anregend zu wirken auf dem Gebiete der zahnärztlichen Orthopädie im Zusammenhang mit der Chirurgie, und so die Fälle vermehren helfen, wo Gesichtsverstümmelten ein einigermaßen menschliches Aussehen gegeben wird.

Nach kurzer Beschreibung schnell mit einfachsten Mitteln herzustellender zahnärztlicher Not- und Extensionsverbände, wie sie im Felde gern und häufig angewandt, gehe ich zur Beschreibung der provisorischen Maßnahmen bei Weichteilverletzungen über und bringe, wobei ich mich zur Indikationsstellung äußere, unter illustrierter Darstellung die Herstellungsweise von provisorischen Bandagen und Apparaten. Sie sind bestimmt, bei Weichteilverletzungen vorbeugend zu wirken, indem sie falsche Verwachsungen verhindern und leicht eintretende Schrumpfungen vermeiden sollen. Bei Bettlägerigen ist die Behandlung, sofern das Allgemeinbefinden es gestattet, sofort im Bett vorzunehmen. Es wird dann unter Beifügung bezüglicher Abbildungen eine Vorrichtung zur Stützung herunterhängender Weichteillappen beschrieben, unter Hervorhebung der offenen Wundbehandlung, die allgemeine und spezielle Wundbehandlung kurz gestreift. Der frühzeitige Nahtverschluß wird kritisch beleuchtet, wobei ich mich im allgemeinen gegen denselben ausspreche.

Hand in Hand mit der Anfertigung der provisorischen Apparate hat bei gleichzeitiger Knochenverletzung die Vorbereitung für einen definitiven Stützapparat zu gehen und im Zusammenhang damit sind Vorrichtungen zur Befestigung von Unterlagen für evtl. später oder früher auszuführende Weichteilplastiken anzubringen. Die

Unterlagen sind nach meinen Erfahrungen geeignet, den Wiederaufbau auch der größten verlorengegangenen Weichteilpartien bedeutend zu erleichtern, ja ihn sogar erst möglich zu machen. Es werden unter ausführlicher Darstellung der Herstellungsweise in der Arbeit selbst und speziell zum Schluß eine Reihe von Fällen beschrieben und illustriert, wo Unterlagen bei Verletzungen im Gebiete der Lippen, der Wange, der Nase, des Auges und bei totalem Kinnverlust der Weichteilplastik als Form dienten; ferner folgt die ausführliche auch illustrierte Darstellung eines Formapparates zur Erzielung eines guten kosmetischen und funktionellen Resultates nach ausgeführter Fetteinpflanzung in das Oberlid einer Orbita, wo der Augapfel verlorengegangen und durch Schwund des Unterhautfettgewebes eine starke Entstellung eingetreten war.

Nach eingehender Beleuchtung des Pro und Kontra der Unterlagen unter Anführung einer größeren Anzahl von Autoren präzisiere ich die Forderungen, welche an eine einwandfreie Unterlage gestellt werden müssen und die in den meisten Fällen einen Erfolg, jedenfalls keinen Mißerfolg, verbürgen, wie folgt:

Wiedergabe der verlorengegangenen Normalformen mit besonderer Betonung von Furchen und Wölbungen, reizloses Material, teilbare Konstruktion ohne starre Verbindung mit anderen Kieferstützapparaten, dabei leichte Entfernbarkeit zwecks Säuberung und Kontrolle, ungehinderte Ernährungsmöglichkeit.

Ich behaupte: Bedenken und Gefahren einer Unterlage für die Weichteilplastik sind bei richtiger Anbringung und Konstruktion unter gleichzeitiger aufmerksamer Kontrolle des Patienten derart gering, daß sie im allgemeinen keine Kontraindikation bilden können.

Nach kurzem Eingehen auf die Operationen der Gesichtsdefekte mit nachfolgender Knochenplastik und Beschreibung von zahnärztlichen Maßnahmen in Fällen, die eine Knochenplastik aus verschiedenen Gründen ausschließen, werden zum Schluß die von Zinsser beschriebenen künstlichen Nasen erwähnt, welche in gewissen Fällen ein glänzendes kosmetisches und funktionelles Resultat bieten. Es folgen eine Reihe zum Teil reich illustrierter Fälle von großen Weichteilverletzungen des Gesichts mit Auszügen aus den Krankengeschichten und ausführlicher Beschreibung der für die Weichteilplastik angewandten Unterlagen.

Die Alveolarpyorrhöe
mit besonderer Berücksichtigung der chirurgischen Behandlung.

Von

Theodor Schumacher.

Unter dem Ausdruck Alveolarpyorrhöe versteht man eine Erkrankung im Bereiche der Zahnalveole, die besonders charakterisiert ist durch die Eiterung aus den Zahnfleischtaschen.

Die Ätiologie dieses Leidens war lange Zeit hindurch ungeklärt. Die neuere Forschung hat sich sehr intensiv mit dieser Materie beschäftigt, und die Zahl der Veröffentlichungen über Alveolarpyorrhöe während der letzten fünf Jahre beträgt ungefähr das Dreißigfache gegenüber früheren.

Die verwirrenden und widersprechenden Veröffentlichungen über Salvarsan-Therapie bei Alveolarpyorrhöe sind durch die eingehenden Arbeiten von Seidel, Kranz und Greve widerlegt worden und keiner wird heute mehr der Alveolarpyorrhöe als lokaler Spirochätose das Wort reden.

Konstitutionelle Erkrankungen können als prädisponierende Ursache gelten, indem sie z. B. als Ernährungsstörungen die Ablagerung der Kalksalze fördern, oder in Gestalt von Herzaffektionen, Diabetes, Nervenleiden, eine herabgesetzte Widerstandskraft der Gewebe darstellen.

Die jüngsten histologischen Forschungsergebnisse von Fleischmann und Gottlieb in Wien haben bewiesen, daß die Alveolarpyorrhöe ein rein lokaler Krankheitsvorgang ist und auch in den fortgeschrittensten Fällen diesen lokalen Charakter bewahrt.

Die Atrophie des Alveolarknochens und das daraus resultierende Tiefenwuchern des Epithels der Gingiva ist das Primäre der Erkrankung und führt zu der bekannten Taschenbildung.

Die Bakterien spielen nur für die Weiterunterhaltung der Eiterung eine Rolle.

Die Therapie muß als Hauptforderungen erfüllen: Beseitigung der Zahnfleischtaschen und Eiterung, Schaffung eines scharf an die Zähne liegenden Zahnfleischsaumes, Festigung der betreffenden Zähne und Aufhalten der Knochenatrophie.

Diese Forderungen können nur durch die chirurgische Behandlung erfüllt werden. Die chirurgische Behandlung ist also Grundbedingung für einen Heilerfolg bei allen pyorrhöischen Zuständen.

Verfasser hält die breite Eröffnung des gesamten Krankheitsherdes, d. h. die Skelettierung des Ober- resp. Unterkiefers, z. B. von Eckzahn zu Eckzahn, für äußerst zweckmäßig.

Die Anfertigung eines Röntgenbildes ist vor Eintritt in die Behandlung von unschätzbarem Wert.

Unter beiderseitiger Mandibular-Anästhesie wird vom Zahnfleischrande in nach oben offenem Bogen der Schnitt nach unten geführt, und Schleimhaut und Periost mit dem Raspatorium abgehoben. Am Unterkiefer ist besonders auf das Foramen mentale zu achten. Der Nervus mentalis muß gewöhnlich auf kürzere Strecke freipräpariert werden.

Durch diese Operationsmethode erreicht man eine absolute Übersicht über die ganze Ausdehnung des Krankheitsherdes. Wieweit die Knochenatrophie vorgeschritten ist, ob an der Wurzelspitze Einschmelzungen vorhanden sind, wie tief die Zahnsteinanlagerungen sind, alles ist dem Auge genau zugänglich. Bis aufs peinlichste können die Ablagerungen an den Wurzeln entfernt werden, und jeder Zahn kann säuberlich poliert werden, ohne daß die Gingiva geschädigt wird. Lose Zähne sind schon bei dem Reinigungsprozeß durch Fixierungsschiene zu stützen. Die Granulationen werden mit dem scharfen Löffel ausgekratzt, und die Knochenränder geglättet. Die Granulationen der Gingiva werden mit dem Thermokauter beseitigt. Nach Bespülen des ganzen Operationsfeldes erfolgt die Versorgung der Wundflächen durch drei bis vier Nähte. Die Heilung erfolgt fast stets per primam. Das Zahnfleisch legt sich, wenn auch etwas retrahiert, fest an die Zähne an, und die Zähne erhalten wieder eine funktionstüchtige Festigkeit.

Sind Dauerfixerungen notwendig, so sollen nur solche Schienungen Verwendung finden, welche den Interdentalraum durchspülbar lassen, damit keine Möglichkeit zur Retention von Schleim- und Speiseresten gegeben ist, und eine Schädigung der Zahnfleischpapillen möglich ist.

Die Nachbehandlung erstreckt sich auf Massage des Zahnfleisches und peinlichste Mundpflege seitens des Kranken.

Will man das Grundübel der Alveolarpyorrhöe bekämpfen und die Knochenatrophie hintenanhalten, so muß man Mittel anwenden, die den Knochen zur Neubildung anregen. Ein ausgezeichnetes Mittel in der Wirkung auf die Osteoblasten finden wir im Arsen, das in den bekannten Formen, wie Fowlerschen Lösung und Pillen, in steigender und wieder fallender Form in einem Turnus von zwei Monaten dem Kranken gegeben werden kann.

Die chirurgische Behandlung bietet uns also die Möglichkeit, binnen kürzester Zeit den Kranken von seinem unangenehmen Leiden zu befreien. Dem Kranken ersparen wir Zeit und die Belästigungen gegenüber den anderen, bislang geübten Methoden, und wir selbst entledigen uns der Sorge um den Erfolg, da die so behandelten Fälle primär verheilen und rezidivlos verlaufen.

Die Wege zur Anästhesierung des zweiten Trigeminusastes

mit besonderer Berücksichtigung des von Payr angegebenen Weges.

Von

Franz Sieburg.

Zur Anästhesierung des zweiten Trigeminusastes sind heute zwei Wege üblich. Erstens der Weg durch die Orbita nach Payr, Braun, Bockenheimer, Härtel. Zweitens der Weg unter dem Jochbogen her nach Matas und Schlösser mit Modifikationen nach Offerhaus, Uffenorde, Kantorowicz, Rattel, Sicher. Daneben sind erwähnt die ungebräuchlichen Wege mit krummer Nadel von der Mundhöhle her nach Fiscner. Wein, und der durch die Semilunarinzisur der Mandibula führenoe nach Wein. Neuerdings hat Payr eine Methode angegeben, den N. maxillaris durch Einstich vom oberen Jochbeinwinkel her zu erreichen. Es soll erörtert werden, ob dieser Weg gegenüber den zurzeit üblichen wesentliche Vorteile bietet. Meine Erfahrungen hierüber erstrecken sich auf fünf Fälle.

1. Fall: Kieferhöhlenoperation; die Injektion gelang leicht und sicher. Zwar traten keine Parästhesien auf (vorher Gabe von Morphium und anämisierende Schleimhautinfiltration), doch verlief die Operation ganz schmerzlos.

2. Fall: Kieferhöhlenoperation; bei der Injektion zunächst geringe Schwierigkeit, dann jedoch Parästhesie und völlige Empfindungslosigkeit.

3. Fall: Kieferhöhlenoperation; die vom Verfasser ausgeführte Injektion bot wesentliche Schwierigkeiten und bewirkte schließlich nur eine teilweise Anästhesie der Maxilla. Zur Operation war nachträgliche Lokalanästhesie erforderlich.

4. Fall: Ausräumung des linken Oberkiefers. Die Injektion nahm Verfasser selbst vor, mußte die Nadel schwach senken, erreichte aber starke Parästhesie und vollkommene Empfindungslosigkeit.

5. Fall: Kieferhöhlenoperation; die Nadel irrte zur Nasenhöhle ab, und die nach mancherlei Versuchen vorgenommene Injektion hatte nur den Erfolg einer Tuberanästhesie.

Untersuchungen darüber, inwiefern die jeweilige Schädelbildung den Erfolg von Payrs Methode bedingt, haben folgendes ergeben:

Wenn die Crista infra-temporalis etwas höher liegt als der obere Jochbeinwinkel, und das Tuberculum spinosum nicht allzu stark ausgebildet ist, findet man die günstigsten Verhältnisse für das Gelingen der Injektion; die Nadel wird durch die Knochengleitpunkte von selbst dem Foramen rotundum nahe gebracht. Liegt die Crista infra-temporalis tiefer, so muß die Nadel gesenkt werden, verringert sich die Möglichkeit, den Nervenstamm zu treffen, bevor er seine Äste abgibt, und es vergrößert sich die Gefahr, Gefäße zu verletzen. Liegt die Crista zu hoch, so kann die Nadel, deren Führung dann unsicher wird, in der Horizontalen abirren und in die Fiss. orbitalis inf. gelangen. Demnach bietet die P a y r sche Methode nur in einer Anzahl von Fällen einen Vorteil gegenüber den bisher gebräuchlichen Wegen. Da man aber nicht imstande ist, diese Fälle von vornherein als solche zu erkennen, wird die Anästhesierung des zweiten Trigeminusastes auf dem Wege durch die Orbita oder vom unteren Jochbogenrande her durch die P a y r sche Methode nicht verdrängt werden. Denn der orbitale Weg bietet fast absolute Sicherheit für das Gelingen der endoneuralen Injektion, beim zweiten Weg können die Knochenvarietäten nie so großen Einfluß auf den Erfolg der Anästhesie haben wie bei der P a y r schen Methode.

Über eine für den Zahnarzt beachtenswerte Form der Allgemeinnarkose.

Von

Hugo Venn.

Für die wenigen Fälle, in denen der Zahnarzt die Narkose statt der lokalen Anästhesie anwenden zu müssen glaubt, halte ich die von K. Hofmann angegebene Narkosenmethodik (K. Hofmann, Allgemeinnarkose bei relativer Blutleere des Gehirns, Münchn. med. Wochenschr. 1920, Nr. 37) beachtenswert, welche sich der modernen Narkosetheorie von Bürker anpaßt.

Nach der Bürkerschen Theorie häuft sich das Narkotikum seiner Lipoidlöslichkeit wegen an den Nervenzellen an und belegt dort deren aktiven Sauerstoff mit Beschlag, wodurch es zu temporärer Erstickung der sauerstoffgierigen Nervensubstanz, verbunden mit Lähmung der physiologischen Funktion, kommt.

Die Hoffmannsche Art der Narkose gilt in erster Linie für Chloroform, welches Hofmann für das geeignetere Narkotikum hält, aber auch für Äthylchlorid und Chloroformäther. Die eigentümlichen Besonderheiten dieses Verfahrens bestehen in einer spitzzeltartigen Handtuchüberdeckung von Maske und Gesicht des Patienten und dadurch bedingte Vorwärmung des Gasraumes durch 1 bis 2 Minuten langes, tiefes, ruhiges Atmen, sowie darauffolgender schneller Aufträufelung einer bestimmten, aber kleinen Menge vorgewärmten Narkotikums — ohne dasselbe zu gießen — unter Lüften des überdeckenden Handtuchs. Je nach Art des Patienten werden bei Verwendung von Chloroform 10 bis 40 Tropfen schnell auf einmal verabreicht, wodurch man schon nach $^1/_2$ bis 1 Minute eine vorzügliche Frühnarkose — Rausch — erhält, welche nötigenfalls durch Wiederholung derselben Art der Abgabe des Narkotikums — auch mehrmalig in Pausen — zur Vollnarkose vertieft werden kann. Ein Exitationsstadium tritt dabei selten und dann nur angedeutet in Erscheinung. In der Vorwärmung des Gasraumes sind wegen der guten und schnellen Verdunstung des Narkotikums, sowie wegen Verhütung der Abkühlung der Respirationsschleimhaut nicht gering zu bewertende günstige Faktoren zu sehen.

Der Autor gibt als wichtige Grundbedingung für sein Verfahren die relative Blutleere des Gehirns schon bei Beginn der

Narkose an, welche er durch 10 bis 12 tiefe, rasch aufeinanderfolgende Atemzüge unmittelbar vor dem ersten Aufträufeln des Narkotikums herzustellen glaubt. Hofmann sagt selbst darüber, daß „wir in der ansaugenden Wirkung der Inspiration, welche bei jedem Atemzuge besonders auf die Kopfgegend ausgeübt wird, ein ausgezeichnetes Mittel haben, um auf die Blutverteilung bzw. Herstellung der relativen Blutleere im Gehirn in einfachster Weise hinzuarbeiten". Es muß nämlich in kurzer Zeit mit wenig Narkotikum eine gute Betäubung erzielt werden, wenn das Narkotikum, um den bei der relativen Blutleere des Gehirns wenig vorhandenen Sauerstoff schnell zu binden, in der bereits erwähnten Weise verabreicht wird: Selbst bei längeren Narkosen ist der Gesamtverbrauch des Narkotikums ein äußerst geringer; denn im Verlauf der Narkose, wo der Blutdruck bekanntlich sinkt, bedarf es nachher — zumal bei Chloroform — nur noch ganz geringer Mengen.

Auch wird vielleicht der geringe Überschuß von Kohlensäure unter der überdeckten Maske, der durch die dauernde Wiedereinatmung derselben oder wenig geänderten Inspirationsluft zustande kommt, in günstiger Weise die Narkose beeinflussen. Die CO_2 in Verbindung mit anderen Betäubungsmitteln angewandt, zeigte intensivere und schnellere Wirkung und leichtere Erholung des Patienten nach ihrem Fortfall. Lediglich die toxische Quote, deren Elimination nicht durch die Dosierung gelang, ließ den Gedanken an die Verwendung der CO_2 wieder einschlafen (Müller, W. B. Narkologie 1908). Die Hofmannsche Methode führt vielleicht durch die Handtuchüberdeckung dazu, daß so geringe Mengen CO_2 angehäuft werden, welche günstig wirken, da sie nicht zur Vergiftung führen.

Von der Anhäufung der Kohlensäure unter der überdeckten Maske hängt aber auch die CO_2-Spannung in den Lungenalveolen und hiervon die im arteriellen Blute ab. Es ist ferner der physiologische Atemreiz in der Kohlensäurespannung des durch die Medulla oblongata fließenden arteriellen Blutes zu sehen. Diese leicht gesteigerte CO_2-Spannung hinwiederum hat eine zur selben Zeit verstärkte Lungenventilation zur Folge, welche ein schnelles Einwirken der mitgeführten narkotischen Gase auf ihren Angriffspunkt und damit beschleunigten Eintritt der Narkose bedingt.

Mit der gesteigerten CO_2-Spannung im arteriellen Blute ist schließlich auch eine Abnahme des O_2-Gehalts verbunden, wie sie von Hofmann durch Herstellen der relativen Blutleere des Gehirns gleich bei Einleitung der Narkose in Hinsicht auf die Bürkersche Theorie gewünscht wird.

Auch trägt die geringe Steigerung des Kohlensäuregehalts des arteriellen Blutes nicht unwahrscheinlich zur Verhütung der

Herzsynkope bei, da nach von Henderson (v. Brunn, Allgemeinnarkose, S. 178) angestellten Versuchen die Akapnie, ein Zustand, der durch Verminderung des Kohlensäuregehaltes des Blutes charakterisiert ist, das Herz auch gegen geringste Gaben Chloroform empfindlich macht und so primären Herztod bewirkt.

Wegen seiner guten Resultate kann man das Hofmannsche Verfahren als eine auch für den Zahnarzt beachtenswerte Methode für die Allgemeinnarkose angeben, zumal

1. es keine großen Apparate und Aufwand erfordert,
2. das Narkotikum schnell seine betäubende Kraft entfaltet,
3. die Narkose selbst mit geringen Mengen des Narkotikums erzeugt und in genügender Tiefe gehalten werden kann,
4. ein Exzitationsstadium höchstens nur angedeutet ist, und üble Begleit- und Nacherscheinungen sowie ein Periculum vitae wohl kaum vorhanden sind. Der Autor hat bei über 8000 Narkosefällen keinen Todesfall zu verzeichnen.

Die Notwendigkeit einer operativen Kariesprophylaxe.

Von

Max Vogt.

Solange die Kariesforschung noch keine positiven Resultate gezeitigt hat, sind wir auf die hygienische Prophylaxe angewiesen, zu der ich noch die operative Prophylaxe hinzugefügt wissen möchte.

Dem Vorbilde der Natur entprechend müssen sich unsere Bemühungen richten auf

1. Separation des Gebisses,
2. Kontraktion des Gebisses,
3. sonstige kariesprophylaktische Mittel.

1. Separation.

Aus der zahnärztlichen Rumpelkammer können wir für gewisse Fälle das Separieren und Feilen der Vorderzähne in neuer und besserer Form hervorholen. Auch hier folgen wir der Natur, schaffen divergierende Approximalflächen und legen besonderen Wert auf Polierung und Rundung. So mancher Patientin mit den typischen blauweißen Zähnen können wir ihre Vorderzähne durch ein derartiges Verfahren erhalten. Eine weitere Maßnahme, die eine Separation des Gebisses zur Folge hat, ist die Extraktion der Sechsjahrmolaren, eine vielumstrittene Frage.

Vom Standpunkt des Zahnarztes aus ist die Extraktion zu begrüßen, als Gesichtsorthopädie wird man jedoch nur in besonderen Fällen zur Zange greifen. Die Angleschen Photographien zeigen uns, welche Entstellung ein Gesicht bekommt, das bei normalen Kiefern eine derartige Operation gemacht bekommt. Zur Extraktion jedoch werden wir uns entschließen, wenn wir schiefstehende, gedrängte Zahnreihen oder ein zu Karies sehr disponiertes Gebiß vor uns haben, in dem die Sechsjahrmolaren kaum mehr zu erhalten sind.

Manche Praktiker entfernen den Weisheitszahn, sobald sich Schädigungen an ihm zeigen, oder als Ersatz für eine nicht vorgenommene Extraktion der Sechsjahrmolaren. Zuweilen werden wir bei engen Gebissen durch die Beschwerden des durchbrechenden Weisheitszahnes oder durch seine schiefe Stellung direkt zur Extraktion gezwungen, andererseits ist der Weisheitszahn zur Kontraktion des Gebisses von immensen Wert.

2. Kontraktion.

Durch die geringe Beweglichkeit der Zähne in den Alveolen findet bis zum 40. Lebensjahre an den approximalen Flächen ein Substanzverlust von ca. 1 cm auf die sämtlichen Kauflächen gerechnet statt, hierdurch entsteht die approximale Karies. Der Weisheitszahn, der erst im 20. bis 40. Lebensjahr erscheint, zieht mit seinem langsam wirkenden, nach vorn gerichteten Druck die Zahnreihen wie durch eine Schraube von hinten her wieder an. Der Operateur muß jede Gelegenheit, die sich ihm bei Legung einer approximalen Füllung bietet, benutzen, um die Zahnreihen anzuziehen. Zu diesem Zwecke sind provisorische Guttaperchafüllungen zu machen, die durch Quellung einen Zwischenraum zum Nachbarzahn von ca. 1 mm herstellen. Diese Separation muß durch eine gute Kontakt-, am besten Guß-Füllung, erhalten bleiben; die Zahnreihe dieser Seite ist dadurch wieder in Kontraktion. Zahnverluste sind sofort durch Ersatz zu schließen. Ein fehlender Zahn bedingt die Schädigung von mindestens 7 bis 8 Zähnen. Zur Kontraktion gehört auch die Regulierung.

3. Sonstige kariesprophylaktische Mittel.

Hierhin gehört a. d. 1. die unter dem Namen Extension for Prevention von Black genau gekennzeichnete Forderung, welche die primäre sowie sekundäre Karies im Approximalraum verhindert. Im Kindergebiß ist eine Ätzung mit argentum nitricum bei Flachschleifung der Höhlen sehr zu empfehlen.

Auch am Zahnhals ist argentum nitricum sowie natr. bicarbonicum ein nicht zu verachtendes Mittel als Prophylaxe; desgleichen wende man es bei nicht begüterten Patienten zur Ätzung von Klammerzähnen an, die ja immer von Karies bedroht sind. In der Praxis aurea setzt man wohl besser eine Goldkrone. Grünstein und sonst mit der Zahnbürste nicht zu entfernende Belege muß der Zahnarzt entfernen.

Die Sackstellen des Gebisses sind jedoch die Fissuren; sie und die approx. Stellen sind die Sorgenkinder des Zahnarztes. Die letzteren versuchen wir hauptsächlich durch Separation und Kontraktion unschädlich zu machen, die Fissuren soll man jedoch bei den leisesten Anfängen von Karies aufbohren und ausfüllen. Die Arbeit ist schnell getan und größeres Unheil ist verhütet.

Eine Reinigung und besonders eine öftere Ölpolitur vollenden dann die operative Vorsorge des Zahnarztes.

Beiträge zur Osteomyelitis des Unterkiefers.

Von

Johannes Voormann.

Die Kieferosteomyelitis, die am meisten den Unterkiefer befällt, wird von Perthes eingeteilt in die Fälle einer vom Zahnfleisch oder den Zähnen aus fortgeleiteten Infektion und in die Fälle der hämatogenen Erkrankung. Bei letzterer ist, wie auch bei der Osteomyelitis der Röhrenknochen, der Staphylokokkus pyogenes aureus in Reinkultur vorhanden, ebenso ist die Eintrittspforte der Erreger unbekannt. Auch das klinische Krankheitsbild zeigt denselben typischen Verlauf. Bei der fortgeleiteten Infektion sind außer den Staphylokokken auch Streptokokken und Fäulniserreger anzuschuldigen. Der Eiter ist in diesem Fall stinkend im Gegensatz zu dem nicht stinkenden Eiter der hämatogenen Erkrankung. Wie auch bei den Röhrenknochen tritt eine kleinere oder größere Nekrose ein, die sogar den ganzen Unterkiefer befallen kann. Der verlorengegangene Knochen kann selbst bei Verlust des ganzen Unterkiefers gänzlich wiedergebildet werden.

Die Zähne sind bei der Kieferosteomyelitis manchmal so stark gelockert, daß man sie mit den Fingern ausziehen kann. Sie werden aber häufig nach Ausheilung der Knocheneiterung wieder fest und funktionsfähig. Daher sind Dependorf, Trauner und Williger für Behandlung und Erhaltung der Zähne, während Peters und Stein für Extraktion wenigstens der schuldigen Zähne sind. Die Extraktion oder Erhaltung der Zähne wird man davon abhängig machen müssen, ob der Eiter hoch oben im Alveolarfortsatz sitzt, wie dies bei markhaltigem, weitmaschigem Unterkiefer der Fall ist, durch Aufsteigen des Eiters nach oben, oder dem Eiter der Weg nach oben erschwert ist, wie dies bei markarmen, dünn gebautem, oft mit einer Einschnürung versehenen Unterkiefer vorkommt. Im letzteren Fall ist die Aufmeißelung des Knochens zur Eröffnung des Eiterherdes notwendig. Die Zähne können dann gewöhnlich erhalten bleiben.

So hatte eine 38jährige Frau eine hämatogene Unterkieferosteomyelitis, bei der der Eiter unter Abhebung der Gingiva aus den Zahnfleischtaschen von der Tiefe des Knochens her hervorquoll. Die gelockerten linken unteren Molaren wurden extrahiert. Die Eiterung ging aber weiter und führte zum Verlust des ganzen Unterkiefers, weil die fälschlich ausgeführten Extraktionen den tief im

Knochen befindlichen Eiterherd nicht eröffneten. Der Unterkiefer bildete sich in verkürzter Form vollständig wieder. Anders bei einem 18jährigen Mann. Hier war durch Schlag gegen den linken unteren seitlichen Schneidezahn eine Osteomyelitis im Bereich der unteren Frontzähne eingetreten. Der stinkende Eiter, der aus den Alveolen hervorquoll, hatte die 6 unteren Frontzähne gelockert. Der osteomyelitische Prozeß war also über die Mittellinie hinausgegangen, was seine Ursache in der Anastomose der Venen der einen mit der andern Kieferhälfte hat, wie Partsch schreibt. Durch die Extraktion der eiterumspülten Frontzähne wurde hier der Eiterherd eröffnet, und die Heilung trat nach Entfernung von Sequestern bald ein.

Nach Scharlach, Masern, Typhus abdominalis, Influenza kann auch eine Kieferosteomyelitis eintreten. Gleichfalls ist eine Stomatitis mercurialis oft die Ursache. So hatte ein 32jähr. Luetiker eine Stomatitis mercurialis, die zur beiderseitigen Alveolarnekrose im Bereich der Molaren führte. Auf der linken Seite entstand hoch oben am aufsteigenden Ast eine jauchige Knochenhöhle und vor dem Kieferwinkel eine Spontanfraktur. Infolge der Dislokation der Bruchenden und des hierdurch veränderten Muskelzugs verlagerten sich sogar die Backzähne des Oberkiefers nach innen. Die Knochenneubildung zeigte sich an der Stelle der Spontanfraktur auch in der Wangenschleimhaut. Auf diese Mitbeteiligung der Weichteile bei der Kallusbildung bei Frakturen macht Frangenheim aufmerksam.

Der 1. Molar ist oft die Ursache einer fortgeleiteten Infektion. So bekam ein 15jähriger Knabe mehrere Wochen nach Fraktur des rechten unteren 1. Molaren eine Kieferosteomyelitis mit stinkendem Eiter. Nach Sequestration des aufsteigenden Astes trat Heilung mit Regeneration desselben ein. Desgleichen trat bei einem 44jähr. Mann 3 Tage nach Extraktion des 1. linken unteren Molaren eine Osteomyelitis mit Verlust des ganzen Unterkiefers auf, der nur teilweise neugebildet wurde. Hier war wohl die Zerreißung eines Granuloms, das einen Schutzwall bildet gegen den Eintritt von infektiösen Stoffen in die Tiefe, die Ursache.

Oft werden Zahnextraktionen fälschlich als Ursache einer Osteomyelitis angesprochen, weil nicht erkannt wird, daß die Lockerung der Zähne eine Folge der längst bestehenden Osteomyelitis ist.

Die Folgeerscheinungen nach Unterkieferosteomyelitis sind beim Wachstumsalter eine Ankylosis oder eine Contractura mandibulae mit nachfolgender Mikrognathie. Hierdurch entsteht das Vogelgesicht, das auch bei Verlust des ganzen Unterkiefers oder einer Kontinuitätsstörung desselben auftritt.

Ihre Beseitigung besteht in Resektion des Gelenkköpfchens oder Plastik der Wangenschleimhaut. Kontinuitätsdefekte sind durch

Knochenplastik zu decken. Richtmaschinen und Zahnschienenverbände haben die Stellung der Zähne zu halten oder zu verbessern. Dauerzahnprothesen sorgen für Ersatz des verlorengegangenen Unterkiefers und der Zähne.

Die Prognose bei der Unterkieferosteomyelitis ist im allgemeinen gut. Allgemeine Sepsis kommt seltener vor als bei den Röhrenknochen, weil der Unterkiefer nicht so markhaltig ist und eine gute Gefäßversorgung hat. Ebenso spielt der Lymphapparat ein große Rolle. Je früher der Eiterherd eröffnet wird, umso günstiger ist die Prognose.

Die Ätiologie des offenen Bisses und seine Behandlung durch orthodontische Maßnahmen.

Von

Robert Walter.

Unter Mordex Apertus Carabelli ist eine vertikale Okklusionsanomalie zu verstehen; die Zähne beider Kiefer lassen auch bei geschlossenem Munde einen mehr oder weniger großen Zwischenraum (2 bis 10 mm); die Schneiden der unteren Zähne (der Inzisivi und Kanini, zuweilen auch der Prämolaren) kommen somit nicht in Okklusion mit ihren Antagonisten.

Der offene Biß kommt vor im Milch- und Dauergebiß.

Sofern der offene Biß im Milchgebiß zu finden ist, haben wir als ätiologisches Moment anzuführen Störungen in der Entwicklung der Alveolarfortsätze intrauterinen Ursprunges (Talbot).

Als erster stellte Adams Untersuchungen an über die Kieferlage während der Geburt und der Wachstumsjahre: In den ersten Lebensmonaten bis zu dem vollendeten zweiten Lebensjahre finden wir eine Vorlagerung des Oberkiefer-Alveolarfortsatzes. Also erst nach Beendigung der ersten Dentition kann man einen offenen Biß mit Bestimmtheit feststellen.

Bei meinen eigenen Untersuchungen während 12 Jahren war nur in zwei Fällen ein offener Biß festzustellen (Alter der Patienten zwei- und zweieinviertel Jahre). Auch Angle, Herbst, Pfaff und Oppler bestätigen das Vorkommen des offenen Bisses im Milchgebiß, ohne allerdings einen speziellen Fall zu veröffentlichen.

Wenden wir uns nun den ätiologischen Faktoren für den offenen Biß im permanenten Gebiß zu:

Haben auf beide Kiefer eingewirkt: Allgemeinerkrankungen, Ernährungsstörungen, schwächliche Konstitution, so ist die Möglichkeit sehr leicht gegeben, daß das Kind durch die pathologischen Zustände direkt oder indirekt, durch Zirkulationsstörungen seitens des Blutes in den Gesichts- und Kieferpartien im Wachstum schädlich beeinflußt wird.

Durch üble Angewohnheiten, und zwar besonders durch das Daumen- und Fingerlutschen — die gleiche Wirkung wird durch Gummisauger, Lutschbeutel, Bettzipfel usw. hervorgerufen — werden die oberen Schneide- und Eckzähne nach vorne, die unteren lingualwärts gedrängt und rufen offenen Biß verschiedenen Grades hervor, je nach Intensität und Dauer der einwirkenden Kraft.

Neue ätiologische Aufschlüsse sind uns durch die Forschungen von Kranz gegeben worden, daß Störungen der Drüsen, die der sogenannten inneren Sekretion dienen, auch Störungen in der Entwicklung des Knochen- und Zahnsystems nach sich ziehen. Kretinismus, Heredosyphilis und Rachitis spielen eine besondere Rolle bei der Entstehung des offenen Bisses.

Als für den offenen Biß weiter ätiologisch wichtig und auf den Oberkiefer einwirkend, nennt Walkoff ein erlittenes Trauma; meine eigenen Erfahrungen stützen Walkoffs Ansicht vollkommen, wie aus der angefügten Krankengeschichte hervorgeht.

Pfaff sieht in der abnormen Lagerung bzw. Bildung der Schädelbasis das hauptsächlichste ätiologische Moment bei der Bildung des offenen Bisses.

In den Fällen, wo die hier angeführten Momente nicht nachweisbar sind, gibt uns die Zahnkeimverlagerung speziell der Molaren unterhalb des Nasenbodens mit senkrecht nach unten tendierender Wachstumsrichtung eine annehmbare Erklärung für die Entstehung des offenen Bisses.

Nasenstenosen, pathologische Erscheinungen im Rachen und damit verbundene Mundatmung können in Wirkung allein oder in Kombination miteinander den offenen Biß verursachen.

Die Deformation des Oberkiefers ist von maßgeblicherem Einfluß als die des Unterkiefers; dieser kann den offenen Biß wohl mehr oder weniger verschlimmern, gibt aber nicht, wie teilweise angenommen, ein primäres ätiologisches Moment ab.

An Ober- und Unterkiefer macht Erscheinungen und ist von größter Bedeutung die Rachitis, die an beiden Kiefern die typischen Veränderungen hervorruft, sodaß wir in der Rachitis sehr oft das primär ätiologische Moment zu suchen haben.

Die Vererbung als ätiologisch wertvoll anzuführen, dürfte zu gewagt sein und wissenschaftlich als nicht bewiesen gelten.

Was die Therapie angeht, so hat es lange Zeit gedauert, bis man die Extraktion der unteren Molaren als primitives Heilmittel bald verworfen — zu den heute gebräuchlichen Methoden kam. Der springende Punkt bei schwereren Formen ist die Umgestaltung der

Kiefer in der Vertikalen; dafür steht in der Hauptsache der Drahtbogen Angles und seine Mofikationen zur Verfügung, der aber oft der zu bewältigenden Aufgabe nicht gewachsen ist, weil er zu schwach auf die hinteren Kieferpartien wirkt. Bessere Resultate bringen uns die Methoden von Oppler, Herbst, Riechelmann und Simon; leichtere Fälle werden 6 bis 8 Wochen, die schwersten 2 bis 3 Jahre bis zur Erzielung eines guten Erfolges benötigen.

Sobald die Anomalie beseitigt ist, erfolgt die Fixierung der Zahnreihen durch einen Retentionsapparat. Gerade die Retention der Zahnreihen nach Behandlung des offenen Bisses macht besondere Schwierigkeiten. Der von Herbst und Case angegebene Retentionsapparat nach Behandlung des partiell offenen Bisses, und der von Herbst angegebene Retentionsapparat nach Behandlung des total offenen Bisses in Kombination mit der von Oppler empfohlenen Massage der Kau- und Lippenmuskulatur mit den Fingern wird uns einen dauernden Erfolg sichern, doch muß die Retention sich in manchen Fällen auf zwei bis drei Jahre hinaus erstrecken.

Inwieweit die chirurgische Behandlungsmethode, die einen schlitzförmigen Einschnitt in den Angulus mandibulae vorsieht und den in seiner Kontinuität geschwächten Unterkiefer unter Benutzung von intraoralen Apparaten, sowie durch eine Kopf- und Kinnkappe nach vorne und oben zieht, an die Stelle der meist gebräuchlichen orthodontischen Behandlungsmethode tritt, vermag ich bis heute noch nicht zu sagen.

Jedenfalls ist bei Anwendung der heute üblichen Behandlungsmethode in den meisten Fällen die Prognose günstig zu stellen.

Otto Wigand'sche Buchdruckerei G. m. b. H., Leipzig.

FSC
www.fsc.org
MIX
Papier | Fördert
gute Waldnutzung
FSC® C083411

Zeitfracht Medien GmbH
Ferdinand-Jühlke-Straße 7
99095 Erfurt, Deutschland
produktsicherheit@kolibri360.de